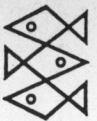

W0051694

Über dieses Buch   Die frauenheilkundliche Medizin wird immer mehr zum Ziel der Kritik von Frauen. Als wichtigster Vorwurf wird ihr vorgehalten, daß Operationen und Behandlungsformen veranlaßt werden, die zwar medizinisch begründet werden, es bei genauerem Hinsehen aber gar nicht sind. Das vermeintlich Medizinische stellt sich dann gar nicht selten als private Ansicht des Arztes dar, die weitreichende Rückschlüsse auf sein Frauenbild zuläßt und die Rolle, die er Frauen in der Gesellschaft zuweist. Mit medizinischem Urteil hat das allerdings nichts gemein.

Dieser Widerspruch durchzieht heute weite Teile des frauenärztlichen Handelns. Er macht das Verhältnis zwischen männlichen Gynäkologen und Frauen immer schwieriger und den Gang in die Praxis zu einer unerfreulichen und belastenden Angelegenheit. Aber das muß nicht so sein.

Die Erfahrungsberichte von Frauen zeigen beispielhaft, daß die Einzelerfahrungen durchaus verallgemeinert werden können. Diese Berichte werden sorgfältig analysiert und geben viele Informationen über die geheimen Motive und Hintergründe des gynäkologischen Handelns. Damit ergeben sich Möglichkeiten, das Unerfreuliche in den Behandlungen zu benennen, abzustellen oder auch zu bekämpfen, wenn Gynäkologen die Humanisierung ihrer beruflichen Arbeit verweigern. Vor Jahren war diese Diskussion weitgehend auf die Frauenbewegung begrenzt. Heute ist es eine öffentliche Diskussion, die in Zeitschriften und Magazinen geführt wird. Was vor wenigen Jahren ein Thema war, das Peinlichkeit auslöste und tabuisiert wurde, ist heute ein Gegenstand, über den Frauen ihr Selbstwertgefühl durchsetzen.

Der Autor   Gerhard Amendt, geboren 1939 in Frankfurt am Main, war Vorsitzender der Profamilia Bremen von 1976 bis 1984, arbeitete als Gutachter für die Weltgesundheitsorganisation über Fragen der Familienplanung und Verhütungsberatung und ist Hochschullehrer in Bremen. Er forscht über die psychischen Folgen der elternlosen Zeugungsformen.

Gerhard Amendt

Die bevormundete Frau
oder
Die Macht der Frauenärzte

Fischer Taschenbuch Verlag

16.–20. Tausend: August 1986

Erweiterte und aktualisierte Ausgabe
Veröffentlicht im Fischer Taschenbuch Verlag GmbH,
Frankfurt am Main, August 1985

Lizenzausgabe mit freundlicher Genehmigung
des Konkret Literatur Verlages, Hamburg
Die Originalausgabe erschien 1982
unter dem Titel ›Die Gynäkologen‹
© 1982 Konkret Literatur Verlag, Hamburg
Für das ›Vorwort zur Taschenbuchausgabe‹
und das Kapitel ›Das Verhältnis der Männer zum Frauenarzt‹:
© 1985 Fischer Taschenbuch Verlag GmbH, Frankfurt am Main
Umschlagentwurf: Susanne Berner
Gesamtherstellung: Clausen & Bosse, Leck
Printed in Germany
1080-ISBN-3-596-23769-6

Inhalt

Vorwort zur Taschenbuchausgabe

I

In den vergangenen Jahren wurden die Frauenärzte vor allem wegen ihrer bevormundenden und diskriminierenden Alltagspraxis kritisiert. Daran wird sich auch so schnell nichts ändern, denn wenn die Gynäkologie sich überhaupt verändern wird, so wird das immer nur unter dem Druck öffentlicher Kritik oder dem individuellen Protest der Patientinnen geschehen. Die Auseinandersetzung mit der Frauenheilkunde ist deshalb ein langfristiger Prozeß, denn in irgendeiner Form muß jede Frau sich von den feinen Formen der Bevormundung befreien.

Es scheint mir deshalb auch wenig sinnvoll, auf interne Veränderungen in der Frauenheilkunde zu hoffen. Die Forderung, daß Bevormundung von Patienten keine tragende Säule des frauenärztlichen Selbstverständnisses sein sollte, hat nur wenige Durchsetzungschancen. Die Bevormundung ist in der Zwischenzeit in sehr feinen Formen in die Beziehung von Frauenärzten und Klientinnen eingesickert. Die Ärzte geben sie nur ungern auf: Denn wer viel Herrschaft über andere hat, der hat auch viel zu verlieren!

Auch der augenblickliche Boom an künstlichen und Laborbefruchtungen zeigt nur zu deutlich, daß die Frauenheilkunde auch weiterhin die Medizintechnik dazu nutzen will, Frauen nur als »Gebärapparate« – wenn auch hochkomplizierte – zu sehen.

Mit den neuen Zeugungstechniken und den absehbaren Manipulationen des Genmaterials in Laboren wird der politische Kampfbegriff der Bewegung gegen den § 218 von der Frau als einer »Gebärmaschine« zu einer furchterregenden Vision. Was manchem in den sechziger und siebziger Jahren als Inbegriff vorenthaltener Selbstbestimmung über eigene Lebensperspektiven – über die Zahl der Kinder und den Zeitpunkt, sie zu bekommen – übertrieben erschien, wird heute in konkreter Weise zu einer medizintechnischen Realität – nämlich die Steuerung der Zeugung bis zur Geburt mit Apparaten und Medikamenten durch die entstehende Reproduktionsmedizin!

Die Entwicklungen, die sich hieraus für das emotionale Verhältnis und die Sexualität von Partnern und für familiäre Zusammenhänge ergeben, lassen sich überhaupt nur erst erahnen. Es ist für alle eine kulturelle Neuheit, daß mit Hilfe der Reproduktionsmedizin Sexualität und Zeugung prinzipiell getrennt werden können und nicht nur für begrenzte Zeit zum Zwecke der Empfängnisverhütung. Es ist sehr wahrscheinlich, daß wir bereits in naher Zukunft gegen eine sich ausbreitende Reproduktionsmedizin und Frauenheilkunde uns zur Wehr setzen werden, die unter Berufung auf den technischen Fortschritt Ei- und Samenlagerung, Genmanipulation und Embryoverwahrung betreibt. Sie wird uns nahelegen, aus Gründen optimaler Zeugung und Genauswahl unsere Sexualität nur noch als Lustbefriedigung und zur Entspannung zu betreiben. Die Verhütung wird dann überflüssig, weil wir uns guten Gewissens sterilisieren lassen können. Unsere geschlechtsspezifischen Deponate an Eiern und Samen rufen wir nur noch ab, wenn wir den genetisch bereinigten und künstlich gezeugten Embryo in eine Gebärmutter unserer Wahl einschwemmen lassen wollen.

Der Gedanke daran mag schrecken, aber sowohl die Tradition des gynäkologischen Denkens als auch seine augenblickliche Entwicklung vor allem in den um einige Jahre vorauseilenden USA und England bewegen sich auf dieser Ebene. Diese Entwicklung wird für Frauen und Männer gleichermaßen umwälzend sein.

Meine augenblicklichen Forschungsarbeiten über die psychischen und kulturellen Folgen einer um sich greifenden Entsexualisierung der Zeugung und Sexualität haben mich zu einer genaueren Bestimmung auch des Verhältnisses der Männer zur Gynäkologie veranlaßt.

Traditionell ist es ohne Zweifel durch Desinteresse charakterisiert. In der 1. Auflage des Buches im Jahre 1982 habe ich offen oder verdeckt mir jene Positionen der Frauenbewegung oder ihr nahestehender Gruppen zu eigen gemacht, in denen das Verhältnis von Männern zu Gynäkologen durch ein gemeinsames patriarchalisches Unterdrückungsinteresse gegenüber Frauen beschrieben wird. Ich habe die durchgehende Interesselosigkeit der Männer stillschweigend als Kumpanei unterstellt, in der kein Mann einem anderen im Hinblick auf Frauen etwas »Männerabträgliches« zumuten wird. Ich habe das nie offen gesagt, aber letztlich habe ich eine solche Männerkumpanei gegen Frauen als einzige Erklärung noch offengelassen.

Diese Erklärung kann ich allerdings nicht vertreten. Ich habe deshalb dieser Ausgabe ein neues Kapitel hinzugefügt, in dem ich mich eingehend mit dem Desinteresse und der Gleichgültigkeit der Männer gegenüber der Gynäkologie und dem Verhältnis ihrer Partnerinnen zu gynäkologischen Männern befasse.

Ich zeige dabei, daß die Männer nicht erst mit dem Aufkommen der autistischen Zeugung – so nenne ich die neuen Zeugungstechniken –, sondern eigentlich schon immer ein sehr bedeutsames Verhältnis zur Gynäkologie einnahmen. Auch wenn sie keine rechte Vorstellung davon hatten und sich auch nicht entsprechend verhielten.

Es bedarf also nicht einer Identifikation mit der Bevormundung der Frauen allein, um als Mann zum Gegner der vorherrschenden Strukturen der Reproduktionsmedizin und Gynäkologie zu werden. Die Männer haben darüber hinaus vielmehr ein ureigenes männliches Interesse in dieser Auseinandersetzung zu wahren. Es geht letztlich um die Frage, ob sie ihre eigene Sexualität – analog zur Gebärmaschinen-»Parole« – ebenfalls technisch reduzieren lassen: auf eine erektive Tüchtigkeit und Funktionsfähigkeit. Spätestens die neue Reproduktionsmedizin stellt den Mann vor diese Frage. Er kann wählen – wie die Frauen!

Mit der routinemäßigen Anwendung der autistischen Zeugungsformen sowie der Genmanipulation stellt sich jedoch eine weitere Frage, die ebenfalls beim ersten Erscheinen des Buches gegenüber der Analyse der bevormundenden und diskriminierenden Arbeitsweise der Gynäkologen in den Hintergrund getreten ist. Es ist die Frage nach der prinzipiellen Entwicklung der Gynäkologie und Reproduktionsmedizin sowie nach den Gefahren, die von beiden ausgehen. Aufschlußreich scheinen mir hierzu einige Überlegungen zu den Vorstellungen von frauenheilkundlichem Erfolg in der alltäglichen Praxis.

II

Vieles wird in der Gynäkologie betrieben, was allein aus dem augenblicklichen Erfolg seinen Sinn und seine Berechtigung ableitet. So werden Organe herausgenommen oder verändert, künstliche Befruchtungen durchgeführt, Embryonen eingefroren und Fremdsamen vermittelt. In den Augen der Gynäkologen und Reproduktionsmediziner sind dies alles Erfolge. Aber es sind Augenblickserfolge, die auf zeitlich kontrolliertem technischen Handeln beruhen und die nach wenigen Tagen bereits selbst für die Gynäkologen nur noch eine Ziffer in ihrer Erfolgsstatistik sind. Da ihre Erfolge ausschließlich technischer Art sind, erklärt sich bereits hieraus, daß die Genmanipulation und die entsexualisierte Zeugung für sie eine Phase hochtechnologischer Erfolgsoptimierung darstellen.

Bei all ihrem Handeln fragen sie aber nicht, ob die ärztlichen Erfolge des Augenblicks sich auch in der Zukunft der Patientin als Erfolg und als Bereicherung ihres Lebens darstellen. Daß es sich im Gegenteil um eine Verarmung und langfristig wirksame Beeinträchtigung ihres Lebensglücks handeln könnte, wird fast gänzlich außer acht gelassen.

Eine gut geheilte Operationswunde, eine erfolgreiche Verschmelzung von Samen und Ei in der Retorte sind für Gynäkologen ein ungemeiner technischer Erfolg. Es ist ein Erfolg der Technik über die naturhaften Anteile des Gebärens und der Zeugung; es ist ein Erfolg für die Frau, aber über sie hinweg! Ob eine Patientin nach dem technischen Eingriff in ihre Körperlichkeit und ihre Sexualität, die beide zusammengehören, sich in ihrem Körperbewußtsein, in ihrem Selbstbild von Mütterlichkeit und Weiblichkeit wiederfinden kann, ist bedauerlicherweise weder eine Frage für den Gynäkologen noch für den Reproduktionsmediziner.

Andererseits schließen die Gynäkologen jedoch nicht aus, daß Organamputationen, Sterilisationen oder autistische Zeugungen auch seelische Verletzungen verursachen und sogar zu Identitätserschütterungen führen können. Aber das ändert weder die technologische Zielstrebigkeit ihrer Behandlung und Forschung, noch legt es ihnen Beschränkungen bei der Anwendung schwerwiegender Eingriffe in den Körper der Frau nahe. Sie sehen mögliche seelische Folgen und ahnen sie auch im voraus. Aber sie übernehmen dafür keine Verantwortung. Diese haben sie nur für die kunstgerechte technische Abwicklung ihres gynäkologischen Handelns.

Für die seelischen Folgen des technischen Handelns sind dagegen die Kollegen der Fachrichtung Psychiatrie zuständig. Die Depression nach einer Organentfernung, die gestörte Sexualität, die Orgasmusunfähigkeit oder die Zerstörung der Partnerbeziehung gelten zwar als unerwünschte Nebenfolgen, aber sie sind behandelbar mit den Mitteln einer anderen Spezialmedizin und stehen deshalb der Gynäkologie nicht entgegen. Daß damit Krankenkarrieren von Frauen beginnen, wird dabei allzu oft übersehen oder als Notwendigkeit in Kauf genommen. Für den Gynäkologen stellt sich das als ein Überweisungsvorgang von einem Arzt zum anderen dar. Aber selbst wenn er Zweifel an den Heilungsaussichten durch psychopharmakologische Mittel des Kollegen Psychiaters hat, tröstet er sich letztlich damit, daß früher oder später die ehemalige Patientin aus dem System der medizinisch-ärztlichen Versorgung herausfällt und die Chance erhält, durch Psychologen oder Psychoanalytiker geheilt zu werden.

Angesichts der technologischen Aufrüstung der Gynäkologie und Reproduktionsmedizin stellt sich mir eine weitere Frage: Bislang habe ich die Gynäkologie als diskriminierende Medizin gesehen. Im Hinblick auf Fremdbesamung, Reagenzglasbefruchtung und Genmanipulation und die damit verbundene Zerstörung der Sexualität der Beziehungspartner sehe ich eine über die Diskriminierung von Frauen hinausgehende weitaus bedrohlichere Dimension. Ich kann mich angesichts der neueren technischen Entwicklungen nicht des Eindrucks erwehren, daß Gynäkologie und Reproduktionsmedizin auf die Zerstörung der menschlichen Sexualität hinauslaufen oder zumindest doch die Gefahr in sich bergen, sie zu tierischem Reflexverhalten zu reduzieren – und zwar durch die Entkoppelung von Sexualität und Zeugung, durch das Eindringen von Genmanipulation und Labortechnik in die emotionalen Beziehungen von Partnern.

Die Reproduktionsmedizin wächst zusehends in den Bereich der Biotechnik und der Genmanipulation hinein. An die Stelle der menschlichen Kommunikation treten im gynäkologischen Alltag immer mehr die Apparatur und das Labor. Damit setzt sich auch dort jene zerstörerische oder zumindest in ihren zerstörerischen Potentialen unterschätzte rein technische und instrumentelle Vernunft durch, die bereits in anderen Bereichen der gesellschaftlichen Entwicklung problematisch und zum Anlaß der Kritik geworden ist.

Muß deshalb nicht auch ernsthaft die Frage diskutiert werden, ob Gynäkologie und Reproduktionsmedizin Teil jener weitreichenden, nur auf Beherrschung von Menschen ausgerichteten Unvernunft geworden sind?

Müssen die neueren Entwicklungen in der Gynäkologie und ihre Verbreitung für die kommerzielle Nutzung nicht mit jenen Unternehmens- und Konzerninteressen verglichen, ja sogar gleichgesetzt werden, die für schnellen Konsum und Profit produzieren, ohne Verantwortungsbewußtsein dafür, ob ihre Absatz- und Profiterfolge in der Gegenwart nicht schlimme Folgen für die Zukunft haben?

Handeln Gynäkologen und Reproduktionsmediziner in dem Bewußtsein, daß die menschliche Natur grenzenlos manipulierbar und ausbeutbar ist und sich gegen alle Veränderungen automatisch wieder in den Zustand des Gleichgewichts zurückverändert?

Was die industrielle Produktion unter einer problematisch gewordenen Vorstellung von Fortschrittlichkeit und Wachstum zerstört, erfahren Menschen als Zerstörung von Lebenschancen und Lebensbedingungen. Müssen wir nicht auch die neueren Entwicklungen in der Gynäkologie und Reproduktionsmedizin mit der zukunftsblinden industriellen Produktion vergleichen und mit deren vernichtenden Folgen für das Überleben der Gattung?

Ist der augenblickliche Erfolg des Gynäkologen nach einer erfolgreichen Organentfernung oder Laborbefruchtung nicht auch als ein Stück Verwüstung individueller Natur, Emotionalität und Lebensgeschichte zu interpretieren?

Nicht alles in der Gynäkologie folgt dieser Charakterisierung. Vieles ist auch erst bei genauem Hinsehen erkennbar. Aber ist die pharmakologische Dauer-Steuerung des weiblichen Körpers mit Hormonen sowohl in der Phase der Gebärfähigkeit wie auch in der Phase abnehmender oder beendeter Gebärfähigkeit oder auch die entsexualisierte Zeugung und deren Ansiedlung im Labor nicht jenen Eingriffen in der Ökologie vergleichbar und jener Bedrohung der Gattung, die wir bislang mit der Atomenergie und der industriellen Ausbeutung der Natur und dem gedankenlosen Konsum in Zusammenhang bringen?

Die Gynäkologie und die Reproduktionsmedizin werden in absehbarer Zeit ein wesentlicher Anwendungsbereich der biotechnischen Forschung und Erkenntnis werden. Die Reagenzglasbefruchtungen sind dazu nur die notwendigen technischen Vorübungen.

Als Teil der blühenden Biotechnik bewegt sich die Gynäkologie in ihrer fortgeschrittensten Form als Reproduktionsmedizin in eine Richtung, in der sie menschliche Kulturformen, menschliche Sexualität, das, was uns selbstverständlich dünkte, zu verändern droht.

Es ist beängstigend, mit welcher Naivität und verantwortungsarmen Begeisterung Forscher und Praktiker in der Embryonen- und Genmanipulation sich Machtphantasien hingeben. Dieses Phänomen trifft nicht nur auf die industriemäßig organisierte Anwendung verfügbarer Erkenntnisse zu, sondern gerade auch auf die Pioniere der Retortenzeugung in England und Australien.

Die Kritik der Gynäkologie muß deshalb die Vorstellungen eines nur technisch begründeten Erfolgs ihres Handelns einer gewissenhaften Überprüfung unterziehen. Als Erfolg der Gynäkologie kann nur gelten, was über den augenblicklichen technischen Erfolg hinaus auch in der Zukunft sich für den einzelnen Menschen, ja die Gattung als human darstellt und den Menschen nicht nur als Maschine von grenzenloser Veränderbarkeit begreift.

Auch in der Gynäkologie müssen sich ein neuer Fortschrittsbegriff und eine neue Praxis durchsetzen. Als Fortschritt kann nur gelten, was über den augenblicklichen schnell verwertbaren Erfolg hinaus für Frauen und Männer – die Konsumenten gynäkologischer und reproduktionsmedizinischer Leistungen – einen langfristigen Sinn ergibt. Ein neuer Erfolgsbegriff für diese Medizin stellt selbstverständlich auch den Konsumenten dieser Leistungen vor neue Beurteilungsmaßstäbe, deren er sich selbstbewußt bedienen muß.

Wie wichtig solche Überlegungen bereits in den alltäglichen Techniken der Gynäkologie wie Brust- oder Gebärmutterentfernung oder Sterilisation sind, zeigt sich daran, daß deren nur technische Bewertung für Frauen große psychische Belastungen mit sich bringt, die Selbstwertgefühl, Partnerschaft und Beziehungsfähigkeit bedrohen oder sogar zerstören.

Eine technisch gelungene gynäkologische Operation ist immer dann als mißlungen zu betrachten, wenn sie die ehemalige Patientin in ein System nachgeordneter medizinischer oder psychologischer »Wiedergutmachungseinrichtungen« zwangsläufig einschleust.

Das neue Fortschrittskriterium setzt viel voraus. Es ist auch für die Konsumenten reproduktionsmedizinischer Leistungen anstrengender als die bisher praktizierte Unterwerfung unter ein technisches Erfolgskriterium.

Bremen, Januar 1985 *Gerhard Amendt*

Einleitung

Warum ein Buch über die Gynäkologen? Was rechtfertigt dieses Interesse und was die besondere Aufmerksamkeit? Gehören sie einer herausragenden Fachrichtung an, unter den vielen, die die Medizin kennt? Warum sollten sie mehr Aufmerksamkeit verdienen als der Augenarzt, der Internist oder der Orthopäde? Auch die Gynäkologen verstehen sich als Organmediziner, zuständig für die Heilung oder Entfernung von Organen.

Aber ist es nicht ein großer Unterschied für alle Beteiligten, ob der Augenarzt ein Auge prüft oder der Gynäkologe die Sexualorgane der fast gänzlich entkleideten Frau? Kann der Gynäkologe die Sexualorgane der Frau wirklich so unbefangen prüfen wie der Augenarzt die Augen? Zwar tut der Gynäkologe so, als sei der Blick auf die nackte Frau so unverfänglich wie der Blick des Kollegen auf die Netzhaut. Aber er weiß so gut wie die Frau auf dem Gynäkologenstuhl, daß nur mit viel Ritual, Routine und kontrollierter Ängstlichkeit die Untersuchungssituation beherrschbar bleibt.

Alle Beteiligten tun so, als ginge es nur um die Sexualorgane der Frau und um nichts sonst. Aber in Wirklichkeit geschehen in der Gynäkologie Dinge, die mit mächtigen Tubus und angsterregenden Verboten belastet sind.

Der Mann in Gynäkologengestalt nähert sich der Frau in einer Art und Weise, die ihm sonst nur in einer Liebes- und vertrauten Beziehung gestattet ist. Hier darf ein Mann, was ihm sonst nur nach Bewährung gestattet wird; auch die Frau auf dem Ganäkologenstuhl legt und gibt sich in einer Art und Weise hin, die ihr sonst nur in einer Liebes- und vertrauten Situation möglich ist. In der gynäkologischen Situation gehen Männer und Frauen Formen der Intimität und Nähe ein, die unter Fremden ungewöhnlich sind. Unter an-

15

deren Bedingungen würde sie Angst, Peinlichkeit, Scham und Vergewaltigungsängste bei Männern wie Frauen auslösen.

Aber es hat den Anschein, als würde auf wunderbare Weise die Angst der Sexualtabus stillgelegt – eine seltsame friedliche Beziehung also zwischen Männern und Frauen in der Gynäkologie. Warum sollte das Verhältnis von Männern und Frauen ausgerechnet in der Gynäkologie frei sein von den Abhängigkeiten, der Angst und den wechselseitigen Überforderungen, die ansonsten die Beziehungen zwischen Männern und Frauen ausnahmslos bestimmen?

Allein daß Männer sich Gynäkologen nennen und Frauen sich Patientinnen, kann keinen Frieden schaffen und die Zwangsverhältnisse zwischen beiden beheben. Auch das weiße Gewand der Gynäkologen ist nur ein Symbol der Reinheit, der Unschuld und der väterlichen Autorität. Es kann nur vordergründig, und das mit wachsendem Mißerfolg, verbergen, daß die Gynäkologenpraxis entgegen ihrem Erscheinungsbild eine Kampfstätte zwischen Männern und Frauen ist. Da werden weitgehend sprachlos Verführungen inszeniert, Unterwerfung durchgesetzt, Verantwortung delegiert oder weggenommen, da werden folgenreiche Entscheidungen getroffen, die sich medizinisch geben, es aber keineswegs sind.

Die Kämpfe sind recht feinsinnig. Selten nur wird die Stimme laut; da wird nicht geflucht, geschimpft oder geschlagen. Die Kämpfe finden noch immer in paradiesischer Ruhe statt. Alle Beteiligten verzichten auf die Formen der Gewalt und Herrschaft, die laut sind und öffentliche Mißbilligung herausfordern. Sie praktizieren die vielfältigen Formen der stillen und alltäglichen Gewalt, die weniger schmerzt und unterdrückt, die aber schwer beim Namen zu nennen ist. Das Beziehungsgeflecht zwischen Männern und Frauen hat in der Gynäkologie etwas Dumpfes. Es ist ausschweifend bis hin zur Brutalität. Diese Behauptung ist kühn und steht dem allgemeinen Glauben entgegen, daß Männer in der Gynäkologie allein tätig werden, um die kranken Sexualorgane von Frauen zu heilen. Sie stört auch den Glauben, daß Frauen sich selber am besten helfen, wenn sie ihre Organe den Männern vertrauensvoll überantworten. Dieser Glaube ist Fiktion.

In Wirklichkeit treffen Männer in der Gynäkologie auf weite Strecken Entscheidungen, die frei sind von jeglicher medizinischen Notwendigkeit, dafür aber angefüllt mit männlichen Ideologien über die Frau, dem Drang, sie zu beherrschen und die eigene Angst vor ihnen ungesehen zu machen. Angriff und Übergriff sind vorherrschende Formen der Kommunikation und Behandlung von Männern in der Gynäkologie. Wie diese stillen Kämpfe vonstatten gehen, werde ich in den einzelnen Abschnitten untersuchen.

Die Ergebnisse meiner Arbeit und meines Denkens haben mich wahrscheinlich nicht weniger erschreckt, als es beim Leser dieses Buches der Fall sein wird. Ich spreche in den einzelnen Kapiteln fast ausnahmslos von den Gynäkologen in der Mehrzahl oder von *der* Gynäkologie; so als sähe ich die Unterschiede nicht, die auch dort zwischen Männern in ihrem Verhältnis zu Frauen bestehen. Mich interessiert die herrschende Meinung in der Gynäkologie, das, was letztlich in der Behandlung als wissenschaftliche Meinung umgesetzt wird, als Medizin ausgegeben wird, aber Kontrolle weiblicher Sexualität ist.

Die Abweichungen von den großen Traditionen, der standesinterne Widerstand gegen das innige Verhältnis von Gynäkologie und Bevölkerungspolitik wird von mir nur gelegentlich als Teil der humanen Tradition der Gynäkologie erwähnt.

Mich haben inhumane Traditionen und die sanften Gewaltverhältnisse von Frauen und Männern in der Gynäkologie einfach deshalb mehr interessiert, weil sie mir selbst Einsichten in das allgemeine Verhältnis von Frauen und Männern vermittelt haben. Sie haben mir auch die Möglichkeit gegeben, Gedanken für eine alternative Medizin zu entwickeln. Was ich aus der Kritik der schlechten Traditionen gelernt habe, das habe ich beim Aufbau des *Beratungszentrums der Pro Familia* in Bremen in den Jahren 1976 bis 1984 sinnvoll für eine alternative Gesundheitsarbeit verwenden können: Wie müssen die Beziehungen zwischen Männern und Frauen in einem Beratungszentrum für Familienplanung – mit einem Arbeitsspektrum von der Sexualpädagogik über Verhütungsberatung bis zum Schwangerschaftsabbruch und der Geburtenvorbereitung – aussehen, damit Frauen und Männer sich selbst nicht wechselseitig unterdrücken und sich in ihrer Autonomie und Selbstverantwortung nicht behindern. Um neue Wege zu gehen, müssen die alten Verhältnisse aber erst begriffen werden. Meine Arbeit im Beratungszentrum der Pro Familia Bremen, zahllose Gespräche mit Gynäkologen und Gynäkologinnen, Auseinandersetzungen mit Ärzten und Kirchenfunktionären waren die Grundlagen meiner Erfahrung. Nicht weniger wichtig war für die Gewißheit meines Urteils eine Studie für die Weltgesundheitsorganisation (WHO) über Familienplanung in den Mitgliedsstaaten Europas. (Lit. 7)* Sie haben meinen Eindruck bestätigt, daß in der Gynäkologie die Verhältnisse zwischen Männern und Frauen in ein besonderes Licht getaucht verschärfter auftreten. Nicht zuletzt hängt die Schärfe davon ab, ob die Gynäkologie vom Staat für die Bevölkerungspolitik eingespannt wird oder sich selbst bevölkerungspolitische Aufgaben zulegt. All diese Zusammenhänge sind in jeder einzelnen Sprechstundensituation des Gynäkologen enthalten; sie müssen nur entziffert werden. Das habe ich in der Hoffnung versucht, die humanisierungsbedürftige Gynäkologie dadurch zu verändern, daß das Verhältnis von Frauen und Männern in seinen Verflechtungen durchschaubarer und damit veränderbarer wird.

* Zitierweise S. 241

Es gibt gute und schlechte Gynäkologen, beliebte und unbeliebte. Die Praxis des einen ist leer, die des anderen überlaufen. Der eine gilt als zu brutal, der andere als zu weich. Woran läßt sich ermessen, was ein guter und was ein schlechter Gynäkologe ist?

Die wenigsten Frauen können die fachlichen Fähigkeiten des Arztes ermessen. Sie wissen nicht, wo er studiert hat und mit welchem Erfolg. Sie kennen die Geschichte seiner Kunstfehler nicht, auch nicht das Lob seiner Professoren. Auch seine Spezialgebiete bleiben ihnen fremd, da er nicht über sich spricht. Was Frauen wissen müßten, um den Arzt zu beurteilen, bleibt ihnen verborgen.

Aber Frauen haben Erwartungen, wie ein Gynäkologe sein sollte. Es sind Erwartungen, die weniger fachliche Fähigkeiten betreffen als das Verhalten des Arztes: Er soll nicht zu grob und nicht zu weich sein, nicht zu nah und nicht zu fern, aufgeschlossen und doch distanziert. Er soll Vertrauter sein, aber nicht vertraulich. Er soll für Sexualprobleme aufgeschlossen, aber nicht anzüglich sein. Er soll Phantasien ahnen, aber nichts Phantastisches zulassen. Vor allem soll er Frauen ernst nehmen und bei Schwangerschaftsabbrüchen helfen. Und er soll wissen, wovon er redet, wenn er Empfehlungen ausspricht.

Das fachliche Urteil über ihn fällt schwer, und die Wahl bleibt weitgehend dem Zufall überlassen. Junge Frauen jedoch überprüfen schnell und wechseln auch oft den Gynäkologen. Wichtiger als alles andere scheinen seine Umgangsformen und welche Einstellung zu Frauen sich dahinter verbirgt. Sein Ruf als Arzt bezieht sich weniger auf sein medizinisches Wissen und seine Fähigkeiten, sondern vielmehr auf die Art und Weise, wie er beides für Frauen verfügbar macht.

Die großen Schwankungen im Urteil über ein und denselben Gynäkologen verweisen auf die prekäre Handhabung der Sexualität zwischen Mann und Frau in der gynäkologischen Praxis. Das Verhältnis vom männlichen Gynäkologen zum weiblichen Patienten ist deshalb viel komplizierter und anspruchsvoller als das übliche Arzt-Patient-Verhältnis. Es muß das Verhältnis der Sexualität des Gynäkologen zur Sexualität der Frau zufriedenstellend lösen und aus der Unterlegenheit der Frau, wie sie noch besteht, keine Vorteile ziehen, die den Erwartungen der Frauen widersprechen. Das Verhältnis von Sexualität als einer Beziehung zwischen Männern und Frauen durch Unterordnung und Überordnung muß auch in der Gynäkologie gelöst werden. Die Krise, in der sich die Gynäkologie seit einiger Zeit befindet, zeigt den Widerstand der Frauen gegen die technologische Verrohung und das herrschaftliche Gehabe von Frauenärzten.

Die Untersuchung auf dem Gynäkologenstuhl ist nichts Technisches, obwohl sie vorgibt, es zu sein. Sie ist ein zerbrechliches Gleichgewicht kontrollierter Sexualität, ein falscher Blick, ein falsches Wort, zu viele Worte oder eines zuwenig, löst Peinlichkeit aus und Verlegenheit. (Lit. 25)

Jede Untersuchung auf dem Gynäkologenstuhl muß deshalb aufs neue dieses Einverständnis zwischen Gynäkologen und Frau herstellen. Die Sprache zwischen beiden, soweit sie vorsichtshalber nicht sorgsam vermieden wird, muß persönlich sein und von gegenseitigem Interesse getragen; das Verhältnis der Körper zueinander, die tastende Hand im Genital der Frau absolut sachlich und unpersönlich.

Die Grenze zwischen gynäkologischer Untersuchung und sexueller Manipulation ist deshalb auch fließend und hängt von der Erwartung beider ab. Die Erstuntersuchung einer Siebzehnjährigen ist für den Arzt und das Mädchen riskanter als die Untersuchung einer älteren Frau. Die Angst ist eine mächtige Barrikade, und keiner weiß so recht, was sich ereignet, wenn sie einmal übersprungen ist. Die sexuellen Phantasien, die bewußten wie die unbewußten, werden durch Angst zwar kontrolliert, aber nicht immer erfolgreich.

»Als ich 18 war, ging ich zum ersten Mal zum Gynäkologen. Mein Vater war selber Arzt und schickte mich zu einem her-

vorragenden Züricher Kollegen, dessen Fachwissen und Ansehen als hervorragend galten. Als ich auf dem Gynäkologenstuhl lag und den Kopf zu ihm drehte, sah ich den trefflichen Kollegen meines Vaters vom Gürtel abwärts entblößt und mächtig erregt. Er näherte sich mir. Ich schlug ihm ins Gesicht und verließ panikartig seine Praxis. Der Vorgang war für mich unsagbar beschämend, daß ich weder meiner Mutter noch meinem Vater von dem Vorfall erzählte. Ich bin dann mehrere Jahre nicht mehr zum Gynäkologen gegangen.«

Eine ältere Dame aus Zürich

»Mein erster Besuch beim Frauenarzt war entsetzlich. Ich mußte mich splitternackt ausziehen und mußte dann eine halbe Stunde vor seinem Schreibtisch warten.«

Eine 40jährige Frau aus Frankfurt

Nicht alle Gynäkologen klären das Verhältnis zu Frauen individuell. Sie legen sich Panzerungen zu, die durchgehalten werden und keine Flexibilität mehr kennen. Der Gynäkologe, der nicht schmerzfrei abtasten kann, praktiziert eine solche Panzerung. Der vermeidbare Schmerz der Frau ist die unvermeidbare Härte, die seiner Sicherheit dient. Die Angst vor Übergriffen, seinen eigenen wie denen der Frauen, wird abgewehrt durch den zugefügten Schmerz, der klarmachen soll, daß es um Krankheit geht und nicht um Lust. Wie die Verführung von der Angst kontrolliert wird, zeigt folgendes Beispiel:

»Dr. R. untersuchte eine Patientin, die er auch aus anderen Zusammenhängen flüchtig kannte. Während der Tastuntersuchung verglich er den Körperbau mit dem seiner Ehefrau und beschwor diverse Ähnlichkeiten. Da das erotisch-sexuelle Ansinnen während der Tastuntersuchung ausgesprochen wurde, drohte die Situation bei einer allzu zartfühlenden Untersuchung ihm aus der Hand zu gleiten. Ohne dies zu wollen, fiel die Untersuchung so schmerzhaft aus, daß die Frau noch monatelang Schmerzen an den Eierstöcken verspürte. Dieser Arzt gilt ansonsten als sehr feinfühlig und vorsichtig in seinen Untersuchungen.« 29jährige Frau, Hamburg

Die Grobheiten sind deshalb vieldeutig. Sie zeugen nicht nur von achtloser Routine und zeitsparender Eile. Sie können auch ein Zeichen dafür sein, daß der Gynäkologe durch das Verhalten der Frau verunsichert ist oder eigene sexuelle Gedanken verscheuchen muß. Der harte Griff unterdrückt die eigene Phantasie oder die geahnten sexuellen Äußerungen der Frau.

Nur wenige Männer in der Gynäkologie sprechen über die Sexualität in ihrem Verhältnis zu den Patientinnen noch über Phantasien, die sie haben.

»Sexualität in der Praxis, das gibt es nicht. Hin und wieder hört man etwas in Kollegenkreisen. Aber das kommt wirklich selten vor. Auch in meiner Praxis läuft da absolut nichts.

Gut, ich könnte mir vorstellen, daß ich eine Patientin abends in der Kneipe zufällig treffe, und da glaube ich dann schon, wenn ich da etwas wollte, daß ich auch recht gute Chancen bei der Frau hätte. Aber das ist mehr so eine abstrakte Vorstellung.«

Niedergelassener Gynäkologe, Norddeutschland

»Während der Untersuchung meinte mein Arzt, daß ich einen schönen Körper hätte. Dann ließ er mich auch wissen, daß er gerne den Club (in der Nähe seiner Praxis) einmal besuchen würde, in den ich abends zu gehen pflege. Als Arzt hätte er keinen Mut, allein dorthin zu gehen.« 40jährige Frau, Frankfurt

»Es gibt diese Sexualität zwischen Arzt und Patientin. Sie wird nicht plump sein. Ich werde einer Frau nicht sagen, daß sie eine schöne Möse hat. Aber dem Sinne nach kommt es so rüber, ohne daß ich vulgär oder aufdringlich wäre.«

Gynäkologe, etwa 50 Jahre alt

»Mein eigener Professor an der Universität war ein beredtes Beispiel dafür, daß das Verhältnis von Gynäkologen zu ihren Patientinnen nicht nur in unbewußten und heimlichen Phantasien sexuelle Seiten hatte; wenn ihm eine Frau gefallen hat, dann hat er dafür gesorgt, daß das, was er auf dem Gynäkologenstuhl gesehen hat, auch für ihn verfügbar wurde. Er hat sich die Frau geangelt. In der Klinik ist nichts vorgefallen,

aber es hat ganz feine Mitteilungen und Verständigungen zwischen ihm und den Frauen gegeben. Das hat sich einige Minuten später auch gleich gezeigt. Die Frau hat die Klinik verlassen, er flüchtete aus seinem weißen Kittel und der Klinik. Im Handumdrehen war er mit dem Aufzug im Keller, warf sich in seinen Wagen und noch bevor die Frau an der nahegelegenen Straßenbahnhaltestelle ankam, fuhr er in seinem großen Wagen vor und bot sich an, die Frau nach Hause zu fahren – was er genau anbot, weiß ich natürlich nicht. Aber die Frauen sind immer eingestiegen, und was so gemunkelt wurde, ließ darauf schließen, daß er eigentlich immer bekommen hat, was er wollte. Die Frauen haben natürlich auch bekommen, was sie wollten.«   Gynäkologin, Schweiz

»Ich sehe heute immer wieder, wie das zwischen meinen Assistenzärzten und Patientinnen läuft. Die Untersuchungen sind sachlich, da achte ich schon drauf, aber andererseits sind sie unterschwellig auf einer vorsprachlichen Ebene mit so viel Verständigungsmöglichkeiten befrachtet, daß noch die sachlichste Untersuchung einen Austausch über Absichten und Gefühle zuläßt. Ich weiß von den Gesprächen, die in der Klinik laufen, daß die Assistenzärzte von mir sich mit Patientinnen verabreden und daß dann auch schon etwas läuft. Was, ist ja wohl klar.«   Gynäkologin in leitender Stellung

»Wissen Sie, es gibt Frauen, die kommen alle paar Tage in die Klinik. Die haben nichts – außer einem Arzt hier. Die Krankenschwestern wissen Bescheid und grinsen. Natürlich klettern die Frauen auf den Gynäkologenstuhl und haben ein Problem. Eines, das organisch nicht nachweisbar ist. Der Arzt tut dann so, als sei das Ganze noch eine medizinische Angelegenheit. Aber er kann der Frau ja nicht sagen, was er für den Anlaß des Besuches hält.«   Gynäkologin, Nordschweiz

Seit ihrem mächtigen Aufschwung im 19. Jahrhundert hat es die Gynäkologie geschafft, die einst nur bekleidet zur Untersuchung erscheinende Frau zur totalen Entkleidung zu bringen. Aus der ehemaligen Untersuchungssituation des knienden Arztes vor der stehenden Frau im langen Gewand ist die hingestreckte, nackte Frau auf dem Gynäkologenstuhl geworden, die der Arzt mittels Hydraulik für seinen Blick in alle Stellungen zu bewegen vermag. Die Disziplin der Gynäkologie und Geburtshilfe begann mit verbundenen Augen vor der Nacktheit der Frau und endet mit optisch scharfen Gläsern zur Inspektion ihrer inneren Organe. Die Frau liegt vor ihm mit gespreizten Beinen, ähnlich einer sehr üblichen Haltung im Sexualverkehr. Sie kann sich dem fremden Manne ohne Arg und alles zeigen (Lit. 33, S. 39 ff.), was er sehen mag. Der Gynäkologe sieht zwar alles, was ihn vordergründig an der Frau und an ihrer Sexualität interessiert, allein, er vermag nicht, ihr in die Augen zu sehen.

»Was mich an meinem Gynäkologen stört, ist nicht, daß ich etwa mit ihm nicht reden könnte. Das klappt wirklich sehr gut. Da gibt es keine Probleme. Was mir aber wirklich unangenehm auffällt, ist, daß er mich nicht ansieht und mir nie in die Augen sieht. Also mich stört das, wenn ich beim Reden mit Menschen keinen Blickkontakt habe. Vor allem, ich habe dann auch den Eindruck, daß ihn das gar nicht interessieren könnte, was ich ihm mitteile.«   40jährige Frau

Den meisten Gynäkologen fällt es schwer, während der Untersuchung auf dem Gynäkologenstuhl ein unbefangenes persönliches Gespräch mit Blickkontakt zu der Frau zu führen, ohne sich dadurch in die Gefahr zu begeben, die sachlich-unpersönliche Abtastung des Genitals in ihrer Unverfänglichkeit zu stören.

Um der allgegenwärtigen Gefahr aufkommender sexueller Gefühle entgegenzusteuern, haben Gynäkologen und ihre Fachverbände Verhaltensrichtlinien festgelegt. So ist es Gynäkologen verboten, Untersuchungen ohne eine anwesende Krankenschwester oder Praxishilfe durchzuführen. Die Helferin des Arztes schützt durch ihre Anwesenheit sowohl die Frau vor dem Arzt als auch den Arzt vor der Frau.

»Ich untersuche aber nie ohne Assistentin, damit einem nichts untergeschoben wird. Man weiß ja, manche Frauen bekommen einen Orgasmus – oder überhaupt – die Frauen kommen zum Gynäkologen mit sexuellen Problemen, weil sie zu

Hause unzufrieden sind. Natürlich untersucht man eine junge Hübsche lieber als eine alte Kranke, das ist ja klar ...«

Gynäkologe, 53 Jahre alt

»Mein Gynäkologe ist ein gut aussehender Mann, seine Frau arbeitet im Empfang der Praxis. Er ist etwas zurückhaltend, und ich frage mich so, wie der sexuell mit Frauen umgeht. Irgendwie würde mich das schon einmal interessieren.«

29jährige Frau

Die Entsexualisierung und Versachlichung der Tastuntersuchung wird auch durch die Verwendung von Handschuhen betrieben:

»Wir haben eine Schwester im Untersuchungszimmer, Nummer eins, die Patientin hat ihre Kleider an und ist mit einem Tuch bedeckt, und ich mache eine Untersuchung mit Handschuhen an.« (Lachen!)   Gynäkologe

Interviewpartnerin: »Ich habe viele Tastuntersuchungen gesehen, aber ich habe mir nie Gedanken über die Handschuhe gemacht!«
»Wenn Sie keine Handschuhe tragen, ist alles viel provozierender.«   Gynäkologe

Interviewpartnerin: »Ich glaubte immer, das geschähe, um Infektionen zu vermeiden.«
»Infizieren, was wollen Sie denn infizieren? Die Vagina ist ein schmutziger Teil des Körpers; was wollen Sie da noch infizieren?«   Gynäkologe (Lit. 64, S. 115)

Es gibt Ärzte, die sich so sicher fühlen, daß sie auf die Hilfe einer Assistentin verzichten. Sie machen allerdings bei manchen Patientinnen eine Ausnahme, weil sie sich durch deren Verhalten sexuell provoziert und verunsichert fühlen.

Ärzte, die die Gleichzeitigkeit von lockeren persönlichen Gesprächen und strikt sachlicher Untersuchung trotz der Anwesenheit einer Schwester nicht ertragen können, benutzen die Krankenschwester als »Übersetzerin«. Sie vermeiden das direkte Gespräch mit der Frau, während sie untersuchen.

Sie geben der Schwester Informationen in medizinischer Fachsprache, die dann für die Frau in Alltagssprache mit einer Verhaltensanweisung weitergegeben werden. Der Arzt behandelt und läßt die Schwester reden. Er hält sich die Frau vom Leibe, damit er ihren Körper ohne Angst und Verunsicherung behandeln kann.

Diese Absicherung sexueller Regungen setzt voraus, daß die Frau die Krankenschwester als Übersetzerin auch nutzt und nicht direkt den Arzt anspricht oder so zur Schwester spricht, daß der Arzt sie hören muß.

Von einer jungen, verheirateten Frau, die bei den Ärzten als »verführerische Patientin« galt, wurde folgende subtile Verführung berichtet, die so dezent war, daß sie nicht nachweisbar als Verletzung untadeligen Verhaltens angesehen werden konnte. Während der Arzt die Eierstöcke der Frau abtastete, bemerkte die Frau, an die Schwester gewandt, mit sichtlicher Erregung und für den Arzt zum Mithören bestimmt:

»Diesen Schmerz habe ich beim Geschlechtsverkehr, und es ist, als ob das Innere aus mir rauskommt!«

Der untersuchende Arzt bemerkte dazu gegenüber einem Kollegen, daß ihn das nicht interessiere. Was darauf hindeutet, daß es ihn verunsichert, wenn seine Finger während der Untersuchung Erregungen auslösen wie der Penis des Ehemannes der jungen attraktiven Frau während des Sexualverkehrs.

Bericht aus den USA

Die Entwicklung der Untersuchung zu einer mehr oder weniger sexuell gefärbten Kommunikation zwischen Mann und Frau in der ärztlichen Praxis kann praktisch auf allen Ebenen geschehen. Das Stöhnen einer Frau kann zwar als Ausdruck des Schmerzes interpretiert werden, unter dem Hinweis des Arztes, daß es ihm leid tue, es kann aber auch so ausdrucksstark sein, daß eine solche Erklärung ihm nicht weiterhilft. Verunsicherungen entstehen auch durch die Sprache der Frauen; ganz besonders, wenn sie die Verwendung medizinischer Begriffe verweigern und auf umgangssprachliche Begriffe für die Sexualorgane zurückgreifen.

*»Herr Dr. M., ich habe Jucken an meiner Möse.« Der Arzt
lehnte sich in seinem Sessel zurück und sagte: » Wir wollen hier
doch die sachlichen Begriffe verwenden.« Das Gespräch
wurde so zu Ende geführt, daß die junge Frau ihre Bezeich-
nungen weiterhin verwendete und der Arzt seine medizinischen, und jeder so tat, als sei dies eine Selbstverständlichkeit.*

32jährige Frau, Darmstadt

Die Peinlichkeit der Untersuchung und die Tatsache, daß sie
die Frau psychisch belastet, führt oft zu einer Verkrampfung
der Muskulatur, so daß in dieser Abwehrhaltung vor dem
Eindringen der Hand des Gynäkologen in die Vagina Untersuchungen erschwert werden. Mehr oder weniger bewußt ahnen Gynäkologen diese Peinlichkeit und desexualisieren die
Situation dadurch, daß sie die Frau wie ein Kind behandeln.
Die Sprache nimmt dann väterlich beschwichtigende Töne
an, die Frau wird mit ihrem Vornamen angesprochen und ge-
duzt. Nicht weniger selten ist auch barsche Kritik, daß die
Frau sich nicht so anstellen soll. Die Frau wird zum Kind
gemacht, das getröstet oder angefahren wird. Die Wieder-
belebung der Kindlichkeit soll ihr das Recht nehmen, die Untersuchungssituation als peinlich und unzumutbar zu interpretieren. Daß die Untersuchung im Genitalbereich durch
die Unterstellung eines Vater-Tochter-ähnlichen Verhältnisses keineswegs leichter wird, sondern für Frauen noch belastender sein kann, entgeht Gynäkologen, weil sie offensichtlich von der weitverbreiteten Illusion ausgehen, daß das
Verhältnis von Eltern zu ihren Kindern, und somit auch das
des Vaters zu seiner Tochter, keine sexuellen Anteile enthält.
Die Infantilisierung der Frau auf dem Gynäkologenstuhl, wie
sie im Du und der Anwendung des Vornamens ausgelöst
wird, macht die Hilflosigkeit der Frauen noch größer. Sie entscheidet das Verhältnis allerdings zugunsten des Gynäkologen, der durch diesen Mechanismus seine Arbeitsfähigkeit
und seine persönliche Überlegenheit aufrechterhält.

Viele Frauen empfinden die Anrede mit Vornamen als
Taktlosigkeit und Verletzung ihrer Würde, denn die aufgezwungene Kindlichkeit bedeutet in unserer Kultur, daß Bedürfnisse, wie auch die Sexualität, als Gefühlsäußerungen
von Kindern nicht ernst zu nehmen sind. Man stelle sich nur

vor, daß eine Frau in einer solchen Situation »zurückduzen« würde. Am Entsetzen und der Empörung des Arztes ließe sich dann spiegelverkehrt ermessen, wie sehr er sich der Frau überlegen fühlt und wie groß er die Distanz zu ihr einschätzt.

Aber die Kritik der Frauen an der gewaltsam aufgezwungenen Vertraulichkeit ist nicht vollständig. Die angemaßte Verfügungsmacht und Selbstherrlichkeit gegenüber Frauen ist nur das Erscheinungsbild vordergründiger Selbstgewißheit des Gynäkologen. Pathos und Gestus der Selbstgewißheit sind nicht das, wofür sie gehalten werden. Sie sind Ausdruck der Angst vor der weiblichen Sexualität. Stärke würde sich daran zeigen, daß der Gynäkologe die latente Sexualität im Verhältnis von ihm zu der Frau und auch umgekehrt als eine verunsichernde Tatsache zuläßt. Dazu sind nur die wenigsten Gynäkologen in der Lage. Solche Fähigkeiten basieren nicht auf Ausbildung, sondern auf der autonomen Verfügung der Gynäkologen über die eigene Sexualität. Wenn das Problem in der Fachausbildung überhaupt zur Sprache kommt, dann geschieht das mit dem Ziel, dem Gynäkologen Techniken und Panzerungen zu vermitteln, mit denen die latente Sexualität unterdrückt und die prekäre Situation jeweils zu seinen Gunsten entschieden wird.

Viele Gynäkologen haben sich bezeichnenderweise für die Ausübung ihrer beruflichen Tätigkeit und den Umgang mit den Patientinnen ein fast theatralisch zu bezeichnendes Verhalten zugelegt. Dieses Verhalten wird »getragen« wie der ärztliche weiße Kittel und dient dem alleinigen Zweck, persönliche Unsicherheit zu verdecken und sexuelle Untertöne abzuwehren – sowohl die eigenen wie auch die der Frauen. Außerhalb der beruflichen Tätigkeit ist das ärztliche Verhalten wie ausgewechselt. Stimme und Lautstärke sind normal, die Körperhaltung ist entkrampft und die Umgangsformen sind spontan. Wie sehr das gynäkologische Verhalten zur weiblichen Sexualität durch außergewöhnlich hohe Angst gekennzeichnet ist, zeigt folgender Vorfall:

»Zu meiner Tätigkeit als Kliniker in der Gynäkologie gehört es auch, daß ich Veränderungen am weiblichen Genital durch Chirurgie vornehme. So kommt es öfters vor, daß Frauen ein vollständiges äußeres Genital haben, mit Schamlippen und

*Klitoris, jedoch keine Scheidenöffnung. Eine solche Scheiden-
öffnung kann durch Chirurgie angefertigt werden. Die Operation wirft keine größeren Probleme auf. Auch nicht bei
dem Fall, auf den ich mich beziehe. Wir hatten die Operation
beendet, und es ging jetzt darum, daß die neue Scheidenöffnung regelmäßig mit einem abgerundeten Plastikstab in der
Größe eines Penis geweitet wird, damit das Gewebe nicht
wieder zusammenwächst, sondern elastisch bleibt. Sonst
kann die Frau den Sexualverkehr nicht normal vollziehen,
oder sie hat Schmerzen. Das Problem war: Wer sagt das der
Frau? Einer aus dem Team mußte der Frau die Notwendigkeit mitteilen und ihr auch Anleitungen geben, wie die
Übungen durchzuführen sind und in welchen zeitlichen Abständen. Das Problem war, daß keiner den Mut hatte, der
Frau das mitzuteilen. Der eine hatte dringend etwas anderes
zu tun, andere wiederum gaben ihr Problem ganz einfach
zu. Sie hatten Schamgefühle und waren verlegen. Die Übungen waren meinen Kollegen einfach zu nahe an der Sexualität der Frau.«*   Gynäkologe, Oberarzt, Norddeutschland

*»In unserer Klinik haben wir für diese notwendigen Übungen
ein für allemal eine die Ärzte entlastende Regelung getroffen:
Sie werden damit nicht befaßt. Die Oberschwester hat für
diese Übungen die besten Voraussetzungen und ist deshalb
dafür zuständig.«*   Gynäkologin, Nordschweiz

Es zeigt sich, daß eine klinische Atmosphäre mit all ihrer be-
absichtigten und zufälligen Beklemmung, den weißen Kitteln, dem unpersönlichen Gehabe und einer Verständigung
ausschließenden oder zumindest doch sehr erschwerenden
medizinischen Fachsprache das Verhältnis zwischen Gynäkologen und Frauen nicht so grundsätzlich entsexualisieren
kann, daß der Anspruch einer nur sachlich interessierten Beziehung zum Körper der Frau verwirklicht wird.

Welche Bedeutung kommt dann heute der allenthalben,
zumindest bei uns, weit verbreiteten Nacktheit der Frauen in
der Sprechstunde zu? Wenn der weibliche Körper, für Gynäkologen entkleidet, eine angstvolle Situation schafft, muß es
verwundern, daß der Arzt Nacktheit durchsetzt, die ihm
dann selbst zum Problem wird.

Im Gegensatz zur Gynäkologie in den angelsächsischen Ländern, wo nur das absolut Erforderliche am Körper der Frau unbedeckt bleibt, wird bei uns eine sehr weitgehende Nacktheit der Frauen gefordert. Die Nacktheit der Frauen ist für die Gynäkologen ein zweischneidiges Schwert. Auf der einen Seite verunsichert sie sie, auf der anderen jedoch ist die Nacktheit der Frau ein aktuelles Symbol ihrer Herrschaft über den Körper der Frau. Die routinemäßigen Eingriffe in die Scheide und die Nacktheit des Körpers sind Darstellungen der Herrschaft, wie sie Gynäkologen über Frauen ausüben wollen.

Das unbeschränkte Eindringen in das weibliche Genital ist der gynäkologische Prüfstein für die erreichte Macht über Frauen. Im 19. Jahrhundert wurde dieses symbolische Eindringen nicht mit der Hand, sondern mit der Gebärmuttersonde und dem Spekulum vollzogen. Die Gebärmuttersonde ist ein etwa 30 cm langer metallener Stab, dessen oberes Ende leicht gebogen ist. Die Gebärmuttersonde wurde durch den Scheidenkanal in die Gebärmutterhöhle eingeführt. Diese Untersuchung wurde routinemäßig angewendet, obwohl sie zur Bestimmung von Krankheitszuständen keine Erkenntnisse beisteuern konnte. Über die hervorragende medizinisch-diagnostische Bedeutung dieser Untersuchungsmethode mit der Sonde bestand unter Gynäkologen damals kein Zweifel, sowenig wie über die heutigen routinemäßigen Tastuntersuchungen mit einem oder zwei Fingern. Gebärmuttersonden waren für die Bestimmung von Krankheiten unerheblich, außerdem waren sie vor allem nicht keimfrei und haben somit zum Einschleppen von Bakterien in die Gebärmutterhöhle geführt. Diese hatten zahllose Infektionen zur Folge, die ungleich viel schwieriger zu behandeln waren, als dies heute der Fall ist.

Auch das Einsetzen des Spekulums in die Scheide hatte symbolhafte Bedeutung. Es war bereits seit langem bekannt, ohne für Untersuchungszwecke genutzt zu werden. Es mußte in der Gynäkologie offenbar erst eine allgemeine Bereitschaft zur Anwendung sich entwickeln, damit dieses Instrument auch aggressiv als Demonstrationssymbol des Herrschaftsanspruchs über Frauen eingesetzt werden konnte.

Die Gynäkologen haben in ihrer Geschichte die Symbole der Herrschaft über den Körper der Frau demnach mehrfach geändert. Aber für die Methoden gab es zur Zeit ihrer Anwendung immer hervorragende medizinische Lehrmeinungen, die sie über jeden Zweifel erhoben, sie vor allem vom Verdacht, eine herrschaftliche Geste zu sein, befreiten.

Dr. M. öffnet die Türe. Er ist rundlich-untersetzt, grauhaarig, im weißen Kittel. Er hält zur Begrüßung meine Hand fest, fixiert mich eine Zeitlang von oben bis unten und sagt dann mit gutturaler Stimme gedehnt-anerkennend: »Hallooo ...« Dabei wirft er mir andauernd Blicke zu, die Atmosphäre ist äußerst schwül. Wir sind allein im Sprech- und Untersuchungszimmer. Der ›Stuhl‹ steht direkt neben dem Schreibtisch. Ich willige in eine Untersuchung ein, gehe in die Kabine und ziehe Unter- und Strumpfhose aus. Spekulum- und Tastuntersuchung. Er murmelt dabei, daß »mein rechtes Ovar vergrößert« sei und das linke »ziemlich stähnig« (?). Das klingt ziemlich bedrohlich. Ich steige vom Stuhl, er stellt sich vor mich: »So, und jetzt die Brust.«

Ich: »Wieso, ist das nötig?« Er erwidert, das müsse er machen, und beginnt ohne zu zögern die Knöpfe an meinem Kleid aufzunesteln. Dabei greift er auf einmal liebkosend in den dünnen Stoff des Kleides, reibt ihn zwischen den Fingern, blickt mir in die Augen und sagt guttural: »Schööön ...« Ich bin völlig überrumpelt, werde rot, greife schnell an die Knöpfe und mache auch den BH selbst auf. Er tastet meine Brüste ab, sagt: »Ah, die sind mastopathisch (?) vergrößert, das kann von der Pille kommen. Das ist ein schlechtes Zeichen. Zur Krebsuntersuchung demnächst wiederkommen.«

Das Erröten und die Verlegenheit der jungen Frau hat den medizinisch drapierten Annäherungsversuch als einen unsittlichen Berührungsversuch entlarvt. Der Gynäkologe führt geistesgegenwärtig die Untersuchung zu Ende, um nicht durch eigene »Ungeschicklichkeit« den Eindruck der jungen Frau auch noch zu bestätigen. Als zurückgewiesener Mann rächt er sich durch eine angsterregende Diagnose, die nachweislich falsch war. Eine vage Andeutung über Gewebeveränderung soll die Assoziation zur Krebsangst treiben. Die

Folgenschwere seiner Diagnose soll das Erröten lächerlich machen und als Teil ihrer eigenen Phantasie erklären, ihn selbst soll sie vom Verdacht des Anstößigen befreien und als ärztliche Autorität wieder inthronisieren.

Das heutige Symbol für Herrschaftsausübung ist vor allem die Nacktheit.

»In einer Landpraxis ist es üblich, daß die Frauen nackt zu fünft in einem Warteflur sitzen, durch den auch die Pharmavertreter eilen.« Mitteilung eines Pharmavertreters

»Kommen Sie mal her.« Vorm Stuhl tritt er dicht vor mich, *schiebt mir wie ein routinierter Ehemann wortlos den Pullover und das T-Shirt hoch und öffnet meinen BH. Durch diese abrupte Geste bin ich peinlich berührt und verlegen, aber Dr. M. läßt sich gar nicht beirren, betastet geschäftig meinen Busen, drückt einen Thermographie-Apparat dagegen und läßt mich dann den Stuhl besteigen.«* Junge Frau

»Ein Star der Gynäkologie in Zürich, der nur gegen private Rechnung für ein reiches und gesellschaftlich angesehenes Klientel arbeitet, ließ die Frauen nackt vor seinem Schreibtisch 20 Minuten und mehr warten. Die Frauen akzeptierten diese Umgangsform, und von Protesten wurde nichts bekannt.« Mitteilung einer leitenden Ärztin in der Schweiz

Da die Nacktheit der Frauen sowohl Ausdruck ihrer Beherrschung durch den Gynäkologen als auch Zeichen ihrer eigenen Beherrschung von Gynäkologen durch die nackte Körperlichkeit ist, entwickeln Gynäkologen, abhängig von ihrer Persönlichkeitsstruktur, bewußt oder unbewußt, Überlebenstechniken für die zweischneidige Untersuchungssituation. Der eine wird die Nacktheit, wie die Beispiele zeigen, so lange wie möglich zu erhalten versuchen, um die Peinlichkeit für die Frau als eigene Stärke zu erfahren.

»Als ich mich in meiner klinischen Ausbildung für Gynäkologie befand, habe ich unerträgliche Situationen erlebt. Um eine Frau herum stand der Professor mit zehn Studenten und gab Erklärungen ab. Jeder durfte dann einmal in die Frau reinfas-

sen. Mit Bemerkungen wie ›Seien Sie nicht schüchtern, fassen Sie mal zu‹ wurden dann die Studenten ermuntert. Ich war die einzige Frau, und ich glaube, ich habe nicht weniger gelitten als die Frau auf dem Stuhl. Es war unerträglich für mich.

Dann wurde der Professor rausgerufen; die Frau blieb mit uns Studenten allein in dem kleinen Raum. Nach einer Weile übertrug sich die Peinlichkeit auf alle. Die männlichen Studenten wurden verlegen, und um ihre Verlegenheit nicht zu zeigen, begannen sie, Witze zu machen, die sich auf die Lage der Frau bezogen. Bis der Professor zurückkam, vergingen dann mehrere qualvolle Minuten. Dieses Verfahren wurde nicht von den Ärzten geändert, sondern von den Krankenschwestern. Die weigerten sich eines Tages, an diesen Vorführungen noch mitzuwirken.

Die männlichen Studenten, die heute einen Teil ihrer Ausbildung bei mir durchlaufen, werden von mir mit der möglichen Peinlichkeit solcher Situationen konfrontiert. Ich persönlich bin ihnen deshalb ein Vorbild, indem ich die Frau auf dem Stuhl immer in ein Gespräch verwickle, um die Situation zu entspannen. Ohne Grund darf bei mir keine Frau mit gespeizten Beinen auf dem Stuhl liegen. Studenten, die diese Vorschrift trotz Belehrung nicht befolgen, haben bei mir nichts zu suchen.«

Gynäkologin in leitender Funktion an einer Universitätsklinik

Männliche Gynäkologen, die sich von der Nacktheit der Frau bedroht fühlen, werden diese Situation deshalb zeitlich stark eingrenzen. Da sie nach dem eigenen Selbstverständnis wie auch den Erwartungen der Frauen als die beherrschende Person in der Arzt-Patientin-Beziehung gelten, werden sie Peinlichkeitssituationen vermeiden und gegebenenfalls durch barsches Verhalten und Forschheit Angstsituationen überbrücken. Würde eine Frau sich nach der Untersuchung nicht in der Kabine ankleiden, sondern dies locker redend vor dem Schreibtisch des Gynäkologen tun, so würde sich diese Situation für ihn als eine nicht beherrschbare Verführungssituation darstellen. Wenn Frauen ihre Nacktheit nicht mehr als peinlich empfinden, sondern sie selbstbewußt zur Schau tragen, wird die Nacktheit auch ihren Symbolcharakter für die Beherrschung der Frau verlieren. Solange die körperliche Nacktheit von Sexualität abgelöst ist, wirkt sie unterdrückend, und der Gynäkologe kann sie als Symbol der Beherrschung wahrnehmen. Treten Nacktheit und Sexualität zusammen auf, so übermannt den Gynäkologen wiederum die Angst vor der weiblichen Sexualität.

Anhand persönlicher Erfahrungen läßt sich verhältnismäßig leicht nachvollziehen, daß die Aufforderung, sich zu entkleiden oder die Entkleidung zu erdulden, angstvolle Gefühle auslösen kann. Es hängt von den Situationen und den Personen ab, ob Nacktheit dann erträglich, beklemmend, peinlich oder auch als lustvoll erfahren wird. Wird die Nacktheit gegen den Willen eines Menschen erzwungen, so ist das mit Gefühlen der Demütigung, der Scham und der »Bodenlosigkeit« verbunden. Wer über die Autorität, die Verfügungsgewalt wie auch brachiale Mittel verfügt, andere zur Nacktheit zu zwingen oder die Entkleidung zu ertragen, der kann über andere Menschen verfügen und ihnen langewährende psychische Wunden zufügen.

Nicht wenige Gynäkologen haben ein ausgeprägtes Gefühl für ihre Möglichkeit, Frauen durch Nacktheit zu demütigen, wenn sie sich in Abhängigkeit von Gynäkologen befinden. Das ist besonders der Fall bei Schwangerschaftsabbrüchen aus nichtmedizinischen Gründen, die aber nicht ohne weiteres verfügbar sind und die die Gynäkologen, vor allem in den Kliniken, sich weigern durchzuführen. Erfahrungen dieser Art wurden bei uns nach der Liberalisierung des Schwangerschaftsabbruchs im Jahre 1976 gemacht.

In einigen Kliniken müssen Frauen ihren Wunsch nach einem Schwangerschaftsabbruch einem Ärztekollegium vortragen, obwohl diesem alle gesetzlich erforderlichen Dokumente und Bescheinigungen vorliegen. Eine solche Rechtfertigung vor einem Ärztekollegium sieht das Gesetz nicht vor. Die Gesetzesänderung sollte im Gegenteil dieses Verfahren abschaffen. Daß es trotzdem weiterhin praktiziert wird, weist darauf hin, daß Ärzte den Wunsch einer Frau nach einem Schwangerschaftsabbruch nicht respektieren wollen. Dem Rechtfertigungsgespräch wurden dann auch medizinische Untersuchungen noch angefügt. Obwohl die Frauen von ih-

rem Gynäkologen bereits untersucht waren und auch das Alter der Schwangerschaft bereits festgestellt war, mußten sich die Frauen weiteren Untersuchungen unterziehen.

Sie wurden gezwungen, in Abständen von etwa 15 Minuten verschiedene Gynäkologen der Klinik aufzusuchen, sich dort zu entkleiden, sich untersuchen zu lassen, wieder anzukleiden und die gleiche Prozedur, nach einer Wartezeit von 15 Minuten auf dem Gang, zu wiederholen.

Da die Untersuchungen im üblichen klinischen Milieu und in vordergründig sachlicher Pose vom Arzt durchgeführt wurden, dauerte es einige Zeit, bis die Frauen plötzlich nach der dritten oder vierten Untersuchung die medizinische Sachlichkeitsfassade als Mittel der Demütigung und Erniedrigung entlarvten. Obwohl jeder weitere Arzt sich sachlich neutral verhielt, bedeutete jede weitere Behandlung für die Frau die Erduldung einer auch als unzüchtig gemeinten Betastung ihres Genitals. In diesem Fall wurde das sachliche Dekorum der Klinik genutzt, um die Frau nachhaltig zu demütigen, ohne daß hierfür etwa ein leichter Nachweis zu führen gewesen wäre.

Es blieb für die Frauen die Möglichkeit, vor Scham und Wut die Klinik zu verlassen, sich mit den hintergründigen Beleidigungen offensiv auseinanderzusetzen oder die unzüchtig gemeinten Untersuchungen zu erdulden. Denn an das Erdulden war letztlich die Hoffnung geknüpft, den Schwangerschaftsabbruch zu erhalten. Die Benennung der Situation als einer vorsätzlichen, sexuellen Beleidigung hätten die Ärzte nicht nur mit dem Hinweis auf ihr sachlichneutrales Verhalten entkräftet, sie hätte es der Frau auch ohne Ausweichmöglichkeit offengelassen, auf den Abbruch in der Klinik zu verzichten. Die durch Abhängigkeit erzwungene Nacktheit hat den Ärzten in jedem Fall Genugtuung verschafft. Entweder die Frau verließ die Klinik, was die Ärzte von einem Schwangerschaftsabbruch befreite und was ihrer Opposition gegen das Gesetz und die Entscheidung der Frau entsprach, oder die Frau erduldete die Demütigungen, was den Ärzten die Genugtuung gab, es der Frau »gezeigt« zu haben.   Bericht aus einer Universitäts-Frauenklinik

Von diesem Mechanismus lebt auch die sexuelle Folter, von der eine Gefangenenhilfsorganisation vor mehreren Jahren beispielhaft berichtete:

>>Ein Ärzteteam (möglicherweise handelte es sich sogar um verkleidete Militärs) unterzogen eine entkleidete Gefangene des politischen Widerstands einer gynäkologischen Untersuchung. Die Ärzte sprachen mit ärztlichem Gestus der Neutralität und ausschließlich sachbezogener Interessiertheit.

Der mißhandelten Frau, Mutter mehrerer Kinder und körperlich von Schwangerschaften, den Geburten und elenden Lebensbedingungen gezeichnet, wurde von den Ärzten unter Wahrung ihrer beruflichen Sachlichkeit und Distanziertheit eine Würstchendose wie ein gynäkologisches Instrument eingeführt.

Die Demütigung sollte dadurch erreicht werden, daß der Frau eine Mitteilung über die Verfassung ihres Körpers sowie ihre sexuelle Attraktivität gemacht werden sollte, die sie in ihrem Selbstwertgefühl als Frau und ihrem politischen Widerstandswillen nachhaltig verletzte.<<

Keine Privatheit

Vor mir standen zwanzig junge Männer. Einer wie der andere adrett angezogen und außergewöhnlich sauber. Alle blickten mich unverwandt an. Es blieb ihnen auch nichts anderes übrig. Ich blickte ihnen ja auch in die Augen – unverwandt. An ihren Matrosenmützen konnte ich erkennen, daß sie Matrosen und Offiziere eines deutschen Kriegsschiffes waren. Hinter ihnen ragte eine ganze Batterie von Kanonen steil in die Luft. Die See war still, und alle standen in Reih und Glied, die eine Hand an der Mütze, die andere an der Hosennaht. Stramme Jungs der deutschen Kriegsmarine.

Aber trotzdem störte mich die unentwegte Aufmerksamkeit der jungen Leute, obwohl kein anstößiges Wort fiel und sie sich tadellos verhielten. Andererseits hatte ich mich aber auch an ihren Anblick schon gewöhnt. Jedesmal, wenn ich hierher kam, standen sie zur Parade bereit auf ihrem deutschen Kriegsschiff. Ich konnte, blödsinnig wie die Situation war, der Anstarrung einfach nicht aus dem Wege gehen.

Mein Gynäkologe hatte das Bild so aufgehängt, daß den nackten Frauen im Untersuchungsstuhl nichts anderes übrigblieb, als ihren splitternackten Unterkörper den Matrosen unverdrossen entgegenzuhalten.

Der Arzt allerdings hatte sich die Leute wahrscheinlich zu seinem Schutz im Rücken aufmarschieren lassen. An den Rand des Bildes hatte er die Offiziersmütze gehängt, die keinen Zweifel aufkommen ließ, daß er zu dieser Bande da oben gehörte und daß das seine Leute seien. Das waren also seine Kumpane, die er sich holte, um sich den Rücken zu stärken, solange er den Frauen an den nackten Unterleib griff.

Ich überlegte: Irgendeinen Grund muß es ja wohl gegeben haben, daß dieses Bild genau an dieser Stelle in seinem ärztlichen Untersuchungszimmer hängen mußte. Es hätte eigentlich besser in sein Herrenzimmer, seine Bibliothek oder sonst einen privaten Raum gehört. Nein! Er wollte es ohne Widerrede genau an dieser Stelle gegenüber dem nackten Genital der Frauen auf seinem Untersuchungsstuhl haben. Damit waren die Fronten abgesteckt. Er gehörte zu denen da oben. Vielleicht wollte er mich auch wissen lassen, daß ich trotz meiner aufreizenden Körperhaltung es nicht schaffen würde, seine Begeisterung für Männer in Frage zu stellen. Vielleicht hat er sich das Bild aber auch nur deshalb an die Wand gehängt, damit er unter der Aufsicht seiner Kumpels bleibt und ihm nicht die Phantasie aus der Hand gleitet und er sich zu Griffen hinreißen läßt, die nicht vorgesehen waren. Vielleicht haben seine Kumpane ihm nicht nur den Rücken gestärkt, sondern auch Manieren beigebracht. Vielleicht sollten sie wirklich auf ihn aufpassen, denn sie kannten ihn möglicherweise als einen, der bei den Frauen hart zufaßt und unzüchtig obendrein, wenn er ohne Kontrolle und kumpelhafte Aufsicht ist. Schließlich war er mit denen zur See gefahren, und manchen Landgang hatten die gemeinsam hinter sich.

Möglicherweise war es sogar zu meinem Vorteil, daß die ganze Bande da oben stand und letztlich mich vor Unangenehmem schützte.

Beim ersten Besuch in der Praxis hatte ich ein diffuses Gefühl des Unbehagens, ob nur über den Arzt und seine Begleitung – ich weiß es nicht mehr. Beim zweiten Mal begannen sich mein Ärger und meine Wut zu konkretisieren. Ich fand es nicht nur ärgerlich und peinlich zugleich, daß er mich, ohne zu fragen, der Öffentlichkeit seiner Kumpane preisgab und ich den Eindruck gewinnen mußte, daß die Untersuchung einer Frau auf dem Gynäkologenstuhl eine öffentliche Angelegenheit ist wie das Einlaufen eines deutschen Kriegsschiffs nach großer Fahrt. Ich fand es einfach erniedrigend, mich jedesmal entblößt bis oben unter das Kinn diesem Haufen geiler Matrosen und Offiziere zeigen zu müssen, die ausgehungert von großer Fahrt heimkehrten und nur darauf warteten, daß das Schiff anlegt und sie in das nächste Bordell eilen können, um sich sexualhygienisch zu erleichtern. Bis dahin stand ich den Herren als Augenweide zur Verfügung und ihren Phantasien. Vielleicht war ich das schöne Vorbild für den folgenden Sex, der billig sein mußte, die Frau wahrscheinlich nicht ganz so attraktiv wie ich. Wollte mein Gynäkologe mir das sagen und durch das Bild zu verstehen geben? Bin ich vielleicht seine Vorlage wie alle anderen auch auf diesem Stuhl vor und nach mir?

Die Leute in seinem Rücken waren seine Gesinnungsgenossen, die über Frauen nur grölend und Zoten reißend reden konnten, in Tränen erstickten, wenn er seine Geschichte zum besten gab, daß er alle Frauen in seiner Praxis so postiert hatte, daß sie ihm und ihnen das Wichtigste nicht vorenthalten konnten. Ich bin der Gegenstand eines Witzes seiner Phantasie und Wirklichkeit.

Der Frauenarzt als Sadist
oder
Totalitäre Gynäkologie

Die Gebärmutterentfernung von Frau M.

»Eigentlich fing alles beim Ohrenarzt an. Ich wußte, daß ich eine Gehörschädigung hatte, die sich mit jeder weiteren Geburt verschlimmern würde. Ich hatte bereits zwei Kinder, und ein weiteres Kind wollten wir nicht. Zwischenzeitlich hatte ich auch die Pille bereits acht Jahre genommen und überlegte mir, wie ich meine Verhütung in Zukunft organisieren wollte. Mir fiel dabei auf, daß auf dem Beipackzettel zu der Pille auch stand, daß die Pille nicht genommen werden dürfe, wenn diese Gehörkrankheit Otosklerose vorläge. Was sollte ich also machen? Mein Ohrenarzt stellte mir eine Bescheinigung aus, daß jede weitere Geburt zu einer Verschlimmerung meiner Gehörschädigung führen würde und ich deshalb keine Kinder mehr haben dürfe.

Ich ging zu meinem Gynäkologen und gab ihm die Bestätigung. Ich sagte ihm, daß ich mich sterilisieren lassen möchte. Mein Arzt untersuchte mich kurz und sagte dann, das mit der Sterilisation sei nichts Halbes und nichts Ganzes. Ich hätte ja eine Uterussenkung, und meine Gebärmutter sei auch geknickt. Irgendwann müßte meine Gebärmutter ja doch herausgenommen werden, und warum ich denn nicht jetzt alles auf einmal machen ließe. Ein richtiges Gespräch fand nicht statt, keines am Schreibtisch, sondern alles, solange ich auf dem Stuhl lag. Er schrieb mir eine Einweisung für die Klinik aus, und ich ging dorthin. Als ich dort erschien, lehnten die Ärzte die Entfernung des Uterus ab. Ich sei noch viel zu jung dafür. Ich war damals 30 Jahre alt. Der Chefarzt wurde gerufen und entschied dann, daß der Uterus entfernt werden könnte. Ich hätte ja bereits zwei Kinder, und daß ich nicht mehr wollte, das sei schon in Ordnung so.

Heute weiß ich, daß ich mich damals sehr dämlich ange-

stellt habe. Im Nachhinein frage ich mich, wie das eigentlich passieren konnte, denn immerhin hatte ich ja eine klare Entscheidung für mich getroffen. Ich wollte die Pille nicht mehr, sondern ich wollte eine Sterilisation. Davon hatte ich gehört, und ich hatte auch gewußt, daß es sich um eine einfache Operation handelt. Welch schwere Operation der Arzt mir vorschlug, war mir gar nicht bekannt. Ich konnte das gar nicht richtig ermessen. In der Klinik wurde mir zwar die Operation erklärt, aber eine Abwägung zwischen einer Sterilisation und der Entfernung des Uterus wurde nicht mehr vorgenommen.

Es gab da allerdings ein Argument des Gynäkologen, das mich irgendwie in die Ecke gedrückt hat. Die Gebärmuttersenkung und den Gebärmutterknick hat er mir als Anlaß für eine spätere Operation hingestellt – also einen Krankenhausaufenthalt. Wenn ich mich sterilisieren lassen wollte, mußte ich jetzt in die Klinik und später noch mal. Und als er mir vorschlug, das doch alles in einem Rutsch zu machen, da lag für mich eigentlich die Entscheidung irgendwie auf der Hand. Hinzu kam dann noch, daß ich meine beiden kleinen Kinder unterbringen mußte, und das war nicht einfach. Der Gedanke, in zwei bis drei Jahren noch einmal in die Klinik zu müssen und dann nochmals für die Kinder sorgen zu müssen, für Unterbringung und alle anderen Probleme, das wollte ich einfach vermeiden.

Daß der Arzt mich irgendwie übergangen hatte, meine Vorstellungen nicht ernst nahm, das wurde mir eigentlich erst klar, als ich nach der Operation zur Nachuntersuchung wieder in seine Praxis ging. Ich entdeckte im Wartezimmer, daß viele Frauen dort saßen, denen der Uterus in der Klinik ebenfalls entfernt worden war. Bei der zweiten und dritten Nachuntersuchung hörte ich dann auch von anderen Frauen: ›Jaja, dieser Dr. Soundso, der ist bekannt dafür, daß er den Frauen halt nahelegt, sich den Uterus auch bei kleineren Störungen schon entfernen zu lassen. Warum der Arzt so leichtfertig die Uterusentfernung vorschlägt, weiß ich nicht. Ich glaube, das ist wie eine Mathematikaufgabe für ihn. Der geht einfach den Weg der schnellsten Lösung, und andere Gedanken kennt der gar nicht. Heute weiß ich, daß ich in die Operation eingewilligt habe, weil der Arzt mich falsch informiert hat. Eine Ge-

bärmuttersenkung und ein Gebärmutterknick sind keines-
wegs ein Grund für eine Entfernung des Uterus‹.«

Frau N., 36 Jahre alt

Hinter diesem Bericht verbirgt sich die Tatsache, daß die Zahl
der Gebärmutterentfernungen ständig steigt. (Lit. 28/38/
39/65/69) Die Anlässe sind fragwürdig, und auch Gynäkologen diskutieren bereits, ob nicht medizinfremde und für die
Frauen abträgliche Überlegungen eine gewichtige Rolle spielen.

Es fällt auf, daß Gynäkologen neuerdings gerade jenes Organ der Frau mit großer Eilfertigkeit entfernen, dem sie selbst
eine große Bedeutung zumessen und dessen Erhalt und Funktionstüchtigkeit ein Großteil ihrer Arbeit und Forschung gilt.
Sie entfernen ein Organ, dem in der Tradition der gynäkologischen Lehrmeinung wesensbestimmende Eigenschaften für
jede Frau zugesprochen werden; Eigenschaften, die prägen-
der sein sollen als persönliche Lebensbedingungen, unter denen eine Frau geboren wurde und ihr Leben verbringt.
Leichtfertig, wie das Organ heute entfernt wird, könnte ver-
mutet werden, daß die Gynäkologen ihm nicht mehr wie in
der Vergangenheit besonders große Bedeutung für die ›Entwicklung der Persönlichkeit‹ der Frau zumessen. Aber selbst
in Gynäkologenkreisen wird jedoch weniger von Gesin-
nungswandel und geänderten Lehrmeinungen gesprochen als
vielmehr vom beängstigenden Eindringen finanzieller Überlegungen in gynäkologische Operationsentscheidungen: Die
nur noch flüchtig und vordergründig mit Organstörungen
verbundenen Operationen sind in vielen Fällen auf Einkommensinteressen der Ärzte zurückzuführen.

Als Beweis sei eine Studie aus Detroit, USA, angeführt,
nach der 90 % von 6431 Frauen, an denen die Operation
vorgenommen wurde, Privatpatienten waren, die überdurchschnittlich hohe Arztkosten entrichten müssen. Die Gebärmutterentfernung, die zu den großen chirurgischen Operationen gezählt wird, ist durch medizinisch-technische und
medikamentöse Entwicklungen routinemäßig möglich geworden, da alle auftretenden lebensgefährlichen Komplikationen kontrollierbar sind, ohne jedoch das Todesrisiko aus-
zuschalten. Die Kontrollierbarkeit der Risiken macht die

Operation somit zu einer Einkommensquelle von großer Ergiebigkeit, vorausgesetzt die Frauen lassen sich erfolgreich zur Gebärmutterentfernung motivieren. Da Frauen nicht die Einkommensinteressen der Operateure teilen, muß ihre Zustimmung zur Operation notwendigerweise durch Falschinformationen oder mangelhafte Aufklärung über den Eingriff herbeigeführt werden. Das Vertrauen, das die Frauen in die Gynäkologen haben, wird somit zur unabdingbaren Voraussetzung ihrer ökonomischen Ausbeutbarkeit und körperlichen Manipulierbarkeit. Das weitverbreitete Gefühl der Hilflosigkeit gegenüber Gynäkologen und Krankenhäusern hat in solchen Eigentümlichkeiten seinen sehr wirklichen Hintergrund, der allerdings nur schwer durchschaubar ist. Zumal der Gynäkologe seine Einkommensinteressen hinter einem medizinisch-fürsorglichen Gehabe und unter Zuhilfenahme seiner Autorität zu verdecken sucht.

Als weitere Ursache für ungerechtfertigte Uterusentfernungen wird von Gynäkologen auf die ständig steigende Zahl der Medizinstudenten hingewiesen. Um kompetente Frauenärzte auszubilden, sei es nun einmal erforderlich, eine festgesetzte Zahl möglichst erfolgreich durchgeführter Operationen zu verlangen. Wenn allerdings nicht genügend sachlich begründete Diagnosen gegeben seien, dann müßten unbegründete Anlässe zur Erreichung des Ausbildungsziels eben geschaffen werden.

Gebärmutterentfernungen werden demnach den Ausbildungsplänen angepaßt und nicht den Krankheits- und Leidenszuständen, deren Behebung die Frauen vom Gynäkologen erwarten.

Die amerikanische Soziologin Diana Scully hat in den siebziger Jahren zwei Universitätskliniken über eine Zeitspanne von mehr als zwei Jahren auf die Mechanismen hin untersucht, die zur Vornahme von Gebärmutterentfernungen führen. Sie hat damit wesentlich den Mythos der patientinnenorientierten gynäkologischen Motivation zerstört. Sie fragte Klinikärzte, wie sie mit kleinen, gutartigen, beschwerdelosen Myomen umgehen, die ohne chirurgischen Eingriff verschwinden können oder intakt bleiben ohne störende Symptome. Eine Antwort lautete:

»Uh, höchstwahrscheinlich würde ich operieren ... Ich werde der Frau anbieten – Sie würden der Frau wahrscheinlich anbieten ... Sie würden die Situation erklären. Ich glaube nicht, daß es richtig wäre, ihr zu sagen: Sie haben eine schreckliche Krankheit, oder Sie haben Krebs oder etwas Ähnliches, und ich muß Sie deshalb operieren.

Ich würde ihr erklären, daß sie ein Myom in Neun-bis-zehn-Wochen-Größe habe und daß sie keine Familie mehr haben kann – sie will keine Familie mehr –, daß die Myome in der nächsten Zukunft größer werden könnten, daß sie Symptome entwickeln könnte, sie könnten Probleme verursachen, könnten eine Operation, irgendwann einmal, nötig machen, und wenn sie jetzt die Operation vornehmen lassen würde, dann wäre es leichte chirurgische Arbeit, vaginal könnte es geschehen.

Als Folge würde sie natürlich auch keine Kinder mehr haben, aber sie würde auch keine Myome mehr haben, und es würde auch nicht mehr Anlaß für irgendeine Krankheit geben.

D. S.: So formuliert, würde jede ja sagen.

Gyn.: Richtig, aber heißt das unehrlich sein?

D. S.: Die Myome könnten aber auch von selbst verschwinden.

Gyn.: Aber man sagt ja nur, sie könnten dieses oder jenes tun, und im wesentlichen lassen sie die Patientin entscheiden. Normalerweise, wenn Patientinnen hören, daß sie Myome haben und da Blutungen sind, ist das genügend Krankheitssymptomatik.« (Lit. 64)

Ein anderer Gynäkologe formulierte:

»Nun, sie dehnen einen kleinen Anlaß einfach etwas aus, machen aber keinen großen Anlaß daraus. Zum Beispiel Frauen, die eine Sterilisation wollen und eine geringfügige Erschlaffung der Beckenmuskulatur haben. Das können sie zu einer vaginal durchgeführten Gebärmutterentfernung ausdehnen.«

Um für ihre eigene Ausbildung erforderliche Operationserfahrungen zu sammeln, entwickeln Gynäkologen Verkaufstechniken, die durchaus dem Verkaufsverhalten er-

folgreicher Handelsvertreter vergleichbar sind. Je mehr Ver-
kaufskontakte eingegangen werden, um so größer ist am
Ende des Tages die Wahrscheinlichkeit, auch etwas verkauft
zu haben. Diese Methode bewährt sich besonders in der Am-
bulanz mit einer hohen Zahl von Frauen:

*»Wie jeder gute Handelsvertreter weiß jeder Gynäkologe in
kürzester Zeit, ob er der Frau eine Gebärmutterentfernung
verkaufen kann. Ist ein Mißerfolg abzusehen, so wird die
Taktik geändert. Eine Frau, die zur Verhütungsberatung in
die Klinik kam, wird damit konfrontiert, daß etwas nicht in
Ordnung ist. Die Ärzte glauben, daß eine Frau eine Operation letztlich akzeptiert, wenn ihr Zeit zum Überlegen gegeben wird.«* (Lit. 64)

So wird auch in Anlehnung an das laienhafte Verständnis von
Tumoren – und deren Gleichsetzung mit Krebs – Angst erzeugt, die wiederum Bereitschaft zu operativen Eingriffen
schafft. Auch wenn die Ärzte nicht von bösartigen Tumoren
sprechen, so mobilisieren sie die Angst davor. In einer weiteren verkaufsstrategischen Phase werden dann Zweck und
Sinn der Gebärmutter vom Gynäkologen formuliert, die unverkennbar auch ein besonderes Frauenbild enthalten:

*»Er sagte einer Frau, daß der Uterus nur für Babys benötigt
werde und daß ihr Problem sich in fünf oder zehn Jahren in
Krebs verwandeln könnte. Und um sich dagegen zu schützen,
sollte sie die Gebärmutter jetzt rausnehmen lassen.«*
*»Dr. P. sagte der Frau, daß sie ihren Schoß nicht mehr brau-
che. Der sei als Wiege für das Baby gedacht, da sie keine Kinder haben wolle, brauche sie auch keine Wiege mehr.«*
(Lit. 64)

Das Arzt-Patient-Verhältnis ist in diesen Beispielen zum
Vorwand verkommen, frauenschädigende Interessen durchzusetzen. Der Anspruch, dies geschähe, um frauenheilkund-
lich kompetente Männer auszubilden, ist nur allzu vordergründig.

Obwohl diese Argumente aufschlußreich sind und auch
von Gynäkologen bestätigt werden, können sie das Phäno-

men der zunehmenden Gebärmutterentfernung nicht erschöpfend erklären. Bereits die Erfahrungen von Frau M. zeigen, daß keiner der genannten Gründe das Motiv ihres Arztes erhellen kann. Sein Handeln ist frei von den genannten äußeren Zwängen. Als niedergelassener Arzt, der selbst nicht operiert und auch über keine private Klinik verfügt, enthält seine Empfehlung keine finanziellen Eigeninteressen. Anders liegt es in diesem Fall:

> *Mein Frauenarzt fragte, ob es bei mir nicht hin und wieder im Bauch mal zwicke und unangenehm ziehen würde. Da müßte doch mal was gemacht werden. Auch sei die Gebärmutter leicht gesenkt. Erstens hat es bei mir nicht gezwickt, und zweitens weiß ich seit mehr als zehn Jahren, daß meine Gebärmutter leicht gesenkt ist, und drittens war mir bekannt, daß mein Frauenarzt Belegbetten in einer Klinik hat, die er füllen will. Wenn es bei mir im Rücken zieht, dann mache ich Gymnastik, um die Beckenmuskulatur zu stärken. Bis jetzt hat das immer geholfen.«*
>
> 40 Jahre alt, 2 Kinder

Da in unserem Gesundheitssystem nur wenige niedergelassene Ärzte auch in Kliniken tätig sind, haben Empfehlungen zur Gebärmutterentfernung für sie persönlich keine finanziellen Vorteile. Interessanterweise sind es aber gerade die niedergelassenen Gynäkologen, die Frauen in die Klinik überweisen. Die Interessen von klinisch arbeitenden Gynäkologen an Operationen sind demnach nur umsetzbar, wenn die niedergelassenen Gynäkologen großzügig Frauen aus ihrem »Krankengut« dorthin überweisen. Die Richtigstellung eindeutiger Fehldiagnosen wird dadurch ebenfalls unmöglich.

> *»Wie solche Gebärmutterentfernungen zustandekommen, ist wirklich manchmal abenteuerlich. Da wies ein niedergelassener Gynäkologe die Patientin zur Gebärmutterentfernung in unsere Klinik ein, und wir alle wußten, daß es einfach keinen gewichtigen Grund für die Operation gab. Aber wir haben es kopfschüttelnd dann doch gemacht. Wir wollten gegenüber dem Kollegen in der Praxis nicht unkollegial sein und wollten ihn durch unser Urteil vor der Patientin nicht bloßstellen.«*
>
> Bericht einer Fachärztin in einer Klinik

Wenn die niedergelassenen Ärzte keine materiellen Interessen mit der Überweisung verbinden, was sind dann aber ihre Motive? Offenbar muß es noch andere als die von den Gynäkologen selbstkritisch vorgebrachten Gründe geben.

Es wäre sicher falsch, das »wilde Schneiden« am weiblichen Genital nur als gynäkologisches Fehlverhalten und strafenswürdige Körperverletzung zu begreifen. Obwohl es beides ist, so ist es doch gleichzeitig viel mehr und geht über Einkommensinteressen und das Einüben von Operationstechniken weit hinaus: Ich stelle die Behauptung auf, daß es der Versuch von Männern ist, über die Beherrschung der Gebärmutter auch die Mütter selbst zu beherrschen. Das verbirgt sich hinter den ›wilden Schneidereien‹.

Wer die Gebärmutter beherrscht, der bestimmt auch die soziale Lage der Frau und auch das Bevölkerungswachstum einer Gesellschaft.

In der recht kurzen Geschichte der modernen Gynäkologie gab es zwei Hebel, um diese Herrschaft über die Mütter zu inthronisieren: die Kontrolle des Schwangerschaftsabbruchs und die Verfügung über das Verhütungswesen! Beides hat die Gynäkologie, von wenigen Ausnahmen abgesehen, gegen die Frauen gewandt. Damit wurde die Erfüllung sexueller Lust von Frauen an die Erfüllung der sozialen Pflicht zum Kindergebären geknüpft. Der Beitrag zum Bevölkerungswachstum war der Preis für die Erfüllung sexueller Bedürfnisse von Frauen.

Gebärmutter und Eierstöcke sind deshalb nicht nur körperliche Organe von Frauen, sie sind als solche gleichzeitig Elemente der Bevölkerungspolitik. Das Verhältnis gynäkologischer Männer zu Frauen ist deshalb notwendigerweise auch immer Ausdruck des Verhältnisses des entsprechenden Gynäkologen zur Bevölkerungspolitik. Ob er es will oder nicht, sein berufliches Handeln ist somit auch immer bevölkerungspolitisches Handeln. Was auch immer er tut, entweder entscheidet er sich für die Interessen der Frauen oder für die Bevölkerungspolitik.

Gynäkologie ist mit Bevölkerungspolitik unmittelbar verbunden. Der Gedanke an eine der Medizin und dem Hypokratischen Eid verpflichtete Gynäkologie ist ohne Zweifel eine gute Einführung für das Klientel, aber er ist auf weite

Strecken Ideologie, eine undurchschaute falsche Wirklichkeit.

Dem einzelnen Gynäkologen mögen diese Zusammenhänge nicht unmittelbar einsichtig sein, weil er die Konsequenzen seines Handelns nicht sehen will oder sehen kann. Was ihm persönlich als seine sehr private Einstellung zur Frau erscheint, ist aber trotzdem politisches Verhalten, denn die Tatsache seiner Verfügung über die Gebärmutter ist bereits ein Politikum.

Die Organe der weiblichen Gebärfähigkeit sind deshalb zu Recht als ein Schnittpunkt mächtiger gesellschaftlicher Interessen zu bezeichnen. Über dieses Organ wollen alle gesellschaftlich mächtigen Institutionen verfügen: der Staat, die Kirchen und das medizinische Establishment. Das gesellschaftliche Interesse an der Verfügung über die weiblichen Gebärorgane ist heute weitgehend in die sehr persönlich erscheinenden Vorstellungen eines jeden einzelnen Gynäkologen über das Wesen und die Rolle der Frau eingesickert. Die bevölkerungspolitische Aufgabe verbirgt sich hinter dem privaten gynäkologischen Klischee vom ›Wesen der Frau‹.

Hinter dem privaten Klischee und der Dienstbarkeit für die Bevölkerungspolitik steckt eine tiefe, verborgene Angst, daß Frauen ihre Gebärfähigkeit verweigern, daß sie in den Gebärstreik treten und die Anwendung der Gebärfähigkeit mit Forderungen nach kinder- und frauenfreundlicher Sozialpolitik verbinden könnten. Es sei nur daran erinnert, welche Ängste und Argumente in den siebziger Jahren in die Öffentlichkeit drangen, als einige Frauen vom Gebärstreik sprachen.

Aber es ist nicht nur die Angst vor der verweigerten Gebärfähigkeit und die Angst, daß alles dann zu Ende sei, sondern auch Angst vor der weiblichen Sexualität, die, der gynäkologisch männlichen Kontrolle entronnen, sich ungezügelt entwickelt. Daß die Gynäkologie in ihrem täglichen Handeln die Frauen auf ihre Gebärorgane zusammenschrumpfen läßt und sie anschließend aus der Organhaftigkeit wieder neu mit persönlichen Eigenschaften bedenkt, ist ein Zeichen von Angst. Die Frau wird klein gemacht, um die eigene Größe zu bestätigen.

Der deutsche Medizinwissenschaftler und Begründer der

Zellenlehre Virchow hat das Gynäkologensyndrom präzise gefaßt:

»*Das Weib ist eben Weib nur durch seine Generationsdrüse; alle Eigentümlichkeiten seines Körpers und Geistes oder seiner Ernährung und Nerventätigkeit: Die süße Zartheit und Rundung der Glieder bei der eigentümlichen Ausbildung des Bekkens, die Entwicklung der Brüste bei dem Stehenbleiben der Stimmorgane, jener schöne Schmuck des Kopfhaares, bei dem kaum merklichen weiblichen Flaum der übrigen Haare und dann wiederum diese Tiefe des Gefühls, diese Wahrheit der unmittelbaren Anschauung, diese Sanftheit, diese Sanftmuth, Hingebung und Treue – kurz, alles, was wir an dem wahren Weibe Weibliches bewundern und verehren, ist nur eine Dependence des Eierstocks.*

Man nehme den Eierstock hinweg, und das Mannweib in seiner häßlichen Halbheit mit den groben und harten Formen, den starken Knochen, dem Schnurrbart, der rauhen Stimme, der flachen Brust, dem mißgünstigen und selbstsüchtigen Gemüth und dem schiefen Urtheil steht vor uns.« (Lit. 74, S. 747)

Der Eierstock ist die Frau! Sie ist keiner gesellschaftlichen Beeinflussung zugänglich. Männer werden durch die Bedingungen ihrer Arbeit geformt und verformt, Frauen werden durch den Eierstock geformt und verformt. Der Mann wird durch die gesellschaftliche Kultur bestimmt, die Frau durch die »Eileiterkultur«. Virchow gesteht auch Frauen Charaktereigenschaften zu, aber er begreift sie nur als Wirkungsweise von Organen – den Eierstöcken.

Diese Vorstellung von der Frau hat dann auch die Therapien der Gynäkologen bestimmt. Galt eine Frau als gestört und krank, so mußten die Ursachen hierfür in kranken Eierstöcken gesucht werden. Deshalb wurden die Eierstöcke entfernt. Die chirurgischen Konsequenzen der Eierstockpsychologie erreichten in den USA in den Jahren 1880 bis 1900 ihren Höhepunkt. Aber auch noch 1946 wurden solche Operationen zur Beseitigung psychischer Störungen vorgenommen. Neben der Entfernung der Eierstöcke wegen organischer Krankheit, wie etwa Krebs, wurden die Operationen vorgenommen, um Epilepsie, Nymphomanie, besonders aber auch um psychische Probleme, wie Hysterie und »ovariellen Irrsinn«, zu heilen.

Aber auch Verdauungsstörungen, spinale Irritation und Kopfschmerz wurden in beachtlichem Umfang auf fehlerhaft funktionierende Eierstöcke zurückgeführt. Viele Anhänger dieser medizinischen Lehrmeinung wird es heute wohl nicht mehr geben. Aber es hat so den Anschein, als wolle der gynäkologische Versuch, die Psychologie der Frau auf einen Nenner zu bringen, sich neuerdings auf die Gebärmutter stürzen. Sehen wir den Untergang der Eierstockpsychologie und das Heraufdämmern einer Gebärmutterpsychologie?

Das Berufsethos der Gynäkologie, die Frau aus ihren Sexualorganen zu begreifen und zu heilen, war aber nie ganz frei von seelsorgerischen Impulsen. Als Statthalterin im ehemaligen Terrain katholischer Morallehre hat sie nicht nur erfolgreich Terrain übernommen, das die Kirche nicht mehr halten konnte, sie hat die kontrollierende auch mit der seelsorgerischen Pose verbunden. Dieser Kitt zur Beschwichtigung eigener Ängste und zur Anknüpfung an aktuelle Gebote der Bevölkerungspolitik hat die Gynäkologie erfolgreich gemacht:

»So wie das ganze Dasein des deutschen Menschen von heute nur Sinn, nur Wert, nur Zukunft und Ewigkeit in der Gemeinschaft des deutschen Volkes hat, so ist der Arzt hier zu gewissen Funktionen zurückgekehrt, die Heiligkeit des Blutes und die Reinheit des Erbes sowie die Gesundheit des Volksganzen zu wahren.« München 1940 (Lit. 61, S. 18)

Die gängige Bezeichnung vom Halbgott in Weiß, die nicht nur den heimlichen oder auch offenen Phantasien der Gynäkologen entspricht, sondern auch den grenzenlosen Erwartungen vieler Frauen an ihn, deutet darauf hin, daß in der Gynäkologie sich auch ein Moment des Größenwahnsinns ausbreitet, das auch den Allmächtigkeitsphantasien der Konsumentinnen entsprechen muß. Der Gynäkologe fühlt sich für alles zuständig, weil auch alles von ihm erwartet wird. Wenn er diese Züge aufgibt, wird er wahrscheinlich berufsuntauglich.

Seine Allmachtsphantasien, der Rausch des »wilden

Schneidens« und der Glaube daran, früher wie heute, die Frau mit dem Skalpell »aus einem Punkte« kurieren zu können, setzt voraus, daß die Frau auch in ihrer persönlichen und sozialen Entwicklung weiterhin als organabhängig begriffen wird.

Das Schneiden an den Eierstöcken, der Gebärmutter oder der Klitoris, je nachdem, was die universitäre Lehrmeinung der Mediziner gerade vertritt und als heilsam preist, sind letztlich immer nur anders begründete Versuche, klein zu halten, was des Gynäkologen Größe erst möglich macht. Daß die Zahl der Gebärmutterentfernungen steigt, ist vielleicht die Antwort der Gynäkologen darauf, daß Frauen sich wehren und Gynäkologen sich nur noch damit zu helfen wissen, daß sie zum Skalpell greifen. Dann wird es auch einsichtig, daß Gynäkologen Routine für diese Operation entwickeln müssen. Sie schneiden Frauen, um sich selbst zu helfen.

»Die ist wohl ein bißchen hysterisch!«
Gefühlsäußerungen von Frauen, die Unmut vage ausdrücken und keine Ursachen benennen, aber auf der Darstellung ihrer Gefühle beharren, werden von Männern als bedrohlich abgewehrt und als hysterisch bezeichnet. Den Hysterievorwurf auszusprechen, schließt auch immer die Weigerung mit ein, über die verunsichernden Gefühlsäußerungen zu sprechen. Männer fühlen sich in den meisten Fällen auch deshalb durch diese Gefühlsäußerungen bedroht, weil für sie keine erkennbaren Ursachen vorliegen, die zum Ausgangspunkt für die Lösung eines mutmaßlichen Problems genommen werden könnten.

Die Angst vor der unpäßlichen, emotionalisierten und sich selbst nicht verstehenden Frau macht auch vor den Gynäkologen nicht halt. Trotz der optisch distanzierenden Barriere des weißen Kittels und der beruflichen Bereitschaft, sich um die Leiden der Frauen zu kümmern, sucht der Gynäkologe dort auch beherrschbare und für ihn verstehbare Situationen. Er will sich deshalb Organen zuwenden, sie untersuchen, Störungen entdecken und sie heilen. Mit diesem Krankheitsverständnis kann er sich die Frau vom Leibe halten. Gelingt ihm das nicht, so wird er unwirsch, abweisend, die Frau wirkt auf ihn überspannt, emotionalisiert und ein bißchen hysterisch. Seine Angst, sei sie bewußt oder nicht, wird noch dadurch verschärft, daß durch gefühlsmäßige Äußerungen von Frauen die ohnehin latente sexuelle Spannung der Gynäkologenpraxis offen zutage tritt. Daß die Gynäkologen sich auf die Organe konzentrieren und sich so verhalten, als hätte die Frau keine konkrete Sexualität, ist ein Ausdruck ihrer eigenen Sexualangst. Sowohl in der Eierstockpsychologie des 19. Jahrhunderts als auch der Uteruspsychologie des 20. Jahrhunderts ist diese Angst als mächtige Motivation enthalten.

In ihrer recht jungen Geschichte ist es der Gynäkologie gelungen, den Frauen nicht nur buchstäblich eine Reihe erfundener Krankheiten anzuhängen, sondern Frauen so zu erziehen, daß sie an die Gynäkologen eine kaum zu bändigende Erwartungshaltung auf Hilfe und Verständnis entfaltet haben. Die Gynäkologie ist nicht in der Lage, mit psychischen Störungen umzugehen, denen Frauen einen körperlichen Ausdruck verleihen. Sie unterscheidet sich hier keineswegs von den anderen Abteilungen der herrschenden Organmedizin. So haben Frauen diffuse Schmerzen im Unterleib, andere Unregelmäßigkeiten und Leidenszustände, denen die Gynäkologie mit dem gängigen Arsenal von Salben, Medikamenten, Bestrahlungen und vor allem dem Skalpell nicht erfolgreich abhelfen kann. Aber die Schmerzen der Frauen sind real, auch wenn der Gynäkologe kein krankes oder kein befallenes Organ finden kann. Er soll dort noch heilen, wo seine Fähigkeiten als Gynäkologe bereits erschöpft sind. Er soll bei Problemen Abhilfe schaffen, denen Frauen ein unscharfes körperliches Leidenssymptom beiordnen, wo der Konfliktherd jedoch in der Partnerschaft, den Arbeitsverhältnissen, der Kindererziehung oder der Sexualität liegt. Störungen und Schmerzen an einem Organ, das gesund ist, deuten darauf hin, daß Frauen sich nicht am Ort des Ärgernisses oder des Konfliktes wehren, sondern daß sie auf Umwegen von einem Gynäkologen Heilung auf dem Gynäkologenstuhl erwarten, der eine weitere Niederlage signalisiert. Der gynäkologische Festredner im Herrenclub (s. S. 63), der sich zu guter Letzt als ›Damenschneider‹ zu erkennen gibt, hat die Aufgabe der Gynäkologen damit beschrieben, daß sie dort helfen, wo das männliche Geschlecht in seiner Gesamtheit mit Trivialitäten nicht belastet werden sollte. Die aktuelle, zuvorkommende

Geduld hat jedoch eine aggressive und repressive Vergangenheit. Seit ihrem Bestehen ist es der Gynäkologie zugefallen, vor allem in Phasen aktiven Widerstandes der Frauenbewegung, psychische und soziale wie politische Konflikte von Frauen und ihren Organisationen aus deren Entstehungszusammenhängen herauszulösen und in gestörte Weiblichkeit umzudeuten. Die Psychiatrisierung der Frau ist deshalb eine äußerst konsequente Fortsetzung gynäkologisch-ärztlicher Bemühungen mit anderen Mitteln – denen der Psychiatrie nämlich. (Lit. 2, S. 49)

Dieser offensiv gehandhabte Mechanismus ist fest in unserer Gesellschaft verankert. In der Zwischenzeit haben ihn sich aber auch Frauen zu eigen gemacht und zur eigenen Entlastung von äußeren Konflikten in einen Mechanismus zur Flucht in die Krankheit ohne Organsymptom umgemünzt. Den offensiven Mechanismus der Gynäkologie verinnerlichten die Frauen zu einer Methode der Selbstbezichtigung und Selbstschädigung.

So treibt er sein Unwesen, wenn den Mädchen mit Einsetzen der Menstruation auf Grund schulamtlicher Weisung und mütterlicher Empfehlung Befreiung vom Sportunterricht erteilt und die körperlich sexuale Reifung vorab mit Krankheit assoziiert wird. Die Sexualorgane der Frau sind deshalb mit der Entwicklung der modernen Gynäkologie in einem wechselseitigen Prozeß von Krankheitszuweisungen durch die Gynäkologen und einer der Krankheit sich selbst bezichtigenden Weiblichkeit zu sensiblen Anzeigern der Diskriminierung von Frauen geworden. Die Symptome, die Frauen entwickeln, und die Vorwände, die dem Gynäkologen zur Heilung und Begutachtung vorgeführt werden, sind deshalb vielfältig:

» Während der Menstruation führen Gynäkologen keine Tastuntersuchung – von Ausnahmen abgesehen – durch. Termine werden deshalb immer so vereinbart werden, daß sie nicht in die Zeit der Menstruation fallen. Es ist aber bekannt, daß viele Frauen, deren Menstruationszyklus regelmäßig ist, immer dann eine Unregelmäßigkeit haben, wenn sie einen Gynäkologentermin wahrnehmen wollen. Die Unregelmäßigkeit verhindert dann den Gynäkologenbesuch und erfordert eine Verschiebung. In der Unregelmäßigkeit kommt entweder eine

Abneigung gegen den Arzt zum Ausdruck oder die Weigerung, das Genital ihm zugängig zu machen.«

»Ärzte berichten, daß bei Frauen während des 2. Weltkrieges unter den extremen Belastungen von Bombardements der Städte, der Vertreibung, mangelhafter Ernährung, Angst um das Schicksal von Angehörigen oder des Widerstandes im Untergrund sowie in Gefangenschaft die Menstruation aussetzte. Solchen Erfahrungen waren von allem auch Frauen in Konzentrationslagern ausgesetzt. Die Rückkehr der Menstruation war in Fällen extremer Belastung und psychischen Schocks auch Jahre nach der Befreiung aus dem KZ nicht möglich.« (Lit. 30, S. 366)

»Eine Frau berichtete, daß die Flüssigkeitsabsonderung ihrer Scheide sich in dem Maße verminderte und sexuellen Kontakt unmöglich machte, wie ein schwebender Konflikt mit ihrem Partner von beiden nicht offen angesprochen wurde und keine Versuche stattfanden, der zunehmenden Entfremdung auch im alltäglichen Umgang Konsequenzen folgen zu lassen. Nach mehrmonatiger erfolgloser Behandlung mit östrogenhaltiger Salbe, kam es in der Beziehung zum offenen Konflikt und zur Trennung. Das Symptom ist seit dieser Trennung verschwunden.«

»Eine Untersuchung hat gezeigt, daß junge Mädchen mit schmerzhafter Menstruation unter Ablösungsproblemen von der Mutter litten oder von beiden Eltern. In Gesprächen hat sich gezeigt, daß sie Angst hatten vor Sexualität, Schwangerschaft und Geburt, die ihnen allerdings erst schrittweise bewußt wurde. Die Schmerzen während der Menstruation waren ein Versuch, die körperliche Darstellung ihrer Sexualität und Gebärfähigkeit wegzudrängen und in die alte Rolle des Mädchens im elterlichen Haus zurückzukehren.« (Lit. 30, S. 368)

»Eine junge Frau hatte extreme Verkrampfungen der Scheide, wenn ihr Partner das Bedürfnis nach Sexualität signalisierte. Obwohl auch sie Sexualität wollte, war ihre Scheide durch Krämpfe verschlossen. Der Arzt behandelte sie mit Hormonen und mit Bestrahlung. Nachdem seine Möglichkeiten erschöpft waren, empfahl er der jungen Frau, um ihre Schwierigkeiten zu überwinden, vor dem Geschlechtsverkehr einen Schnaps zu trinken.«

Bereits diese Beispiele zeigen, daß die weiblichen Sexualorgane in sehr unterschiedlicher Form auf äußere Probleme reagieren. Ob der Beginn der Regel verweigert, die sexuelle Beziehung zum Partner durch Scheidenkrämpfe blockiert oder die Eltern durch Regelschmerzen zur Umsorgung aufgefordert werden, immer ist in den Organkrankheiten auch ein Stück Kritik und Widerstand in feiner Form enthalten. Aber diese wenigen Beispiele zeigen auch, daß eine bewußte und kämpferische Auseinandersetzung entweder nicht gesucht oder sogar vermieden wird. Statt dessen werden den Gynäkologen körperliche Ausdrucksformen psychischer und sozialer Probleme zur Bearbeitung und Heilung angeboten. Das Angebot körperlicher Störungen legt den Gynäkologen auf das fest, was er von seiner Ausbildung her ist: nämlich Organmediziner, der sich um kranke Organe kümmert, ohne in nennenswertem Umfang etwas über die Entstehung sowie die lebensgeschichtliche oder soziale Bedingtheit der Organstörung zu wissen.

Damit bleibt der Gynäkologe letztlich in dem Bereich, der gesellschaftlich auch für ihn vorgesehen ist und in dem er sich einigermaßen sicher fühlt. Er läßt durch sein ärztliches Verhalten gegenüber Frauen nur deren Wunsch nach organischer Gesundheit und ungestörter Gebärfunktion zu. Alle anderen Bedürfnisse und Interessen, die in den organischen Krankheiten enthalten sind und die Frauen in verschleierter Form dem Gynäkologen andeuten, werden, wenn sie ihm extrem auffällig erscheinen, an den Kollegen der Psychiatrie oder der Neurologie verwiesen oder gelten einfach als ein bißchen hysterisch.

Die katholische Kirche hat zur Zeit ihrer Blüte auf diese Symptome scharf reagiert, weil sie den darin enthaltenen Widerstand richtig erkannte. Sie sah zu Recht in den Symptomen auch die Kritik an der herrschenden Morallehre, die Frauen auf entsexualisierte Empfängnis, Mütterlichkeit und stetes Gebären verpflichtete. Die katholische Kirche hat die Frauen in gute und böse aufgeteilt. Wie ernst sie die bösen nahm, läßt sich an der Gewalttätigkeit ihrer Unterdrückung ermessen. Den verdeckten Bruch mit der Moral hat sie mit Scheiterhaufen und Fegefeuer zu »heilen« versucht. Die Gynäkologie hingegen schneidet weg, was nutzlos ist oder was in der zweckentfremdeten Verwendung – das ist im wesentlichen der Schwangerschaftsabbruch, aber auch für viele Ärzte die Empfängnisverhütung – Anzeichen von Unbotmäßigkeit zeigt.

Eine Operation wie jede andere?

»Die Gebärmutter ist nicht vergleichbar mit irgendeinem anderen Organ. Für das Selbstverständnis der meisten Frauen ist sie deshalb etwas Wesentliches. Ihre Entfernung trifft deshalb auch das Selbstverständnis der Frauen. Wundnähte heilen schneller als das beschädigte Selbstbewußtsein. Aus diesem Grunde gibt es für mich nur drei präzise Anlässe für deren Entfernung: Krebs, störende Myome und nicht stillbare schwere Blutungen.«   Schweizer Gynäkologin

Nach der veröffentlichten Meinung männlicher Gynäkologen muß die Entfernung der Gebärmutter aber auch aus medizinisch vorbeugenden Gründen vorgenommen werden. Dazu zählt die Vorbeugung gegen Krebs, gegen die Wechseljahre und gegen mangelhaftes Verhütungsverhalten. Weitere Anlässe sind die Ablehnung der Pille, die Erfüllung des Familienplans sowie nicht begründete Krebs- und Schwangerschaftsängste. Hinter den medizinisch vorbeugenden Operationsgründen verbirgt sich das, was als eine »Psychologie des Uterus« bezeichnet werden könnte. Sie bestimmt letztlich das chirurgische Handeln und ist auch immun gegen Einwände von Frauen.

Das Beispiel von Frau M. zeigt, daß sie keine Kinder mehr wollte und die Sterilisation wünschte, um sich Schwangerschaftsabbrüche zu ersparen. Der Arzt sah nur die erfüllte Familienplanung und ein überflüssig gewordenes Organ, außerdem die Möglichkeit, ›ganze Arbeit‹ zu leisten. Die Überlegungen von Frau M. erreichten ihn nicht mehr. Allein mit der Drohung einer als selbstverständlich ausgegebenen zweiten Operation setzte er seine Entscheidung durch. In gewissem Sinne hat zwischen beiden ein Gespräch stattgefunden, aber es war dadurch charakterisiert, daß der Arzt nicht zuhörte.

Sollte es sich hier wirklich um einen verallgemeinerungsfähigen Vorfall handeln, wofür eine ganze Menge spricht, dann enthält der Gedanke einer vorbeugenden Gynäkologie mit regelmäßigen Vorsorgeuntersuchungen eine sadistisch-quälende Komponente. Es würde dann nämlich vom Gynäkologen unterschieden zwischen weiblichen Sexualorganen, die »noch benötigt« oder »bereits überflüssig« sind. Eine solche Perspektive innerhalb der Gynäkologie hat ohne Zweifel etwas Bedrohliches. Sie steht auch der gesundheitspolitischen Absicht entgegen, die bereits bestehende Abneigung gegen Vorsorgeuntersuchungen abzubauen. Aber diese sadistisch-verstümmelnde Komponente ist real und wird sogar spielerisch in medizinischen Lehrbüchern vorgestellt.

»Die Brustdrüse gehört anatomisch nicht zu den Geschlechtsorganen. Sie entwickelt sich lediglich in der Pubertät bei Mädchen und Knaben verschieden und wird so zu einem sekundären Geschlechtsmerkmal.«

Da Frauen nicht mehr stillen, ist die Brustdrüse »damit überflüssig geworden, und wir können sie zur Vorbeugung gegen Brustkrebs schon vorsorglich beim Mädchen entfernen. In der Bundesrepublik Deutschland könnte man auf diese Weise etwa 10 000 Brustkrebstodesfälle pro Jahr verhindern (müßte allerdings die Sterblichkeit der ›Vorsorgeoperation‹ dagegen aufrechnen). Die Natur schützt sich gegen solche Manipulationen mit psychologischen Waffen: Sie gibt dem überflüssigen Organ eine neue Aufgabe. Es wurde zum Sexsymbol, und seitdem können die Frauen gar nicht genug von diesem ›überflüssigen‹ Organ bekommen.« (Lit. 45)

Trotz der ironisch sich distanzierenden Kommentierung von der eigenen sadistischen Phantasie wird sie jedoch schon für so relevant gehalten, daß ihre Veröffentlichung in einem Lehrbuch gewagt wird. Dem Gedanken an eine totalitär vorbeugende Gesundheitspolitik wurde im Denken des Verfassers offenbar schon so viele Chancen der Realisierung zugesprochen, daß die Phantasie zwar noch als verfrüht, aber bereits als der richtige Weg erscheint. Es sind dies die Phantasien einer unbeschränkten Verfügung über Menschen, die in der Zeit des deutschen Faschismus eine unmenschliche Medizin erst möglich gemacht haben.

Die sadistischen Phantasien fehlen nicht einmal beim »Heilen« schwerkranker Frauen:

»Die Aggressivität von Gynäkologen gegen Frauen habe ich zum ersten Mal erlebt, als ich in der Anästhesie arbeitete. Am Vorabend der Operation habe ich mit der Patientin über die notwendige Prämedikation gesprochen. Die Patientin hatte eine bösartige Geschwulst in der Brust, und es stand ihr eine schwere Operation bevor. Die Frau machte sich auch Gedanken, wie es nach der Operation weitergehen würde. Die Patientin hat in jeder Hinsicht gelitten und war auch psychisch in einem labilen Zustand.

Nach einem langen Gespräch am Vorabend der Operation kannte ich so ein bißchen die Frau. Und am nächsten Morgen, nachdem ich die Vollnarkose im Operationssaal gemacht hatte, näherte sich der Operateur der Frau mit den Worten: Schnipp und Schnapp die Brust ist ab! Da habe ich zum ersten Mal begriffen, daß bei Gynäkologen noch etwas anderes dahintersteckt, als Arzt zu sein, der hilft.« Fachärztin

Da Gynäkologen nicht auf die sexuellen Bedürfnisse der Frauen, wohl aber auf deren sexuelles Funktionieren für Männer sorgsam achten, werden die sadistischen Phantasien der »medizinisch vorbeugenden Körperverstümmelung« nur dann zum Zuge kommen, wenn sie in das gynäkologische Bild von der männlichen Sexualität passen:

Frau L.: »Ich ging zum Gynäkologen wegen leichter Rückenschmerzen. Er sagte mir, daß ich eine leichte Gebärmuttersenkung habe. Und meinte: ›Lassen Sie sich doch das Ding entfernen. Dann haben Sie Ihre Tage nicht mehr, Sie sind die ganzen Belastungen los, und auch das Rein und Raus in die Scheide ist einfacher, und alles flutscht besser.‹«

Das umstandslose sexuelle Funktionieren von Frauen geht in die Überlegungen von Gynäkologen ein. Da Gebärmutterentfernungen fast immer mit einer »Korrektur« des Scheidenkanals verbunden sind, legen Ärzte die Scheidenöffnung höher, wodurch das Eindringen des Penis in die Scheide nach den Vorstellungen des Gynäkologen »offenbar einfacher« erfolgen kann.

Gerade auch bei der Entfernung der Gebärmutter (Lit. 28, S. 67) tauchen die Rücksichten gegenüber Männern immer wieder auf.

»Das Fehlen des Uterus nehmen die Männer im allgemeinen hin. Daß keine Schwangerschaft mehr eintreten kann, wird eher begrüßt. Die Frau verschließt sich auch dem Mann nicht mehr zu bestimmten Zeiten, etwa in Pillenpausen oder während der Menstruation. Intimkontakt ist ständig möglich. Außerdem verbessern sich nach plastischen Operationen die räumlichen Verhältnisse in der Scheide.«

»Nach dieser Operation sind die Frauen wieder wie neu.«

Chefarzt

Die Vorstellung, als Gynäkologe räumliche Umstrukturierungen in der Vagina vornehmen zu können, enthält die Phantasie, die bedrohend empfundene Körperlichkeit der Frau von ihrer Natürlichkeit zu befreien und nach eigenen Vorstellungen neu aufzubauen. Dieser gynäkologische Traum ist alt. Ein amerikanischer Historiker hat den »Vater der amerikanischen Gynäkologie«, J. Mario Sims, als »Architekten der Vagina« bezeichnet. Er hat dessen besessenen Entwicklungen gynäkologischer Instrumente sehr genau als Versuch der Umgestaltung der Vagina nach eigenen Entwürfen gedeutet. Einem seiner Instrumente hatte Sims den Namen »Uterus Guillotine« gegeben.

Auch in der programmierten Geburt und dem Einführen von Sonden in die Gebärmutter der Schwangeren kommt dieser Versuch zum Ausdruck, ein Stück weiblicher Natur durch männlich kontrollierte Apparatur zu ersetzen und damit Frauen von gynäkologischen Männern abhängig zu machen.

Das starke Interesse an der chirurgischen Umgestaltung der weiblichen Sexualorgane geht mit der Vernachlässigung der psychischen, sexuellen und körperlichen Beeinträchtigungen durch die Uterusentfernung einher. Die Vor- und Nachteile der Operation werden dementsprechend auch an den sexuellen Erwartungen der Männer gemessen, denen die Gynäkologie ein Interesse an möglichst »unauffälliger, pflege- und wartungsfreier weiblicher Sexualität« unterstellt. Die Meinungen der Gynäkologen mögen zwar nur deren eigene Ansicht über die sexuelle Verfügbarkeit von Ehefrauen und Freundinnen wiedergeben, sie werden aber so ernst genommen, daß sie in die Sprechstunde und Beratung der

Frauen zum wohlgemeinten Schutz aller Männer mit eingehen. Andererseits sind Rechtfertigungen gegenüber Frauen deshalb nicht erforderlich, weil die Operation bereits als Ziel die Behebung eines körperlichen und seelischen Defekts hat. Bis zu einem gewissen Grade werden Beeinträchtigungen des allgemeinen Befindens dann in Kauf genommen, oder sie werden durch zusätzliche medikamentöse Maßnahmen behandelt. Solange die Nebenfolgen als medizinisch beherrschbar gelten, sind sie kein Anlaß, die Uterusentfernung in Frage zu stellen. Solche Folgerungen sind aus gynäkologischer Sicht absolut konsequent, solange sie davon ausgehen, daß gerade auch die psychischen Störungen von Frauen durch Organkorrektur oder Entfernung erfolgreich behandelt werden können. (Lit. 67, S. 24 ff.) Zweifelhaft ist es deshalb auch, ob die »hygienischen Vorteile« der ausbleibenden Monatsregel unbesehen als Wahrung der Interessen von Frauen anzusehen sind. Neben der Bedeutung, die das für die einzelne Frau haben kann, ist die gynäkologische Einstellung wohl mehr auf die eigene Abwehr einer eigentümlichen Angst vor der Menstruation als auf Fürsorglichkeit gegenüber Frauen zurückzuführen.

Menstruation wird in der Gynäkologie als ein naturhafter Vorgang angesehen, der er auch ist, aber darüber hinaus nicht als Teil des Sexualverhaltens und der Identität von Frauen. Dieser Bezug wird nicht hergestellt, sondern geht hinter dem Hygieneargument unter.

Frau L.: »Nach der Bemerkung meines Arztes über das flotte Rein- und Rausflutschen hab' ich eigentlich erst begonnen, mir Gedanken zu machen, ob die Operation auch meine Sexualität beeinflussen könnte – und zwar zum Nachteil! Was mir in dem Kurzgespräch mit dem Arzt völlig draußengeblieben war, das sind für mich doch recht entscheidende Dinge. Ich habe meine Regel nie als etwas Ekliges erfahren, das gehört zu mir. Und was mir dann auch noch einfiel, das war einfach, daß ich sehr gern Sex während meiner Tage mache und das ausgesprochen lustvoll und schön empfinde. Auch mein Orgasmus ist vor und während der Tage viel intensiver und leidenschaftlicher!«

Solange der Eisprung noch nicht entdeckt war, wurde allgemein angenommen, daß die fruchtbarsten Tage der Frau in die Zeit der Regel fallen, die dadurch auch ganz entscheidend die Sexualpotenz darstelle. Die Regel hat auch deshalb immer Ängste bei Männern und Fremdheitsgefühle ausgelöst, vor allem aber die Vorstellung einer erhöhten weiblichen Sexualpotenz, die weit über das »Übliche« hinausgeht. So schreibt der amerikanische Arzt Archibald Church:

»Gewisse Frauen sind besonders während der Menstruation so von Sexualtrieb und -erregung überwältigt, daß sie praktisch jede Selbstkontrolle und Bescheidenheit verlieren.« (Lit. 10, S. 125)

Die Vorstellung von den hygienischen Vorteilen der Operation für die Frau zielt nicht unmittelbar auf die Beschränkung ihrer sexuellen Lust. Aber sie ist ein weiterer Ausdruck dafür, die Natur der Frau, wie immer sie sich zeigt, durch Chirurgie und Organveränderungen unter Kontrolle zu bringen und damit all die Symptome zu beseitigen, die für Männer eine verunsichernde Bedeutung und Symbolik haben. In dieser Vorstellung einer »wartungsfreien« Sexualität ist der Versuch angelegt, alles zu beseitigen, was auf eigene Sexualbedürfnisse von Frauen hindeutet.

Um sich nicht dem Verdacht der sadistischen Verstümmelung auszusetzen, gehen Gynäkologen heute eine argumentative Koalition mit feministischen Positionen ein und behaupten, daß die Frau einen klitoralen Orgasmus habe. Der alte Freud habe geirrt, die Scheide sei zu einem Orgasmus nicht fähig. Damit entfällt auch der Verdacht, daß sich hinter der Uterusentfernung und Scheidenänderung ein Kastrationswunsch verberge. Die Übernahme eines feministischen Arguments durch Gynäkologen, die die Subjektivität von Frauen auf das Funktionieren ihrer Sexualorgane begrenzen, ist zweifellos ein sexualpolitisches Ereignis.

Auf jeden Fall verändert sich die Sexualität der Frau durch Entfernung der Gebärmutter, deren Durchblutung und Bewegungen während aller Phasen des Sexualverkehrs eine wichtige Rolle spielen. (Lit. 64, S. 148) Da dem Gefühl der sexuellen Erregung auch eine zunehmende Durchblutung aller Teile der weiblichen Sexualorgane entspricht, kann nach der Entfernung der Gebärmutter diese Durchblutung wegen des fehlenden Organs nicht stattfinden. Es muß deshalb angenommen werden, daß die Operation allein durch physiologische Änderungen auch die sexuelle Erlebnisfähigkeit verändert. (Lit. 72, S. 289)

Ein Damenschneider

Ein exklusiver Herrenclub hatte zum Ball geladen. Maßgeschneiderte Anzüge und elegante Garderobe fast überall. Die Frauen wirkten selbstbewußt. Viele waren Akademikerinnen: Lehrerinnen, Pharmazeutinnen, Rechtsanwältinnen. Andere waren Hausfrauen mit viel Zeit für schöne Literatur, das Theater und die Galerien. Die Männer waren alle erfolgreich. Sie waren reich und einflußreich. Kleine Unterschiede regelten das Verhältnis der Männer untereinander. Frauen im Club waren etwas Außergewöhnliches. Aber der festliche Anlaß rechtfertigte die Ausnahme. Sie waren Gäste ihrer Männer und Begleiter. Besondere Artigkeiten und Referenzen wurden ihnen an diesem Abend zuteil. Lob wurde ihnen gespendet. Eine Damenrede wurde gehalten von einem auserwählten Clubmitglied! Die Artigkeiten der Rede bezogen sich auf den Liebreiz der Damen, den Genuß, den sie zu spenden vermögen. Die Rede war von Sexualität, obwohl das Wort nicht fiel. Aber alle wußten es, auch die Damen. Und dann der Wermutstropfen. Jeder habe Probleme. Auch die Frauen. Aber warum die eigenen Männer und Begleiter damit belästigen. Dafür gäbe es doch Frisör und Frauenarzt. Lächeln überall. Auch bei den Frauen. (Von einigen Frauen wurde berichtet, daß sie begannen, den Atem anzuhalten.) Die Rede wurde als schön empfunden, selbst vom Redner. Es interessierte ihn selbst, warum die Männer ihn zum Redner bestellt hatten. Er sinnierte öffentlich: Vielleicht war es seine Fähigkeit, die Frauen schön zu machen oder ihren Liebreiz für die Männer herzurichten. Ihnen Gewänder zu schneidern, in die sie paßten und die den Männern gefielen, ihren Körper so zu behandeln, daß er schön, ansprechend und zugänglich war. Damit auch das den Männern gefiele. Frisör konnte er nicht sein. Vielleicht ein angesehener Schneider. Einer der Haute Couture, der die Frauen raffiniert zurichtet, ihre Formen betont, ihre Eigenliebe durch schöne Schnitte steigert, einer, dem das kunstvolle Schneiden ein Genuß war. Die Männer bewunderten ihn, ohne viel Reden genoß er Respekt bei den Frauen. Sein Verhältnis zu den Frauen war einzigartig. Endlich gab er sich zu erkennen. Er sei ein Damenschneider, ein Frauenarzt! Alle klatschten begeistert!

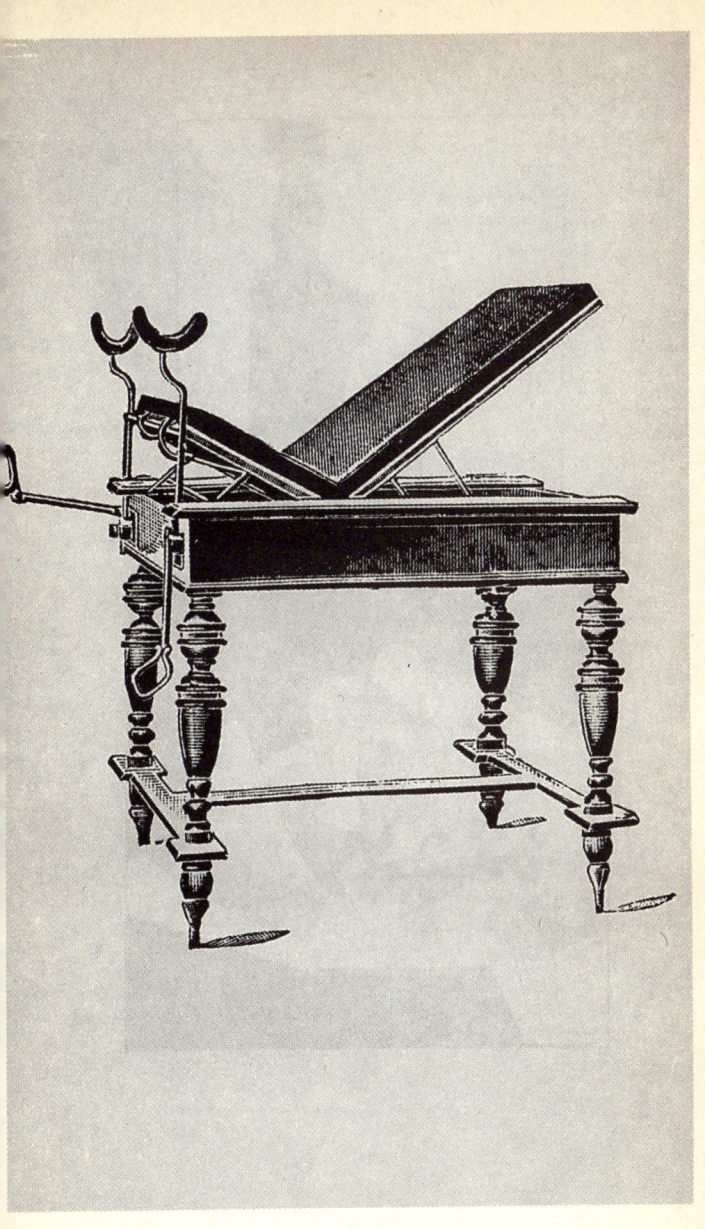

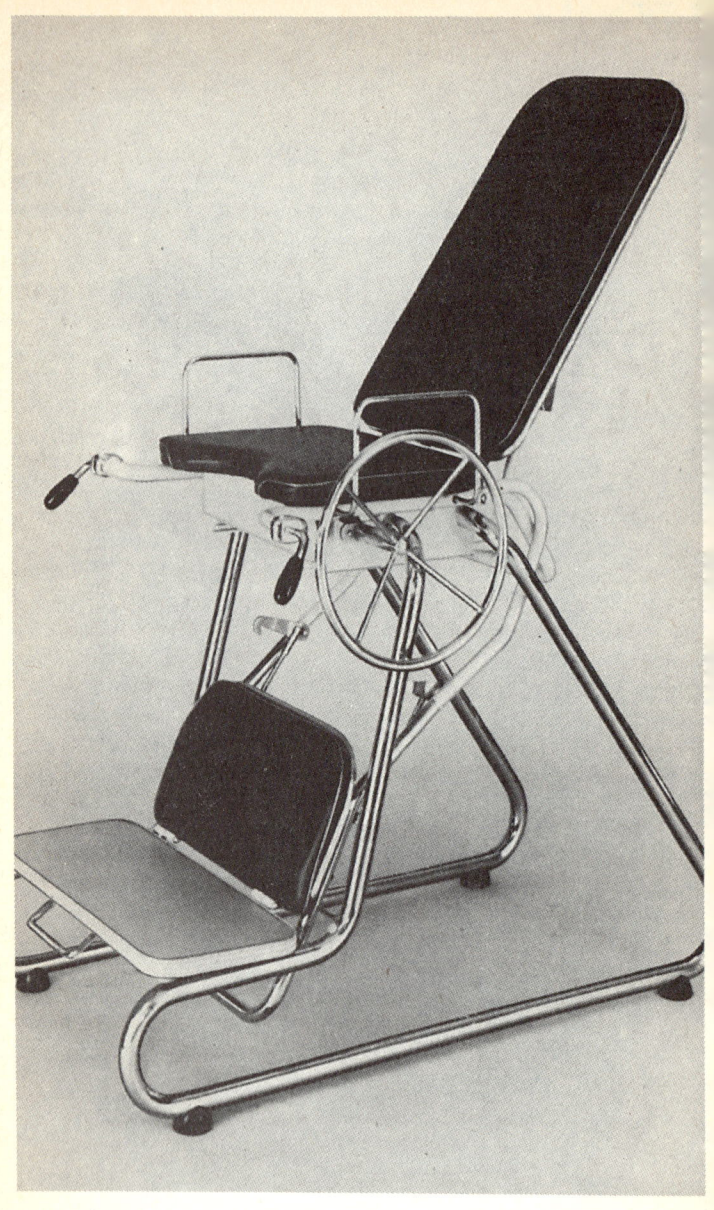

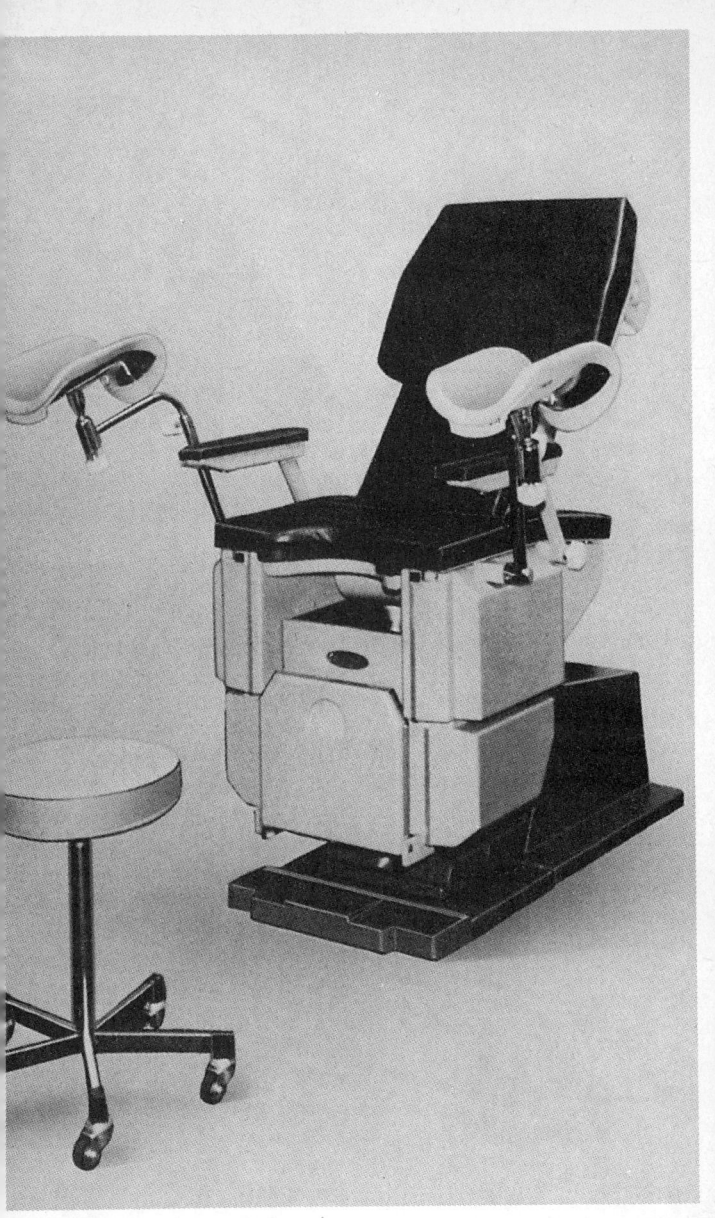

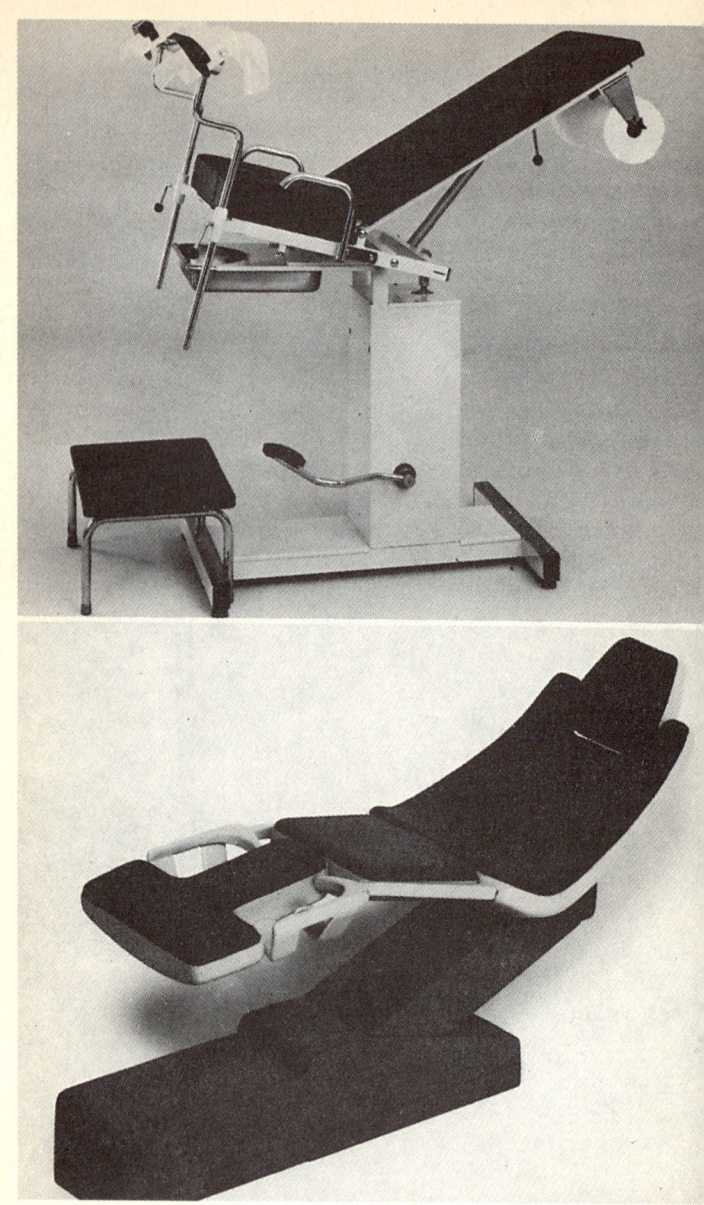

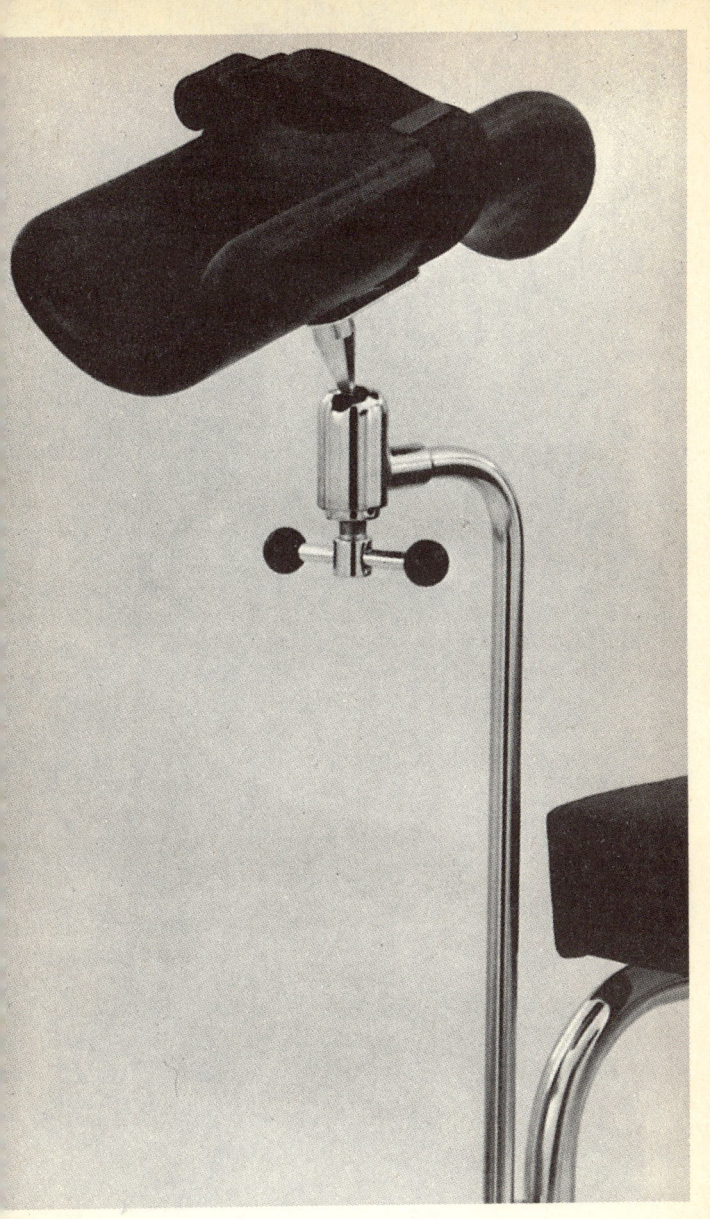

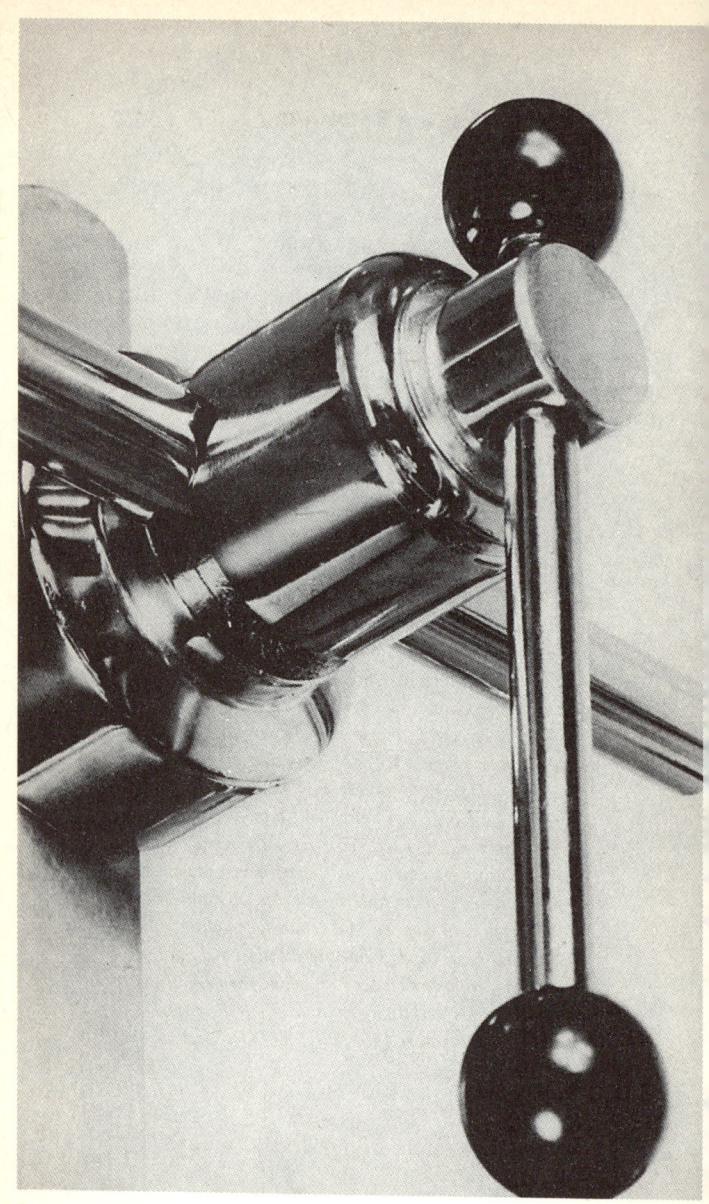

Sterilisation als Belohnung

Mit 18 enthüllte ihr ein Arzt, daß sie eine Isotopenbestrahlung benötige. Sie konnte darüber mit ihren Eltern nicht sprechen, weil sie damit hätte eingestehen müssen, daß sie bereits beim Gynäkologen war, und dort hatte sie nichts zu suchen, weil ihr eine Sexualbeziehung verboten war. Sie hätte ihren Eltern eingestehen müssen, daß sie bereits mit 18 eine Sexualbeziehung hatte. Das war damals unmöglich. Als E. mit 30 wußte, daß es für sie mit dem Kindergebären Schwierigkeiten geben könnte, wollte sie mit ihrem Arzt klären, welche Schritte zu unternehmen seien, daß ihre Gebärfähigkeit hergestellt werden könne. Die Erklärung des Arztes war: »Heiraten Sie erst einmal. Solange Sie nicht verheiratet sind, gibt es keinen Grund, hier etwas zu tun.«

»Als ich heiratete, wurde mir angekündigt, daß ich nie Kinder haben könnte. Ich war dann allerdings sehr schnell schwanger. Das Kind wurde durch Kaiserschnitt zur Welt gebracht. Es wurde mir mitgeteilt, daß dies endgültig die letzte Geburt gewesen sei. Der Arzt hatte versucht, mich zu einer Sterilisation zu bewegen. Wegen meiner massiven Weigerung hatte er es dann unterlassen. Als ich dann trotz aller Vorhersagen zum zweiten Mal schwanger wurde und abermals darauf bestand, daß eine Sterilisation nicht vorgenommen würde, erklärte sich der Arzt bereit, meinem Wunsch zu entsprechen. Als Verhütung empfahl er mir die Pille. Daraufhin nahm ich mehrere Jahre die Pille. Der Arzt, der mich bisher behandelt hatte, zog sich aus seiner Praxis zurück. Das war einer der berühmtesten Ärzte in der Stadt. Er galt als Star, und die Frauen rissen sich darum, in seine Behandlung zu gelangen. Da ich glaubte, die Pille nicht ewig nehmen zu können, ging ich zum Nachfolger meines ehemaligen Gynäkologen. Ich fragte ihn, was ich in Zukunft an Verhütungsmöglichkeiten habe. Der Arzt fragte

mich, welche Art von Verhütung ich jetzt mache, und ich wies auf die Pille hin, die ich nicht immer nehmen möchte. Daraufhin informierte mich der Nachfolger, daß ich seit der Geburt meines zweiten Kindes bereits sterilisiert sei und Verhütungsmittel nicht mehr nötig hätte. Ich habe es auch heute noch nicht geschafft, meinem alten Gynäkologen zu schreiben, wie sehr mich diese Entscheidung über meinen Kopf hinweg enttäuscht und gekränkt hat. Ich habe hundert Briefe geschrieben, in denen ich mir meinen Zorn von der Seele gesprochen und meine Wut in Worte gefaßt habe. Aber keinen der Briefe habe ich an den Arzt abgeschickt. Der Arzt, der mich über die Sterilisation aufgeklärt hat, versuchte dann, den Fall selbst herunterzuspielen. Er sprach davon, daß es sich möglicherweise um ein Mißverständnis gehandelt habe oder daß der Arzt unter stärkerem Druck gestanden habe und vielleicht routinemäßig nach der Geburt die Sterilisation vorgenommen habe. Die Kränkung besteht für mich darin, daß der Arzt mich zu einem Objekt gemacht hat, zu einem Kind degradiert hat, meine eigenen Ansichten nicht respektiert und mich nur zu einem Organ herabgemindert hat. Die Kränkung bestand für mich auch darin, daß er nicht akzeptiert hat, daß ich einfach mit dem Bewußtsein weiterleben wollte, auch in Zukunft noch Kinder haben zu können, ob ich das nun realisieren würde oder nicht.«   Züricherin

»Ich habe meine Sterilisation vor vier Jahren nach Rücksprache mit meinem Gynäkologen in einem Krankenhaus vornehmen lassen. Ich war angemeldet bei einem mir von einem früheren Krankenhausaufenthalt bekannten leitenden Arzt. Als ich zu dem festgesetzten Termin kam, war dieser Arzt plötzlich für einige Tage erkrankt, ein Oberarzt übernahm die Vertretung. Meine Erfahrungen, die ich hier schildern werde, hätten also auch anders aussehen können, wäre der Arzt, bei dem ich angemeldet war, anwesend gewesen. Aber was ich zu berichten habe, ist durchaus verallgemeinerbar, da auch die Situation eine allgemeine ist:

Du hast dich zur Sterilisation entschlossen, hast einen Termin und trittst als irgendwer einem Arzt gegenüber. Bei der Visite wurde ich mit einem: ›Ah, eine Spiegel-Leserin!‹ begrüßt, noch ehe er meinen Namen auf dem Krankenblatt entziffert hat. Nun gut, es ist das Übliche, ich habe als ehemalige Krankenschwester genug Erfahrung damit.

Zur Untersuchung wird ein Termin für den Nachmittag vereinbart. Ich liege auf dem Stuhl, als ein Röntgenbild hereingebracht wird. Er wendet mir den Rücken zu und beginnt es zu studieren. In dieser Haltung fragt er plötzlich: ›Und Sie wollen sich sterilisieren lassen? Warum denn das?‹ Ich möchte nicht mit einem Rücken sprechen, weshalb ich ihm sage, wenn er die Untersuchung beendet habe, würde ich ihm antworten.

Die anwesende Schwester ist empört: ›Soviel Zeit hat der Herr Oberarzt nun wirklich nicht, daß er nach der Untersuchung noch mit Ihnen reden könnte!‹

Ich bin nicht beeindruckt; wenn er was wissen will, muß er sich die Zeit dazu halt nehmen. In gespanntem Schweigen setzt er die Untersuchung fort und fragt wieder: ›Haben Sie sich das gut überlegt? Sie sind doch jung, kinderlos, gesund. Warum wollen Sie sich sterilisieren lassen?‹

Mit Nachdruck wiederhole ich mein Ansinnen: ›Mit gespreizten Beinen oben auf dem Stuhl bin ich nicht zu einem Gespräch bereit.‹ Er resigniert: ›Na gut, kommen Sie runter!‹

Ich ziehe mich an, und wir gehen in einen kleinen Raum. Meine Schwester hole ich dazu; ich möchte, daß sie dabei ist. Ich mache ihn darauf aufmerksam, daß ich schon einige Gespräche über meinen Wunsch zur Sterilisation mit meinem Frauenarzt geführt habe und dieser mich dann an den anderen Arzt überwiesen habe, ich für erneute Gespräche also keinen Anlaß sähe.

Er ist empört: ›Ich, ich allein trage die Verantwortung! Verantwortungslos wäre ich, an einer gesunden, jungen, kräftigen (!) Frau einen operativen Eingriff vornehmen zu müssen, der ja gar nicht nötig wäre.‹ Ob ich überhaupt wüßte, welche Komplikationen möglich wären? Bei Kranken, ja, da wäre das was anderes ...

Ich mache geltend, daß gerade meine Gesundheit nach menschlichem Ermessen solche Komplikationen doch unwahrscheinlich mache. Er holt tief Luft: Und wenn ich ›liegenbliebe‹ (stürbe), durch eine Embolie? Meine Angehörigen würden ihn verantwortlich machen ...

Bei dieser Todesandrohung kann ich meine Wut und Empö-

rung nicht mehr zurückhalten: Seine Drohungen und Angst-
macherei hielte ich für seine persönlichen Straf- und Rache-
bedürfnisse an einer Frau, die sich ihrer ›natürlichen Bestim-
mung‹ in seinen Augen zu widersetzen suche. Ob er sich das
mal klarmachen wolle?

Nun legt er die Fingerspitzen aneinander und meint: ›Nun
gut, ich sehe, Sie haben sich darüber Gedanken gemacht (Als
ob die Frauen sich gedankenlos in ein Krankenhaus zur Steri-
lisation hinlegen würden!), morgen früh also …‹ Ich bin mit
den Nerven fertig und muß erst mal weinen; meine Schwester
tröstet mich. Meine Kraft ist weg, nur noch Wut, Ohnmacht,
Empörung. Dazu die entwürdigende Krankenhaussituation,
die mich voll ergriffen hat (viele Untersuchungen und ein Ein-
lauf, der meinen Kreislauf und meine Schmerzfähigkeit uner-
träglich belastet hat), die Süffisanz der Krankenschwestern,
die natürlich über mich und mein ›renitentes‹ Verhalten Be-
scheid wissen und mich spüren lassen, was sie davon halten …

Aber ich will die Sterilisation! Jetzt bin ich hier drinnen, ich
will nicht noch mal von vorne anfangen. Ich bleibe also und
verlasse das Krankenhaus einen Tag nach dem Eingriff; so-
lange brauche ich, um die Narkose auszuschlafen.

Ich würde heute keiner Frau empfehlen, ihre Sterilisation in
einem Krankenhaus, das sie nicht kennt und wo sie selbst un-
bekannt ist, durchführen zu lassen. Von der krankmachenden
Atmosphäre zu genesen, ist schwerer, als sich von dem Eingriff
zu erholen. Wenn du dich wehrst, schafft das solche Aggressio-
nen, daß du viel Kraft brauchst, das durchzustehen. Körper-
lich ging und geht es mir nach der Sterilisation sehr gut. Der
lange Weg bis hin zur Entscheidung war von schwerer psychi-
scher Arbeit, Trauer begleitet. Geblieben bis heute sind die
Wunden der die Sterilisation begleitenden Erfahrungen. Er-
fahrungen mit einem Mann – Arzt – und einigen Frauen –
Krankenschwestern –, die in ihrem Handeln und Verhalten
Strukturen machen und repräsentieren, die Frauen- und Men-
schenverachtung offenlegen.«   Frankfurterin

An beiden Erlebnissen zeigt sich, daß es für Frauen in der
gynäkologischen Praxis keine Selbstverständlichkeit ist, über
ihren Körper und damit ihr eigenes seelisches und gesell-
schaftliches Leben zu verfügen. Ob sie ihre Gebärfähigkeit

nach eigenem Wunsch beenden oder sie gegen die Absichten des Arztes beibehalten wollen, ist nicht nur das Ergebnis ihres Durchsetzungsvermögens, sondern auch willkürlich-eigenmächtiger Eingriffe des Arztes in ihre Körperlichkeit. In jedem Fall jedoch ist der Wille der Frau für den Arzt keine Selbstverständlichkeit, der er sich auch beugt. Ob die Gebärfähigkeit erhalten oder beendet wird, ist von Auseinandersetzungen zwischen Arzt und Frau begleitet. Die Auseinandersetzung artet in Kämpfe aus, wenn die Frau sich nicht dem Willen des Arztes unterwirft.

Deshalb ist prinzipiell zwischen zwei Formen der Sterilisation zu unterscheiden. Einmal die Sterilisation, die die Frau wünscht, und die einen sehr persönlich motivierten Entscheid über die Beendigung ihrer Gebärfähigkeit enthält. Zum anderen die Sterilisation, die der Arzt wünscht, und die seine Vorstellungen darüber enthält, ob die Gebärfähigkeit der Frau aufrechterhalten werden soll oder nicht. Diese Vorstellungen basieren in den wenigsten Fällen auf medizinischen Gründen, sondern vielmehr auf seinen privaten Meinungen, die er als Arzt gegenüber Frauen durchsetzen will.

Es ist deshalb auch nicht verwunderlich, daß Frauen bei uns lange suchen müssen, bis sie einen Arzt finden, der ihrem Wunsch entspricht und eine Sterilisation durchführt. So wie Frauen vor Jahren in großer Zahl nach Holland zum Schwangerschaftsabbruch reisten, so begeben sich viele heute dorthin zur Sterilisation.

»Ich fragte den Gynäkologen, ob er mich sterilisieren würde. Daraufhin scheint er einen Moment lang perplex zu sein. Dann sagt er: ›Da müssen Sie schon nach Holland fahren. Hier in P. gibt es keinen Arzt, der Sie sterilisieren würde.‹

Ich, nun meinerseits überrascht: ›Wieso das denn nicht?‹

Er: Da ich keine Kinder hätte, würde niemand den Eingriff machen. Er könnte mir eine Krankenhauseinweisung schreiben, aber viel Sinn hätte das nicht. Auch im Krankenhaus würde das niemand machen. Er hätte auch schon mal eine Achtzehnjährige erlebt, die diesen Wunsch mit absoluter Überzeugung vorgetragen hätte, nach dem Motto ›Man kann in diese Welt keine Kinder setzen‹. Aber das sei ja genauso wie der Kampf gegen Atomkraftwerke nach der Devise ›Der

Strom kommt ja eh aus der Steckdose‹. (!!!) Er wolle damit nicht sagen, daß er mich mit einer pubertären Achtzehnjährigen gleichsetze. Er könnte meine Motive völlig verstehen.«

Von spezialisierten Kliniken und einigen Ärzten abgesehen, die auch ohne Gewissensprüfung und Rechtfertigungen Sterilisationen durchführen und schonende Methoden wie auch menschlich einwandfreie Umgangsformen praktizieren, verbirgt sich hinter den ärztlichen Einwänden gegen die Sterilisation ein grundsätzliches Problem, das absolut nichts mit medizinischen oder operationstechnischen Fragen zu tun hat. Es scheint vielmehr darum zu gehen, ob Frauen ein Recht haben, über ihre eigene Gebärfähigkeit und damit über ihr eigenes Leben zu verfügen. Innerhalb der Gynäkologie scheint diese Diskussion im Grunde schon lange ausgestanden. Der Frau wird ein solches Recht weitgehend abgesprochen.

Der weibliche Sterilisationswunsch gilt als Zurückweisung der natürlichen wie gesellschaftlich zugewiesenen Funktion, Kinder zu gebären und zu erziehen. Da es einer langen, für die gesamte Geschichte der Frauenheilkunde charakteristischen Tradition entspricht, Frauen aus der Nutzung oder Verweigerung ihrer Gebärfähigkeit als gute oder schlechte Frauen zu klassifizieren, ist es naheliegend, daß der Wunsch einer Frau nach Sterilisation abgelehnt wird.

»Von Frau Dr. T. möchte ich eine Sterilisation. Mit anderen Worten: Keinerlei Kinder gebären. Es dauert eine Weile, bis diese Aussage bei Frau Dr. T. auch tatsächlich ankommt. Frau Dr. T. ist eine kleine, drahtige Frau um die fünfzig, trägt ihr Blondhaar in einem voluminösen Dutt am Hinterkopf und hatte soeben noch – eine ihrer Angewohnheiten scheint es zu sein, im Pluralis majestatis zu sprechen – leutselig gefragt:
›So, wie viele Kinder haben wir denn?‹
Ich, brutal: ›Keine‹.
Keine Kinder? Keine Kinder! Sie nach längerer Verblüffungspause:
›So, und haben Sie sich das auch genau überlegt? Wie lange haben Sie überlegt? Also – vor ein paar Jahren hätte das noch niemand gemacht. Wenn Sie Kinder hätten ... Wir schreiben dann immer ›Erfüllter Kinderwunsch‹. Aber so ... Also ich

verstehe ja, daß Sie in dieser Situation (arbeitslos, kein Mann) darüber zu aller Letzt nachdenken. Aber es könnte ja noch mal der Richtige kommen!‹

Ich betone, daß ich mich entschlossen habe, und frage, ob sie den Eingriff macht. Sie (lacht schrill): ›Nein, natürlich nicht! Das muß stationär gemacht werden.‹ Neuer Anlauf: ›Aber Sie sind doch noch so jung! Dreißig ist doch kein Alter!‹ Sie will mich untersuchen.

Ich frage, wozu das nötig ist, wenn sie mich doch nicht operieren will. Ob dieser Frage lacht Frau Dr. T. wiederum schrill: ›Also ich muß doch wissen, ob Sie keine Geschwüre haben, ob alles in Ordnung ist!‹

Diese Untersuchung ist bei weitem die gewalttätigste, die ich jemals bei einem Gynäkologen hinter mich gebracht habe. Frau Dr. T. fährt mit dem Spekulum in mich ein wie der Leibhaftige persönlich und kennt auch kein Erbarmen, als ich mehrfach ›Aua‹ schreie.

Dafür wird das Verhör fortgesetzt. Ihr fällt etwas zu meiner Entlastung ein: Ob ich vielleicht Erbkrankheiten in meiner Familie hätte? Nicht daß ich wüßte. Ich will nur einfach keine Kinder kriegen. Sie: ›Also das ist völlig ungewöhnlich, das ist mir nur selten passiert. Und Sie sind so gut in Ordnung, alles bestens! Es wäre einfach zu schade!‹

Ob ich mir vorstellen könnte, doch mal mit einem Mann Kinder haben zu wollen? Ich: Nein, ich wollte von keinem Mann ökonomisch abhängig sein. Das scheint sie echt zu beunruhigen. »›Sie haben ja wohl bisher nur schlechte Erfahrungen mit Männern gemacht, aber das heißt doch nicht, daß Sie den Richtigen nicht doch noch kennenlernen. Und wenn der dann Kinder will?‹«

Zu Recht wird von Ärzten darin der Versuch gesehen, sich einer natürlichen Fähigkeit durch einen Entschluß zu entziehen und sich damit eben nicht auf die Erfüllung »weiblicher Natur« festlegen zu lassen. Statt dessen werden andere Lebensziele angestrebt. Vor allen Dingen eine Sexualität, die frei von Ängsten vor unerwünschter Schwangerschaft oder hormoneller Belastung durch langjährige Pilleneinnahme ist. Gemessen an der Zahl der Sterilisationen in unserem Land – es sind ca. 30 000 jährlich – müssen die Gynäkologen häufig Sterilisationswünsche zurückweisen. Die Erfahrungen von Familienberatungsstellen, die meistens nach vergeblichen Versuchen der Frauen, eine Sterilisation zu erreichen, um Hilfe angegangen werden, würden dieser Vermutung durchaus entsprechen.

Aber ob ein Land wie die USA mit einer sehr viel höheren Zahl an Sterilisationen deshalb auch über eine aufgeklärte und die Wünsche der Frauen akzeptierende Gynäkologenschaft verfügt, muß trotzdem bezweifelt werden. Sterilisationen werden in den USA in großer Zahl durchgeführt. Aber das sagt noch nichts über die ärztlichen Motive aus. Sie entsprechen lediglich der in den USA geprägten Tradition in der Gefolgschaft des Gynäkologen Sims aus dem 19. Jahrhundert, Probleme von Frauen chirurgisch anzugehen. Das entscheidende Motiv sind die Einkommensvorteile von Gynäkologen, wenn sie den Wünschen der Frauen entsprechen, auch wenn die Operation ihren berufsethischen Vorstellungen widerspricht. Berufsethische und sehr persönliche Ansichten von Ärzten tendieren auch dazu, in sich zusammenzufallen, wenn damit Einkommensnachteile verbunden sind oder verhindert werden können.

So war es auffällig, daß mit der Liberalisierung des Strafgesetzes § 218 im Jahre 1976 Gynäkologen, die standesintern als konservativ und abtreibungsfeindlich galten, plötzlich Schwangerschaftsabbrüche vornahmen. Allerdings hatten diese Gynäkologen finanzielle Schwierigkeiten, die sie durch die Vornahme von Abbrüchen zu beheben suchten. Dies geschah sehr erfolgreich, weil sie über die Kassengebühren hinaus zusätzliche Zahlungen unter präziser Einschätzung der miserablen Versorgungslage forderten und erhielten. Nachteilig war, daß zum Zwecke der Geldschneiderei und der Personalersparnis körperlich belastende Methoden und Narkosen angewendet wurden. Auch waren diese Gynäkologen im Umgang mit Frauen zynisch und eher geringschätzig. Aber die marktbeherrschende Stellung machte sowohl Einkommensvorteile wie auch die unverhohlen geäußerte Mißbilligung in den ersten Jahren nach der Liberalisierung der Abtreibung möglich.

In Zukunft wird auch bei uns die Einkommensentwicklung von Gynäkologen verstärkt darüber entscheiden, ob Schwangerschaftsabbrüche und Sterilisationen verfügbar sein werden oder nicht. Als Kleinunternehmer mit erheblichen Kapitaleinsätzen werden Ärzte sorgsam prüfen, ob die bislang durchgesetzten privaten moralischen Maßstäbe zum Schwangerschaftsabbruch nicht zu Einkommenseinbußen führen. Gynäkologische Risikoabschätzungen werden vor allem in den städtischen Gebieten stattfinden, wo die zunehmende Gynäkologendichte in zunehmendem Maße zur Respektierung von Klientenwünschen zwingt. Weniger günstig werden die Aussichten in ländlichen und Industrieregionen sein, wo die Versorgung mangelhaft ist und die wenigen verfügbaren Ärzte eine marktbeherrschende Position haben. Aber auch in öffentlichen und privaten Krankenhäusern werden Ärzte im Hinblick auf Mittelkürzungen und Zuteilungen gemäß der Bettenbelegung Wünsche von Frauen akzeptieren.

Trotz alledem wird der Sterilisationswunsch der Frau weiterhin als eine unvertretbare Zurückweisung der Gebärfunktion angesehen werden. Rechtfertigungen werden auch weiterhin abverlangt. Die Chancen, den Sterilisationswunsch durchzusetzen, werden aber günstiger sein. Finanzielle Überlegungen werden stärker noch als in der Vergangenheit das ärztliche Handeln beeinflussen. Die Meinung der Gynäkologen zur Sterilisation wird sich allerdings nicht sehr verändern.

Die Meinung von Ärzten, die die natürliche Aufgabe der Frau in der Mutter- und Hausfrauenrolle sehen; Äußerungen aus einer Umfrage:

»Die natürliche Aufgabe ist das wahrscheinlich. Frauen sehnen sich ja danach. Sie gehen heutzutage arbeiten und wollen dann freiwillig an den Kochtopf zurück ...«

Gynäkologe, 54 Jahre alt

»Das fände ich, wäre die schönste Aufgabe der Frau ...«

Gynäkologe, 39 Jahre alt

»... solange lediglich Frauen imstande sind, Kinder zu kriegen, und das Neugeborene ja ein Nesthocker ist und kein Nestflüchter, ist es im Grunde das Naheliegende, daß eine Frau eher im stärkeren Maß verpflichtet ist, Mutterpflichten

zu erfüllen ... und daß eben aus rein praktischen Gründen es
sich dann ergibt, daß eine Frau, die ohnehin schon zu Hause
ist, das Essen kocht ... ich würde dem schon zustimmen.«

Gynäkologe, 40 Jahre alt

»Natürlich ist es die normale biologische Aufgabe der Frau,
aber nur bis die Kinder aus dem Gröbsten raus sind ...«

Gynäkologe, 43 Jahre alt (Lit. 60)

Gynäkologen und Gynäkologinnen, die diese Meinung nicht
teilen:

»... ich bin ja berufstätig ... Also nein ... es ist schön, wenn
man beides miteinander vereinbaren kann ...«

Gynäkologin, 45 Jahre alt

»Das ist gegeben durch unsere Erziehung, das ist nicht gege-
ben durch irgendwelche biologischen Voraussetzungen, und
ich meine, daß diese Vorurteile doch hoffentlich in den näch-
sten Jahren noch mehr abgebaut werden sollten!«

Gynäkologe, 40 Jahre alt (Lit. 60)

Nicht anders als in den USA oder Frankreich sehen auch bei
uns Gynäkologen die Lebensperspektive von Frauen im wesentlichen als Gebär-Mutter festgelegt. Aber so wie die Gynäkologen in den USA durch die bevorzugte Anwendung des
Skalpells zur Lösung von Frauenfragen gekennzeichnet sind,
so spielt in unserem Lande die Geschichte der Gynäkologen
im deutschen Faschismus eine nicht unerhebliche Rolle. Die
Verherrlichung »des Wesens« der Frau als Gebär-Mutter ist
daher besonders ausgeprägt. Andererseits hat die deutsche
Gynäkologenschaft im Faschismus an Sterilisationen und
Schwangerschaftsabbrüchen mitgewirkt, die von der rassisti-
schen Teilung in wertes und unwertes Leben ausging. Entsprechend dem »Gesetz zur Verhütung erbkranken Nachwuchses« vom 14. Juli 1933 (Lit. 1) wurden Sterilisationen
auch zwangsweise durchgeführt, als Ärzte einmal die faschistische Rassentheorie zum Maßstab ärztlicher Standespolitik
erhoben hatten und sich weitgehend damit identifizierten.
Zwar haben deutsche Gynäkologen nach dem Ende der fa-

schistischen Herrschaft nicht mehr mit der Eindeutigkeit des Rassismus zwischen wertem und unwertem Leben entschieden. Wie ich später aber noch zeigen werde, haben sie eigene, nicht unähnliche Vorstellungen darüber, wo die Gebärfähigkeit von Frauen zum »Wohle der Gesellschaft« durch Sterilisation eingeschränkt werden soll.

Nach unserem Grundgesetz und unserer Rechtsprechung können Frauen autonom über ihre Gebärfähigkeit verfügen. Es gibt keine Vorschriften, die Frauen zur Geburt von Kindern zwingen, noch den Gynäkologen anhalten, darauf zu dringen. Jeder Arzt kann ohne strafrechtliche Folgen Sterilisationen auf Wunsch von Frauen durchführen. Daß es keine strafrechtliche Beschränkung des Willens der Frau und keine Bevollmächtigung von Gynäkologen über den Willen der Frau gibt, wird von vielen Gynäkologen als Rechtsunsicherheit empfunden, die der Mitwirkung des Gynäkologen an der Sterilisation entgegensteht. Sie verweigern deshalb eine Sterilisation. Der frei geäußerte Wunsch der Frau ist demnach für viele Gynäkologen keine Grundlage für moralisch unbeanstandbares Handeln. Aber genau diese Einstellung entspricht dem Unvermögen der Gynäkologen, Frauen anders denn als Anhängsel ihrer Gebärmutter zu sehen. Der Wunsch der Frau ist gegen ihre Natur, und die Frau ist nur Natur. Deshalb liegt es für den Gynäkologen auf der Hand, daß sie nicht selbst entscheiden kann. Sie ist nach diesem Bild kindlich und abhängig, und es bedarf der Entscheidungshilfe der Gynäkologen, die durch Gesetze ihr Verhalten absichern. Solange Gynäkologen Frauen nicht das Recht der Verfügung über ihren eigenen Körper und damit einen Teil ihres Selbst zugestehen, solange ist es nur konsequent, nach Rechtssicherheiten zu rufen. Erst wenn Ärzte den Sterilisationswunsch als Ausdruck eines Selbstbestimmungsrechts des Menschen anerkennen können, wird der Wunsch der Frau auch dem ärztlichen Handeln moralische Gewißheit verleihen.

Diese Überlegungen spielen alle keine Rolle, wenn der Wunsch zur Sterilisation vom Gynäkologen ausgeht. Dann gibt es keine rechtlichen Bedenken, dann übernimmt er die Verantwortung. Aber alles dreht sich in sein Gegenteil um, wenn der Wille der Frau die Handlung fordert.

Dann werden das Mißtrauen und die Angst sichtbar, die

Ärzte vor Frauen haben. Wozu ist eine Frau fähig und willens, wenn sie durch die Sterilisation unwiderruflich von den Folgen unerwünschter Schwangerschaften befreit ist? Wozu ist sie fähig, wenn sie die »Mütterlichkeit« vergessen kann?

Es ist nicht nur die Angst, daß damit »die Unbeschwertheit im geschlechtlichen Umgang« gefördert werden könnte, sondern auch die Befürchtung, daß Frauen auf sexueller Befriedigung bestehen könnten. Es ist aber noch mehr! Es ist die Angst, daß die Frauen untreu werden und sich Männer nach ihrer ungezügelten Genußsucht beschaffen. Sterilisation würde zur Begünstigung der ehelichen Untreue und der »geschlechtlichen Genußsucht« werden, denn: »die freiwillige Sterilisation ist ein besonders unsittliches Mittel, der geschlechtlichen Genußsucht zu frönen.«

»Ich erinnere mich an einen Fall, wo eine Frau ihr viertes uneheliches Kind in der Klinik zur Welt brachte und wünschte, daß wir sie auch sterilisieren. Da war nichts zu machen. Die Frau war zu jung, und die Genehmigung wurde nicht erteilt.«
Bericht einer Fachärztin für Gynäkologie

Es ist wohl mehr die Angst vor einer nicht mehr reglementierbaren weiblichen Sexualität, die Ärzte – in Ermangelung rechtlicher Anweisungen – zur Entwicklung eigener Entscheidungsmaßstäbe greifen läßt. Da die Sterilisation zu einer »einschneidenden Veränderung weiblicher Sexualität« führt, weil die sexuelle Aktivität von der fesselnden Angst vor Schwangerschaft befreit wird, sind davon in erster Linie Ehemänner und Freunde der Frauen betroffen. Zur Wahrung männlicher Interessen liegt es für diese Gynäkologen nahe, den Ehemann oder Partner, ja sogar ehemalige Partner, um die Einwilligung zu bitten.

»Da ich es leid war, weiterhin Chemie zu schlucken, entschloß ich mich nach einem eingehenden Gespräch mit meinem Gynäkologen zur Sterilisation. Ich war über alle möglichen Operationsformen und auch Auswirkungen der Operation gut informiert. Mein Gynäkologe wies mich in die Klinik ein.

Bei der Aufnahme wurde mir ein Formular vorgelegt, mit dem ich informiert wurde, daß die Klinik weder für Operationsfolgen noch für mögliche Schwangerschaften trotz Sterilisation haftbar gemacht werden könne. Und dann müßte auch mein Ehemann unterzeichnen, daß er mit der Sterilisation seiner Frau einverstanden sei.

Ich war bereit, das Formular zu unterzeichnen. Aber ich war nicht damit einverstanden, daß ich für unmündig erklärt werde, indem ein Einverständnis meines Mannes verlangt wird.

Ich wies auf meine Volljährigkeit und meine Eigenständigkeit als Person hin und auf mein Recht, eigenverantwortlich über meinen Körper zu bestimmen. Aber nichts half: Ohne Unterschrift meines Mannes keine Sterilisation!

Nach der Erstuntersuchung wurde mir das Formular nochmals vorgelegt: ohne Unterschrift keine Operation.

Dann wurde ich zu der zuständigen Station geschickt mit dem Hinweis, daß ich mich schon noch besinnen würde und meinen Mann herbestellen würde.

Aber jetzt wollte ich aus grundsätzlichen Überlegungen nicht. Mir wurde ein Bett zugewiesen und wieder das Formular vorgelegt. Ich unterschrieb meinen Teil.

Dann kam der Stationsarzt, um mit mir nochmals über die Operationsmethode zu sprechen. Auch ihm versuchte ich zu erklären, warum ich es ablehnte, meinen Mann zur Unterschrift herzubestellen. Erstaunlicherweise stimmte er mir zu. Er sei der gleichen Meinung, aber seine Meinung sei leider nicht gefragt. Wir diskutierten dann noch eine Zeitlang über die Anerkennung der Rechte der Frauen in diesem Land. So langsam beruhigte ich mich, rief meinen Mann an und erzählte ihm von den Differenzen mit den Ärzten und Schwestern. Er unterschrieb dann später die Erklärung.«

39 Jahre, berufstätig, verheiratet, 1 Kind

So müssen in vielen Kliniken die Frau und der Mann folgende Erklärung unterzeichnen (Lit. 55, S. 364):

Wir wünschen eine operative dauerhafte Unterbrechung der Eileiter der Ehefrau ... Selbst unvorhergesehene Änderungen in unseren persönlichen Verhältnissen (... Eheauflösung, Wie-

derverheiratung) würden keinen Einfluß auf unseren Ent-
schluß haben.
Ehemann   *Ehefrau*
Teil eines Formulars einer Klinik in Norddeutschland

Obwohl rechtswidrig, wird dieses Verfahren in vielen Bundesländern, wenn auch nicht durchgängig, angewandt.

Aber selbst, wenn es des Schutzes der männlichen Partner vor realen oder phantasierten Folgen der Sterilisation nicht bedarf und beide die Sterilisation fordern, so werden auch hier ärztliche Kriterien angelegt. Es wird geprüft, ob das Paar seine Familienplanung abgeschlossen hat.

Frau: »*Ich möchte mich sterilisieren lassen.*«
Gynäkologe : »*Wie jung sind Sie denn?*«
F. »*Dreißig Jahre.*«
G. »*Dreißig! Und wieviel Kinder haben Sie?*«
F. »*Keins!*«
Pause
G. »*Ja, wie kommen Sie denn auf die Idee?*«
F. »*Ich möchte keine Kinder.*«
G. »*Sind Sie verheiratet?*«
F. »*Ja.*«
G. »*Und Ihr Mann?*«
F. »*Ja, er würde sich damit abfinden. Aber es ist ja hauptsächlich meine Entscheidung. Ich müßte sie ja kriegen.*«
Pause
G. »*Ja, und Frau R., haben Sie sich schon öfter mit … mit … mit der Sache befaßt? Daß das nicht so eine momentane … momentane … Idee bei Ihnen …?*«
F. »*Nein, ich hab' mich eigentlich schon seit zwei, drei Monaten damit beschäftigt, mich auch mit Freunden darüber unterhalten und möchte das jetzt machen lassen.*«
G. »*Also, ich muß Ihnen offen und ehrlich sagen, ich mache das nicht gerne. Wir sagen: Frauen, die zwei, drei Kinder haben, warum nicht, sagt man! Wenn Sie 25 wären, würde ich das absolut ablehnen, nicht! Mit 30 nehme ich an, daß das schon keine pubertäre Anwandlung ist, sondern daß Sie das auch ehrlich meinen. Gut, schauen wir mal, ob alles in Ordnung ist …*«

Die Maßstäbe setzen hier allerdings weitgehend die Ärzte. Eine Idealvorstellung ist die Familie mit zwei oder drei Kindern. Nicht für die Familie der Ärzte, sondern für die Familie der Klienten.

In England wird zur Überprüfung der Familienplanung die »100-Regelung« praktiziert. Sie beansprucht, das Alter der Frau sowie die »Idealfamilie« in ein medizinisch vertretbares Verhältnis zueinander zu setzen. Zwischen das Alter der Frau und die Zahl der Kinder wird ein vermeintlich medizinisches Verhältnis gesetzt. Die Zahl der Kinder ist jedoch Ausdruck bevölkerungspolitischer Vorstellungen und hat mit medizinischen Überlegungen nichts zu tun. Die »100-Regel« (Lit. 55, S. 363) lautet folgendermaßen:

$$\text{Alter} \times \text{Kinderzahl} = 100$$

20×1	$= 20$	– keine Sterilisation
20×2	$= 40$	– keine Sterilisation
30×2	$= 60$	– keine Sterilisation
50×2	$= 100$	– Sterilisation

In der Tradition des deutschen Faschismus war es selbstverständlich, die Vermeidung von Schwangerschaft und Geburt auch als volksschädigendes Verhalten zu bezeichnen. Es wurde als Unrecht bezeichnet, dem Staat und der Volksgemeinschaft die Gebärfähigkeit gesunder Frauen vorzuenthalten. Dies galt als bevölkerungspolitischer Massenmord.

In westlichen Industrienationen wird eine Verpflichtung von Frauen, zum Bevölkerungswachstum beizutragen, als Verstoß gegen ihre Menschenwürde abgelehnt. Aber durch das Verhalten von Gynäkologen wird unter der Hand, nicht nur mit der »100-Regel«, dann doch wiederum bevölkerungspolitisch die Gebärfähigkeit eingesetzt. (Lit. 55, S. 360 ff.)

Es gibt also eine ganze Reihe von Argumenten, mit denen Gynäkologen den Sterilisationswunsch der Frauen blockieren. Welcher Argumente sich Ärzte bedienen, hängt nicht zuletzt auch davon ab, welche Durchsetzungschancen sie sich bei bestimmten Frauen versprechen. Da ihr Verhalten gegenüber Frauen so flexibel ist, daß der gesellschaftliche Hintergrund immer vorsichtig taxiert wird, muß die Verweigerung der Sterilisation der sozialen Stellung der Frau gemäß sein. Für Frauen, die der Mittelklasse, dem Bürgertum oder auch den oberen Schichten angehören, bietet sich daher eine Argumentation an, die scheinbar fernab von jeder heimlichen Bevölkerungspolitik auf die psychischen Folgen des Eingriffs hinweist. Es wird auf psychische Schädigungen hingewiesen, die der Frau zur Last werden und die wiederum psychische oder therapeutische Behandlungen, als zwangsläufige Folge dargestellt, erforderlich machen könnten.

Diese Argumentationsweise ist sehr interessant. Es wird nämlich eine zwangsläufige Verkettung von Selbstbestimmung und psychischer Schädigung behauptet. In rein fürsorglicher Absicht sollen Frauen deshalb von der Sterilisation aber auch vom Schwangerschaftsabbruch abgebracht werden. In beiden Fällen lebt das Argument davon, daß die Weigerung, eine ungewollte Schwangerschaft auszutragen oder die Gebärfähigkeit nicht zu nutzen, gegen die »Natur der Frau« verstößt und konsequenterweise zu psychischen Schäden führen muß. (Lit. 46, S. 271)

Nicht zu leugnen ist, daß Schwangerschaftsabbrüche zu psychischen Beeinträchtigungen und Erkrankungen führen können. Aber daraus abzuleiten, daß der Schwangerschaftsabbruch generell unterbleiben sollte, ist so widersinnig wie ein Automobilverbot wegen der Automobilunfälle.

Die Zielrichtung der ärztlichen Opposition gegen die selbstbestimmte Verfügung über den eigenen Körper und die Lebensperspektive hat sich nicht geändert. Nur die Begründungen sind raffinierter geworden und erheben Anspruch auf einen größeren Grad von »Wissenschaftlichkeit«. Wo in der Vergangenheit versucht wurde, gynäkologische Meinungen und Bevölkerungspolitik per Strafgesetz durchzusetzen, soll heute ein Schleier von Wissenschaftlichkeit der gynäkologischen Meinung zur besseren Durchsetzung verhelfen.

Wenn Frauenärzte sterilisieren wollen ...

»Ich bin Privatpatientin, und meine Rechnungen weisen den fünffachen Satz aus, den ein Pflichtversicherter durch seine Kasse an den Arzt entrichtet. Ich glaubte immer, daß mein privilegierter Status als Privatpatientin mir eine höfliche Behandlung sicher macht und daß das, was ich dem Arzt sage, auch ernst genommen wird.

Ich muß dazu sagen, daß mein jetziger Frauenarzt mich seit sechs Jahren kennt und ich ununterbrochen in dieser Zeit bei ihm in Behandlung war und ich eigentlich immer zufrieden war. Ich redete ihn sogar mit seinem Spitznamen an, wie ihn seine Kollegen verwendeten. Ich kannte den Arzt nicht privat, aber ich kannte Leute aus seinem Bekanntenkreis. Ich redete ihn mit seinem Spitznamen an, und keiner sah das als eine Grenzüberschreitung an. – Vor wenigen Wochen hatte ich nun einen Schwangerschaftsabbruch im Bremer Beratungszentrum der Pro Familia. Zur Nachuntersuchung ging ich zu meinem Gynäkologen an meinem Wohnort. Das ist außerhalb von Bremen. Alles war in Ordnung.

Er nahm das Gespräch zum Anlaß, mich nach meiner zukünftigen Verhütung zu fragen. Eigentlich wollte ich das gar nicht mit ihm besprechen, und irgendwie ärgerte es mich, daß er das Gespräch darauf brachte. Ein Mann, der zum Urologen geht, wird ja auch nicht gefragt, was er an Verhütung macht. Für ein Gespräch über Verhütung gab es für mich auch gar keinen Anlaß, denn ich hatte mir bei der Bremer Pro Familia bereits ein Scheidendiaphragma anpassen lassen, und das war kein Gesprächspunkt mehr für mich.

Gut! Ich ließ die Frage zu und teilte ihm mit, daß ich mich für ein Diaphragma entschieden hatte. Das war meinem Arzt aber irgendwie nicht recht. Er rückte nervös auf seinem Stuhl herum und sprach von der Unsicherheit der Methode und von der Gefahr einer neuen ungewollten Schwangerschaft. Ob ich denn nicht etwas Gründlicheres und Zuverlässigeres als die Gummikappe anwenden wolle? Das Gespräch zog sich eine ganze Weile hin, und irgendwie war die Atmosphäre mulmig und zäh. Irgend etwas Ungutes schwebte in der Luft. Ich wußte nicht, worauf er hinaus wollte, aber irgend etwas lag ihm auf der Seele. Das Gespräch wurde auch gereizt, er wurde unwirsch und ungeduldig. So hatte ich ihn noch nie erlebt. Ich empfand seine Zähigkeit auch als eine unerträgliche Einmischung in meine getroffene Entscheidung – so als könnte ich nicht selbst bestimmen, was für mich gut sei! Ja, und dann kam es heraus bei ihm wie ein Hammerschlag: Lassen Sie sich doch sterilisieren! Ich war entsetzt, daß er mir etwas zumutete, was ich nicht wollte. Ich wollte mir einfach die Möglichkeit erhalten, Kinder haben zu können, und auch das

Gefühl, diese Fähigkeit noch zu haben. Naja, damit war das Vertrauensverhältnis hin. Ich bin nicht mehr zu ihm und habe mir einen anderen Arzt gesucht.« Hamburgerin, 39 Jahre

Welche Gründe und welches Unbehagen haben diesen Gynäkologen dazu bewogen, einer Frau nach einem Schwangerschaftsabbruch eine Sterilisation aufzudrängen? Ist es für diesen Gynäkologen unerträglich, daß eine Frau sich für eine Verhütungsmethode entscheidet, die er nicht kennt und auch nicht gutheißt? Ist es etwa eine Bedrohung seines Selbstbewußtseins, wenn eine Frau ihm nicht die Verfügung über ihre Gebärfähigkeit zugesteht? Oder sieht der Gynäkologe im Schwangerschaftsabbruch eine moralisch verwerfliche Tat und einen unentschuldbaren Mißbrauch der Gebärfähigkeit einer Frau, die nur dadurch wiedergutzumachen sind, daß jeder zukünftige Mißbrauch durch die chirurgische Unfruchtbarmachung – durch Sterilisation – ausgeschlossen wird?

Wenn dies zuträfe, dann ist das Drängen auf Sterilisation eine Bestrafung für den sorglosen Umgang mit der Fähigkeit, Kinder zu gebären. In diesem Fall wäre die Sterilisation eine körperliche Strafe für ein unmoralisches Verhalten, und sie träte an die Stelle strafgesetzlicher Maßnahmen, die der Staat über abtreibende Frauen in der Vergangenheit verhängte.

Werden Sterilisationen an Ausländerinnen ohne deren Einwilligung vorgenommen, so drängt sich auch der Verdacht auf, daß heute weiterhin in der Tradition des gynäkologischen Handelns während des deutschen Faschismus verfahren wird:

»In unsere Beratungsstelle kam ein türkisches Ehepaar zur Beratung nach § 218 (für einen legalen Schwangerschaftsabbruch). Die Sprachschwierigkeiten waren groß, aber es wurde klar, daß der Gynäkologe sie zu uns geschickt hatte und daß wir die Beratungsbescheinigung ausstellen sollten. Der Arzt habe auch schon die Einweisung in die Klinik veranlaßt. Das stünde alles auf dem Zettel, den der Mann uns entgegenhielt. Wir haben dann noch gefragt, was sie denn für eine Verhütung nach dem Abbruch machen wollten: Ja, sie wollten aufpassen! Und dann warf ich einen Blick auf die Einweisung in die

Klinik, und da stand: Schwangerschaftsabbruch und Sterilisa-
tion! Das habe ich dem Ehepaar dann mitgeteilt. Die haben
nichts davon gewußt und wollten auch keine Sterilisation.

Ich habe dann den Gynäkologen angerufen und mich über
sein Verhalten beschwert und ihm massive Vorwürfe gemacht.
Er hat dann fadenscheinig von möglichen Mißverständnissen
gesprochen. Die Sprachbarrieren – das sei ja bekannt.

Und wenn deutsche Frauen eine Sterilisation wollen, dann
müssen sie Wartetermine und zahllose Gespräche auf sich neh-
men. Was ist das eigentlich für eine Moral?«

Mitarbeiterin einer Pro Familia-Beratungsstelle

Sterilisation als Strafe

Die Vermutung, daß Frauenärzte Sterilisationen im Anschluß an Abtreibung als Bestrafung der Frau durchführen, ist keineswegs abwegig. Vieles bestätigt diese Vermutung.

So läßt sich für alle Länder, die die Abtreibung liberalisierten und darüber Statistiken anlegten, mit nicht zu überbietender Eindeutigkeit nachweisen, daß Ärzte Schwangerschaftsabbrüche mit Sterilisation bestrafen.

Die Handhabung der Sterilisation als chirurgisch-moralische Bestrafung ist insofern für Gynäkologen nicht erstaunlich, als die Liberalisierung der Abtreibung in allen Ländern ausnahmslos gegen die offizielle Politik der gynäkologischen Standesorganisation zum Schwangerschaftsabbruch verstieß. Die Liberalisierung war somit ein Erfolg für die Frauen und eine Niederlage für die Ärzte. Dies blieb auch dem unmittelbaren Verhältnis von Arzt und Patientin nicht äußerlich. Wie auch die vorangegangenen Beispiele zeigen, wirkte sich die Liberalisierung der Abtreibung störend auf die gegenseitige Beziehung aus; also das, was als Arzt-Patient-Verhältnis bezeichnet wird.

Mit der Sterilisation lassen die Gynäkologen die Frauen noch jene Macht verspüren, über die sie noch verfügen und die sie zur Wiederherstellung ihres gekränkten Allmachtsgefühls gegen die Frauen einsetzen. Die Zahlen für einige ausgewählte Länder bestätigen dies.

Der Anteil von Sterilisationen, gleichzeitig durchgeführt mit Schwangerschaftsabbruch: (Lit. 71, S. 79 ff.)

England und Wales	1968	23 %	1978	8,2 %
Schottland	1969	31 %	1977	13,7 %
Schweden	1968	9 %	1974	1,6 %
USA	1970	4,4 %	1975	3,7 %
Finnland	1965	30,5 %	1978	1,9 %
Kanada	1974	12,3 %	1979	8,0 %

In England wurden demnach im Jahre 1968 von hundert Frauen 23 gleichzeitig mit dem Schwangerschaftsabbruch sterilisiert. 10 Jahre später – 1978 – war das nur noch bei 8,2 % der Frauen der Fall. Für diese Veränderungen gibt es allerdings keine medizinischen Begründungen. (Lit. 12, S. 29 f.)

Es bleibt somit nur noch die Frage zu klären, ob das Strafbedürfnis, das in den hohen Sterilisationszahlen zum Ausdruck kommt, mit den Jahren entfallen ist oder ob es sich gegen das Aufbegehren und den Widerstand der Frauen nicht mehr durchsetzen ließ. Andererseits hat natürlich die Strafsterilisation auch für die Gynäkologen langfristig den großen Nachteil, daß es auch zu strafrechtlichen Verfolgungen und zivilrechtlichen Schadensersatzklagen kommen kann und damit auch zu einer Beeinträchtigung ihrer beruflichen Existenz.

Solche Verfahren führen in aller Regel zur Abwanderung des Klientels zu besser beleumundeten Frauenärzten. Darüber hinaus distanzieren sich auch Kollegen von Handlungen, die den Berufsstand in seiner Gesamtheit beeinträchtigen.

Es muß bezweifelt werden, daß das gynäkologische Strafbedürfnis entfallen ist, weil Gynäkologen gelernt hätten, autonome Lebensentscheide von Frauen anzuerkennen. Dafür gibt es bei allen feinen Unterschieden, die innerhalb der Gynäkologenschaft schon bestehen, nur begrenzte Anzeichen. Es ist geradezu auffällig, daß dieses Strafbedürfnis eben nicht nur an extrem konservative Gynäkologen gebunden ist. Es ist durchaus bei liberalen Gynäkologen anzutreffen, deren übergroße Hilfsbereitschaft und stellvertretende Sorge für das Wohl der Frau beim Schwangerschaftsabbruch in fürsorglich gemeinte Strafsterilisation umschlägt.

Auf das Phänomen des Sadismus aus Fürsorglichkeit komme ich auch in anderem Zusammenhang nochmals zurück. Auf jeden Fall ist dies ein immer wiederkehrender Widerspruch im gynäkologischen Handeln, daß gerade auch Fürsorglichkeit als mehr oder weniger krasse Bevormundung oder als Sadismus auftritt.

Hinzu kommt, daß die fortgesetzte Vornahme von Strafsterilisationen die Gynäkologen langfristig in Widerspruch zum Interesse am Bevölkerungswachstum gebracht hätte, wie es in den hochindustrialisierten Ländern besteht. Es sind also mehr oder weniger pragmatische Überlegungen gewesen, die zum Sinken von Strafsterilisationen führten.

Die Erfahrung von Frau B., die einen Schwangerschaftsabbruch bei Pro Familia Bremen vornehmen ließ, sich zugleich für das Diaphragma als Verhütungsmittel entschied und deren Gynäkologe trotzig auf einer Sterilisation bestand, wirft aber auch die Frage auf, ob alle Frauen, unbesehen ihrer sozialen Herkunft, gleichmäßig von Strafsterilisationen bedroht sind oder ob Frau B. als Privatpatientin eine Ausnahme bildete.

Gynäkologen sind im allgemeinen sehr wählerisch bei den willkürlich durchgeführten Strafsterilisationen. Der Gynäkologe von Frau B. ist insofern eine Ausnahme, als er offensichtlich verunsichert ist durch eine Patientin, die eigene Entscheidungen trifft und ihn nur zum Ausführungsinstrument ihrer Wünsche macht, ihm vor allem jedoch die Möglichkeit der Kontrolle nimmt und nur das Recht zum Heilen läßt. Seine Verunsicherung ist so groß, daß er selbst die Einkommensnachteile außer acht läßt, die ihm durch das Ansinnen einer Strafsterilisation bei Frau B. und sicher darüber hinaus durch Mundpropaganda auch im größeren Kreis seiner privaten Patientinnen entstehen könnten.

So werden Frauen mit höherem Schulabschluß und einem Universitätsstudium nicht in dem Umfang Strafsterilisationen beim Schwangerschaftsabbruch ausgesetzt wie Frauen, die nur einen Hauptschulabschluß haben. Ganz sind sie allerdings von den Sterilisationen auch nicht ausgenommen. Vor allem bei Frauen zwischen 20 und 35 Jahren wird dieses Auswahlkriterium angewandt. Sind Frauen älter als 35, so wird nicht mehr in auffälliger Weise nach Schulbildung unterschieden. Dann spielt für die Gynäkologen nurmehr eine Rolle, daß die Gebärfähigkeit nicht mehr genutzt werden soll. Damit treten Bildungskriterien in den Hintergrund. (Lit. 55)

Es sind vor allem aber auch Frauen in ärmlichen Lebensbedingungen, die Sterilisationen unterworfen werden. Das ist nicht zuletzt darauf zurückzuführen, daß ihnen keine Möglichkeit offensteht, einen Gynäkologen ihrer Wahl aufzusuchen. Es ist somit die Armut der Frauen und die schlechte

Versorgung ländlicher Teile und der Industriegebiete sowie die damit einhergehende Abhängigkeit von Fürsorgeleistungen, die Gynäkologen in die Lage versetzen, ihre Absicht der Sterilisation an die Gewährung des Abbruchs zu knüpfen.

Die Auswahl der Frauen, die hier unter der Hand durchgesetzt wird, entspricht einer allgemeinen bevölkerungspolitischen Ansicht (Lit. 21, S. 191 ff.), die offenbar unter Gynäkologen großen Anhang hat: (Lit. 61, S. 23)

»...daß die kulturtragenden Schichten zum Aussterben bestimmt und gerade verantwortungslosen und oft schlecht begabten Mitmenschen rücksichtslose Fortpflanzungsfreiheit gegeben war, so daß im Laufe von Jahrhunderten das Unkraut Minderwertiger mehr und mehr die edle Saat echten Volksgutes überwuchern mußte, sei hier nur als allgemein bekannt angemerkt.«

Diese Meinung schlägt sich im gynäkologischen Verhalten nieder. Die Umsetzung dieser Ansicht geschieht dadurch, daß den »Ungebildeten« die Fähigkeit zu einer disziplinierten Verhütung abgesprochen wird und vor allem, wo dies zutrifft, auch keine Versuche unternommen werden, dies zu verändern. Die Spirale fordert nach dieser Überlegung keine Disziplin, die Pille hingegen schon mehr. Kommt es trotz dieser Methoden zu einer ungewollten Schwangerschaft, so wird als letztlich einzig zuverlässige Methode die chirurgische Unfruchtbarmachung durchgesetzt. Es ist also das klischeehafte Bild der Gynäkologen von Frauen, das zur Auswahl für die Sterilisation beiträgt.

Die aufgeführten Auswahlkriterien stammen aus einer kanadischen Studie über die Abtreibungspraxis in Kanada. Sie untersucht dabei auch den Zusammenhang von Sterilisation und Schwangerschaftsabbruch. Andere Länder haben diese heikle Frage in ähnlichen Untersuchungen gar nicht erst aufgenommen, denn die Frage allein unterstellt, daß Gynäkologen aus Motiven handeln, die fernab von medizinischen Begründungen liegen.

Daß auch in der Bundesrepublik gynäkologisches Handeln ähnlich orientiert ist, steht wohl außer Frage; auch wenn die vorliegenden Zahlen nicht sehr reichlich sind. Auf dem Deut-

schen Gynäkologentag 1978 haben Ärzte für die Fachöffentlichkeit in aller Deutlichkeit über den Zusammenhang von
Sterilisation und Schwangerschaftsabbruch berichtet.

Von der Universitätsfrauenklinik in Tübingen wurde eine
gleichzeitige Sterilisation bei 27 % aller Frauen vorgenommen.

Die Universitätsklinik Essen berichtet von 27,7 % Un-
fruchtbarmachungen. (Lit. 73, S. 393) Allerdings nicht durch
Unterbrechung der Eileiter, sondern durch Entfernung der
Gebärmutter. Als Begründung wurde angegeben, daß dies
»unter Abwägung« psychischer (!) Momente jedoch zur Vermeidung wiederholter Schwangerschaftsabbrüche erforderlich gewesen sei. Aus einer Klinik bei Wuppertal berichtet ein
Arzt, daß dort 50 % der Abbrüche gleichzeitig mit der Sterilisation verbunden werden. Die Städtische Klinik Darmstadt
berichtet von jährlich 200 Schwangerschaftsabbrüchen, von
denen durchschnittlich 38 % mit Sterilisation verbunden werden.

Die Gebärmutterentfernung als Sterilisationsmethode ist
außergewöhnlich. Die Häufung ist kein Zufall. Sie entspricht
dem Zwang, den Gynäkologen auf Frauen ausüben, um ihren
Willen durchzusetzen. Es muß auch ernsthaft bezweifelt
werden, ob die Frauen über die Tragweite der Operation hinreichend informiert worden sind. Möglicherweise hat es sich
hierbei um eine Forschungsarbeit gehandelt, für die das entsprechende »Krankengut« beschafft werden mußte.

Gynäkologen mit einem sensiblen Gespür für die Zwangs-
mechanismen von Krankenhäusern und des Arzt-Patient-
Verhältnisses lehnen Sterilisationen selbst dann ab, wenn
Frauen dies wünschen. Sie gehen davon aus, daß angesichts
der Schwierigkeiten in den meisten Regionen, einen Schwangerschaftsabbruch zu organisieren, und angesichts der öffentlichen Diskriminierung des Schwangerschaftsabbruchs durch
gynäkologische Standesvertreter Frauen dazu neigen könnten, »freiwillige Vorleistungen« zu erbringen, um die Vornahme des Abbruchs zu sichern. Diese Ärzte führen Sterilisationen nur dann aus, wenn sie der Ansicht sind, daß keine
äußeren Zwangsverhältnisse die Entscheidung der Frau beeinflussen – vor allem jedoch keine Zwänge, die von Kliniken
und Gynäkologen ausgeübt werden. Die Entfernung der Ge-

bärmutter als eine Form der Verhütung wird selbstverständlich ebenfalls abgelehnt. Die soziale wie psychische Distanz der Gynäkologen zu den Problemen der Frauen produziert offenbar ein eigentümliches technisches Denken, in dem die Gefühle und Bedürfnisse der Frauen nicht mehr erscheinen.

Ein Chefarzt einer gynäkologischen Abteilung einer Groß-stadt diskutierte mit seinen Mitarbeitern in einem Familien-beratungszentrum über Gründe für eine Sterilisation.

»Wenn eine Familie sich nicht mehr als zwei Kinder leisten kann und das Ehepaar das ebenfalls so sieht, warum sollten wir als Ärzte dann nicht die Sterilisation vorschlagen. Die Fa-milie kann sich eben keine weiteren Kinder mehr leisten.«

Von den Mitarbeitern wurde dem Gynäkologen entgegen-gehalten, daß in dieser Überlegung eine wesentliche Ansicht herausfällt – nämlich die der Frau.

»Haben Sie sich eigentlich überlegt, was es für das Lebens-gefühl einer Frau bedeuten muß, wenn sie sich keine Kinder mehr leisten kann, aber trotzdem an diesem Wunsch noch fest-halten möchte? Muß nicht die Sterilisation über die körper-liche Veränderung hinaus ihr ganzes Selbstbewußtsein verän-dern? Denn wie soll sie an einem Wunsch in ihrer Phantasie noch festhalten können, wenn sie weiß, daß ihr Körper zur Verwirklichung des Wunsches nicht mehr fähig ist?«

Das Gespräch endete damit, daß die Gynäkologen an die-sem Fall erkannten, daß sie wohl nur nach einer möglichst zuverlässigen Verhütung gesucht hatten, nicht aber nach einer Methode, die auch dem Selbstverständnis der Frau entsprach.

Auch das scheinbar nur an technischem Erfolg orientierte Verhalten von Gynäkologen, das von arroganter, offener Ab-weisung frei ist, sieht die Frau wesentlich als Trägerin eines kontrollbedürftigen Organs, nämlich der Gebärmutter, die durch gutausgebildete Ärzte jedoch in ihrer Funktionsweise durchaus beeinflußbar ist. Darüber hinausgehende Bedürf-nisse, die die Frau mit dem Organ lebensgeschichtlich verbin-den, können Gynäkologen nur schwer erkennen.

Auch der unwirsche Arzt von Frau B. unterbricht nach dem Schwangerschaftsabbruch bei Pro Familia das bislang zwischen beiden herrschende freundliche Arzt-Patient-Verhältnis. An die Stelle einer sachlich abwägenden und einer Privatpatientin im allgemeinen zugestandenen Eigenständigkeit in der Verhütungsmethodenwahl tritt eine unergründliche Unruhe und Gereiztheit. Er verliert die Fähigkeit zum gemeinsamen Gespräch und argumentiert scheinbar nur noch nach eigenen Motiven, die sich gegenüber der Frau verselbständigt haben. Die alte Überlegenheit bricht für ihn zusammen, und das Verhältnis zu Frau B. ist nicht mehr das von Arzt und Patientin, sondern das von einem Mann zu einer Frau, die in einen Machtkampf verstrickt sind, in dem es darum geht, wer wem seine Meinung aufzwingt. Der männliche Gynäkologe sieht sich als Unterlegenen. Zwar war er bereit, eine Indikation für den Schwangerschaftsabbruch zu stellen, um der Frau mögliche Sorgen abzunehmen. Soweit hat er sich den Interessen der Frau untergeordnet. Aber jetzt will er das Ungleichgewicht zu seinen Gunsten wiederherstellen. Für seine Gefälligkeit, hinter der er eh nur halbherzig stand, will er die Sterilisation als Preis. Er will offensichtlich der sein, der über die Gebärfähigkeit der Frau letztlich entscheidet. Nicht der Ehemann, auch nicht der Freund, er, der männliche Gynäkologe! Und er beansprucht den Preis, weil er den Entscheid von Frau B. nur so ungeschehen machen kann. Aber die Frau verweigert sich ihm. Sie steht zur eigenen Entscheidung, die sie auch nachträglich nicht zu einer strafenswürdigen Tat ummünzen läßt. Allein die Bereitschaft zur Sterilisation, die Hingabe zur Unfruchtbarmachung nach seinem Willen, würde den Schwangerschaftsabbruch nachträglich zu einer moralischen Tat machen, die ihn von allen Makeln befreit. Damit wäre seine Überlegenheit aber wiederhergestellt. Das verweigert ihm die Frau. Sie entscheidet über ihre Gebärfähigkeit, ob sie nochmals schwanger wird und abtreibt, drei Kinder hat oder sich in einigen Monaten nach ihrem Entscheid sterilisieren läßt. Mit einer Frau, die frei, ohne gynäkologische Weisung und Aufsicht, über ihre Gebärfähigkeit entscheidet und waltet, wird der Gynäkologe nicht fertig. Das weckt wohl dunkle Ängste vor der Frau!

Die Ängste, die bei Gynäkologen auftreten, wenn Frauen die Sterilisation begehren, scheinen denen nicht unähnlich, die dann entstehen, wenn Frauen sich dem ärztlichen Sterilisationswunsch widersetzen.

Die einen sehen darin den geheimen Versuch, sich aus Mutterschaft, Mütterlichkeit, Kindererziehung, Heim, Familie und dem ehelichen Bett davonzuschleichen. Andere wiederum sehen die Gefahr drohender sexueller Enthemmung, vorsätzlicher Lustbejahung, Lustgenuß ohne Reue und Verantwortung. Gemeinsam ist allen diesen Befürchtungen, daß die Frau sich etwas nehmen könnte, was sie ohne Sterilisation vielleicht nicht hat: die Möglichkeit eines sexuell befriedigenden Lebens. Vor allem scheint es auch so, als sei die Frau ein grenzenlos sexuelles Wesen, dessen Bedürfnisse bislang durch Ehe, Kindererziehung und ähnliches in kulturell wünschenswerte Bahnen gelenkt wurde.

Andere haben sogar die erschreckliche und dann doch so verführerisch-schöne Phantasie einer Frau, die allen Männern willenlos und schutzlos ausgeliefert und auch willfährig ist. Die Sterilisation des Weibes löst demnach nicht nur bei ihr selbst sexuelle Begierden aus, sie gibt offensichtlich den Männern auch das Recht, sich diese Frau verfügbar zu machen. Sexuelles Opfer werden, heißt ja wohl nichts anderes, als männlichen Tätern anheimzufallen. Aber in der Phantasie der willfährigen Frau steckt auch der Gedanke, daß die Männer gar nicht so sehr Täter sein müssen, da die sterilisierte Frau in ihrer hemmungslosen Sexuallust deren Bedürfnissen entgegenkommt. (Lit. 75, S. 135 ff.) Die sterilisierte Frau nähert sich der Prostituierten: einer Frau also, die keine Rücksicht und keinen Respekt erwarten kann, der gegenüber Männer sich herausnehmen können, was im Rahmen des vereinbarten Preises üblich ist. Die Prostituierte ist nach diesem Bild die Frau, die sich der Sexualität ohne Kinderwunsch hingibt.

Die sterilisierte Frau kann diesem Wunsch als einer realisierbaren Idee ebenfalls nicht mehr anhängen. Der Angst der ärztlichen Autoren, die solche Gedanken hegen, liegt das zugrunde, was sie einer Frau antun möchten und was sie von ihr halten, wenn sie sterilisiert ist. Andererseits kann die sterilisierte Frau den Mann durch die »Folgen des gemeinsamen Verkehrs« auch nicht an sich binden oder mit der Drohung vor Folgen von sich weisen.

Wenn nun die von der Frau begehrte Sterilisation nach der Meinung des Gynäkologen und des Arztes von Frau B. zu moralischem Zerfall und schrecklicher Verwahrlosung der

Frau bis hin zur Prostitution führen sollte, warum schlägt der Gynäkologe von Frau B. dann die Sterilisation vor und dringt darauf, seine Bitte zu erhören? Allein die Tatsache, daß *er* den Vorschlag unterbreitet, kann nicht ausreichend Grund dafür sein, daß die durchgeführte Sterilisation nicht mehr zu erschrecklichen Folgen führt. Wenn dem so wäre, dann würde nicht die Operation an der Frau die Folgen auslösen, sondern die Person, die den Wunsch *hat*. Alles würde zu Schlimmem führen, wenn es von der Frau kommt; alles würde sich demnach zur Tugend kehren, wenn es der Gynäkologe will?

Wahrscheinlich wollte der Gynäkologe von Frau B. nur den Genuß, daß er die Frau mit seinem Willen zur Sterilisation dorthin befördert, wohin seiner Meinung nach eine Frau gehört, die mit ihrer Gebärfunktion unachtsam umgeht: in die Schutzlosigkeit und in die Prostitution! Aber in dem Augenblick, in dem sie einen Sterilisationswunsch angenommen hätte, hätte sie ihren Gynäkologen wieder durch die eigene Unterwerfung voll erstarken lassen. Er hätte die Kränkungen vergessen, und im alten wiederhergestellten Zustand der gynäkologischen Macht hätte er sie beschützt. Das gängige Arzt-Patient-Verhältnis wäre wiederhergestellt gewesen.

Frau B. hat sich verweigert und ist ihren eigenen Weg gegangen. Aber warum werden so viele Frauen Opfer gynäkologischer Sterilisationswünsche? Wie kann es angehen, daß nach Inkrafttreten des Abtreibungsgesetzes Ärzte in den folgenden Jahren, weitgehend ungestraft, Strafsterilisationen unter dem Mantel medizinischer Begründungen durchsetzen können? Haben Frauen möglicherweise insgeheim Schuldgefühle wegen des Schwangerschaftsabbruchs und übernehmen die ärztliche Strafsterilisation als gerechte Strafe? Ergänzen sich vielleicht sogar das ärztliche Strafbedürfnis und die Schuldgefühle der Frauen? Warum können Frauen den Gang durch die Krankenhäuser nicht aufrecht beginnen und schon gar nicht aufrechten Ganges beenden?

Obwohl das Arzt-Patient-Verhältnis ein Vertrauensverhältnis sein soll, haben die meisten Menschen davor Angst. Angsterweckendes Vertrauen? Angesichts eines verweigerten Abbruchs sind die Angst und der Zwang zur Botmäßigkeit und Unterwerfung unter die Vertrauenszwänge besonders groß.

Wie Frauen zur Annahme des Sterilisationswunsches ohne Anwendung brachialer Gewalt gezwungen werden, sei anhand eines Berichts aus einer angesehenen Schweizer Frauenklinik dargestellt:

Bei Schwangerschaftsabbrüchen nach der 12. Woche wurde den Frauen gesagt, daß auch gleich eine Sterilisation gemacht werden müsse. Die Entscheidung wurde mehr oder weniger so durchgesetzt, daß die Ärzte sagten:

»Jetzt schauen Sie mal! Wir machen uns jetzt die große Mühe, wieder einen Schwangerschaftsabbruch zu machen. Wir sind hier ein großes Team, das seine Zeit jetzt dafür aufwendet. Finden Sie es nicht auch richtig, daß wir, da wir jetzt eh Ihren Uterus öffnen, doch gleich auch eine Sterilisation durchführen?«

Daraufhin haben die meisten Frauen mehr oder weniger anstandslos unterschrieben! Gynäkologin in der Schweiz

Die Arbeitsweise des Zwangsmechanismus ist nicht schwer zu durchschauen: Der Schwangerschaftsabbruch wird als Zumutung dargestellt, der Frau ein moralisches Recht auf ärztliche Hilfe abgesprochen und ihre Entscheidungsgründe für den Schwangerschaftsabbruch einfach nicht ernst genommen. Die gynäkologische Hilfe wird aber dann zu Recht und als moralisch vertretbar erwartet, wenn an den Schwangerschaftsabbruch noch eine vernünftige Maßnahme angeschlossen wird. Das ist die Sterilisation! Die damit verbundene Wiedergutmachung einer vermeintlich selbstverschuldeten ungewollten Schwangerschaft macht es der Frau möglich, bei den Ärzten Anerkennung zu finden und sich gleichzeitig von der diskriminierten »Tat« zu distanzieren, indem sie dabei mitwirkt, ungewollte Schwangerschaften in der Zukunft zu vermeiden. Der Mechanismus wird dargeboten von Damen und Herren, die wohlwollende Jovialität ausstrahlen und sich in weißen Kitteln bewegen. Eine erdrückende Welle medizinischer Sachkompetenz und angsterregender Ausstrahlung! Aber was kurzfristig durchsetzbar ist, wird dadurch noch lang nicht auf Dauer gut!

»Aber es hat sich sehr schnell gezeigt, daß die so zustandegekommenen Sterilisationen den Frauen Probleme bereiten. Die

Frauen wollten die Refertilisierung (Wiederherstellung der Fruchtbarkeit) und haben sich über den Druck beschwert, unter dem die Sterilisation zustandegekommen ist. Daraufhin hat die Klinik diese Form der Beratung unterlassen. Wir haben unser damaliges Verfahren sogar mit psychiatrischen Gutachten abgesichert. In den Gutachten stand drinnen, daß die Frauen auf eigenen Wunsch eine Sterilisation wollten. Formal gesehen, mußten die Gutachter sogar unabhängig von uns arbeiten. Nach diesen Erfahrungen, die auch viel Staub in der Klinik und sogar außerhalb aufgewirbelt haben, haben wir uns von der Sterilisation in Verbindung mit Abbrüchen getrennt.« Gynäkologin in der Nordschweiz

Die angstauslösende gynäkologische Autorität und die klinischen Verkehrsformen vermögen Frauen zur Hinnahme der Sterilisation zu bringen. Die Erfahrungen aus der Schweizer Klinik zeigen aber, daß sowohl ärztliches Autoritätsgehabe wie auch die gesamte Klinikatmosphäre die Frauen nicht dazu bringen konnten, die Strafsterilisation als eine gerechte Strafe für den Schwangerschaftsabbruch zu akzeptieren. Es ist den Ärzten lediglich gelungen, in der Klinik – auf ihrem eigenen Terrain – die Frauen so unter Druck zu setzen, daß sie sie sterilisieren konnten. Wesentlich ist dabei wohl gewesen, daß sie neben den bereits angedeuteten Dankesgefühlen vor allem auch Schuldgefühle hervorrufen konnten. Solange Frauen aus Schuldgefühlen auch zur Sterilisation bereit sind, wird trotz der erdrückenden Machtfülle in den Kliniken, die allemal gegen den Patienten ausgerichtet ist, den Gynäkologen der strafrechtliche Vorwurf der vorsätzlichen Körperverletzung durch Sterilisation erspart bleiben. Ganz zu schweigen von der Gebärmutterentfernung, die sie unter Ausnutzung gynäkologischer Machtfülle vornehmen.

Frauenärzte werden auch weiterhin den Versuch unternehmen, den Schwangerschaftsabbruch mit einer Sterilisation zu verbinden. Aber sie werden in den meisten Fällen darauf bestehen, daß die Frau dieser Absicht zustimmt. Denn es ist die fehlende Zustimmung der Frau, die sie selbst einem Schuldvorwurf aussetzt. Aber nur durch die Schuldanerkennung kann der leidende Gynäkologe genesen. Seine Stärke hängt von der Schuld der Frau ab, die sie auf sich lädt. Je größer die

Schuld der Frau, um so moralisch erhabener ist der Arzt. Vor allem muß er aber vor der sich schuldig fühlenden Frau keine Angst haben, denn die schuldige Frau steht nicht mehr zu ihren sexuellen Bedürfnissen und beansprucht auch nicht die Verfügung über ihre Gebärfähigkeit. Sie liefert sich aus und ist damit kindlich und naiv. Der Gynäkologe hat seine gehorsame Patientin wieder!

Ohne Schmerzen mußt du dein Kind gebären ...

Die Türkin ließ ihrem Schreien freien Lauf. Mich störte das nicht mehr, weil ich mich in der Zwischenzeit daran gewöhnt hatte. Viele Türkinnen kommen zur Geburt ihrer Kinder in unsere Klinik. Der Geburtsvorgang ist bei ihnen leidenschaftlich und schnell. Sie nehmen keine ängstliche Rücksicht auf die klinische Umwelt. Sie verhalten sich anders als deutsche Frauen, die schon ahnen, daß die Ärzte auch ordentliches und sittsames Verhalten während der Geburt erwarten.

Als die Türkin bereits einige Zeit ihren Gefühlen freien Lauf ließ, klingelte das Telefon, und der Oberarzt wollte wissen, was da vor sich ging. Wer da so schrecklich schreien würde? Ich habe ihm das erklärt und gleich dazugesagt, daß die Geburt fast beendet sei. Er warf den Hörer auf und stürzte Sekunden später in den Raum, griff sich eine Narkosemaske, preßte sie der Frau ins Gesicht, gab Anweisungen und verschwand. Na ja, dann hatte er die Ruhe, die er wollte. So schnell wie er gekommen war, so schnell war er auch verschwunden.«

Assistenzarzt einer Frauenklinik (Lit. 37, S. 33 ff.)

»Ich habe dem Arzt gesagt, daß ich die Geburt von Anfang bis Ende bei Bewußtsein erleben will. Ich habe ihm geradezu die Weisung erteilt, mir keine Betäubung zu verabreichen. Und was ist dann passiert? Als ich am Schreien war, wurde mir die Maske ins Gesicht gedrückt, und ich war weg. Den Augenblick, als das Kind aus mir herauskam, habe ich nicht erlebt. Ich habe mich betrogen gefühlt und rücksichtslos übergangen. Die Gefühle meiner Ohnmacht kann ich mit Worten gar nicht beschreiben.«   34 Jahre alt, ein Kind

Die Patientin von ihren Schmerzen zu befreien, ist ein Teil der ärztlichen Hilfe. Das Nachlassen des Schmerzes ist für die

Patientin ein Zeichen dafür, daß der Arzt sich um sie bemüht. Wenn der Schmerz schwindet, werden auch die Ängste der Patientin nachlassen.

Aber für den Vorgang der Geburt trifft das nicht zu. Die Geburt ist keine Krankheit, auch wenn sie in einem Krankenhaus stattfindet, und der Schmerz ist nicht Ausdruck einer Krankheit. Er ist Teil der Geburt. Er ist ein produktiver Schmerz, der nicht nur die Phasen der Geburt anzeigt, sondern auch unmittelbar die Arbeit des Gebärens ausmacht. Der Schmerz der Geburt ist deshalb auch weniger bedrohlich und angsterregend als der Schmerz einer Körperverletzung oder einer Organerkrankung.

Für manche Frauen ist der Druck, der sich während der Geburt auf die Sexualorgane und den Anus aufbaut, ausgesprochen lustvoll und sexuell stimulierend. Für andere ist er hingegen extrem schmerzhaft und unangenehm. Sie schließen ihn durch eine lokale Betäubung oder durch eine Kurznarkose aus. Gynäkologen werden diesem Wunsch ohne weiteres entsprechen.

Aber wenn Frauen ausdrücklich – wie in dem berichteten Fall – darauf bestehen, die Geburt bei vollem Bewußtsein zu erleben und sich geradezu vorhersehbare, ungewollte Eingriffe der Ärzte verbitten, dann scheint das gynäkologischen Widerstand und Eigensinn zu wecken. Denn der Wunsch der Frau gibt dem Arzt zu verstehen, daß die Geburt ihre eigene Angelegenheit ist, die sie als etwas Nützliches begreift und die keine Veranstaltung von Ärzten und Krankenhaus werden soll. Sie macht damit jedoch das langfristig gegen die freien Hebammen und die Frauen durchgesetzte Selbstverständnis der Gynäkologie streitig, daß der Geburtsvorgang ebenfalls in das Zuständigkeitsgebiet der Gynäkologie gehört und nicht in die autonome Verfügung der Frauen. Die Kurznarkose gegen den Willen der Frau wäre dann in der Tat eine symbolhafte Herrschaftsgeste des Gynäkologen gewesen, mit dem er signalisierte, daß er über den Körper der Frau bestimmt und nicht sie selbst.

Möglicherweise wird in einem solchen Einzelfall der alte und geschichtsträchtige Streit wieder erkennbar, der für die Existenz der Gynäkologie als moderner Medizin so bezeichnend ist, ob die Frau über ihren Körper und ihre Sexualität verfügen darf oder ob dies zum Terrain der Gynäkologen gehört, die die Interessen der Frauen festlegen.

Für die katholische Kirche war der Geburtsschmerz eine Strafe Gottes für die vom Weibe vom Zaun gerissene Sexualisierung paradiesischer Partnerschaftsverhältnisse von Adam und Eva. Als der englische Geburtshelfer James Young Simpson in der Mitte des 19. Jahrhunderts das gerade erfundene Chloroform für die schmerzfreie Geburt einsetzte, stieß er auf kirchlichen Widerstand. Denn er machte damit die gottgewollte Bestrafung der weiblichen Sexualitätssünde ungeschehen.

> *Und zum Weibe sprach er: Ich will dir viel Schmerzen schaffen, wenn du schwanger wirst; du sollst mit Schmerzen Kinder gebären; und dein Verlangen soll nach deinem Mann sein, und er soll dein Herr sein.* « (Lit. 3)

Trotz ihrer praktischen Nähe zum katholischen Verständnis vom »Wesen des Weibes und seiner Bedeutung in Gesellschaft, Ehe und Familie« ist die Gynäkologie keine Anhängerin einer durchgängigen Strafmoral. Aber ihr Verhältnis zum Schmerz bei der Geburt, beim Dammschnitt, der Abtreibung oder der Genitalkorrektur kennt beachtenswerte Unterscheidungen. Eine prinzipielle Schmerzfreiheit gesteht die Gynäkologie der Frau nicht zu.

Ob eine Frau schmerzfrei gebären darf, ob eine Abtreibung schmerzfrei vonstatten geht oder ob das ärztliche Verhalten psychische Schmerzen zufügt, wird von Frauen als medizinische Frage angesehen. Zu Recht wird unterstellt, daß Gynäkologen Schmerzfreiheit erzielen wollen, wenn das medikamentös oder technisch möglich ist. Aber diese Annahme ist falsch. Es spielen sehr persönliche und auch finanzielle Überlegungen eine gewichtige Rolle, wenn es um Schmerzhaftigkeit oder Schmerzfreiheit geht. Am Beispiel der Kaiserschnittgeburt soll dies untersucht werden:

> *Anfangs wollte ich es kaum glauben: aber 50% meiner privaten Patientinnen werden in einer hiesigen Klinik durch Kaiserschnitt entbunden. Das bedeutet nichts anderes, als daß sich die Chefärzte damit ihre Portemonnaies füllen.*

Wenn ich Frauen zur Entbindung in diese Klinik überweise, dann nehme ich in Kauf, daß medizinisch nicht angezeigte Kaiserschnitte in erheblicher Zahl vorgenommen werden. Weil Privatpatientinnen mehr zahlen (das Vielfache vom üblichen Satz), müssen sie sich mit Kaiserschnitten abfinden. Ich weise in diese Klinik nicht ein, weil ich das medizinische Vorgehen als Kunstfehler ansehe.«

Niedergelassener Gynäkologe in einer Großstadt

Der überdurchschnittlich hohe Anteil von Kaiserschnittentbindungen bei Privatpatientinnen ist bekannt. Es soll auch nicht bestritten werden, daß diese Operationen der persönlichen Bereicherung meistens von Chef- und Oberärzten dienen und der Mangel an einer medizinischen Begründung dieser Eingriffe den Straftatbestand der vorsätzlichen Körperverletzung erfüllen. Allerdings setzt sich das ärztliche Bereicherungsinteresse in einem höchst erstaunlichen Gewand – nämlich übergroßer Fürsorglichkeit – durch:

»Diese Kaiserschnitthäufigkeit bei Privatpatientinnen hat mit der Honorarhöhe zu tun – zweifellos! Aber es kommt eine Besonderheit noch hinzu. Der Chefarzt hat zu den Privatpatientinnen ein überaus intensives Verhältnis. Die Vorsorgeuntersuchungen werden mit großer Umsicht und Sorgfalt durchgeführt. Es geschieht nichts Routinemäßiges. Alles ist in Gespräche und Informationen für die Patientin eingebettet. Das gilt für die Zeit der gesamten Schwangerschaft. Es entsteht ein vertrauensvolles Arzt-Patient-Verhältnis, das zugegebenermaßen nicht alltäglich ist. Der Arzt nimmt die Sorgen und Ängste der Frau wahr und versucht, sie durch Gespräche und Beschwichtigungen aufzulösen. Ist dann Geburtstermin, dann ist der Arzt viel hellhöriger für Schmerzen und Ängste der Frau. Die Geburt möchte er der Frau so angenehm wie möglich und damit auch weitgehend schmerzfrei machen. Ich glaube, daß der Arzt dann vielleicht schneller – aus Mitgefühl – einen Kaiserschnitt für angebracht hält, als das sonst der Fall bei einer beliebigen Patientin ist.«

Oberarzt einer Universitätsklinik

Das große Maß an Vertrautheit zwischen der schwangeren Frau und dem gynäkologischen Mann würde demnach eine chirurgische Entbindung fördern. Die Vertrautheit führt zum Eindringen des Chirurgen mit dem Skalpell in den Körper der Frau. Er nimmt damit den Geburtsvorgang aus der Natürlichkeit des physiologisch-psychischen Ablaufs und unterwirft ihn seinen ärztlich-instrumentellen Fähigkeiten und medizinischen Apparaturen. Das Gebären der Frau wird zum Geburtsvorgang des Gynäkologen. An die Stelle der natürlichen Gebärfähigkeit der Frau tritt das gynäkologische Geburtshandwerk. Der Mann tritt an die Stelle der Frau. (Lit. 62)

Es hat fast den Anschein, als fühle sich der Gynäkologe in dieser intimen Beziehung zu einer Patientin verantwortlich für die Schwangerschaft, die körperlichen und psychischen Belastungen, die damit verbunden sind oder von denen er meint, daß sie damit verbunden seien. Die gynäkologische Fürsorglichkeit schließt auch aus, daß das Gebären etwas mit sexuellen Lustempfindungen zu tun haben könnte. Die Nähe, die der Gynäkologe zur Frau eingeht, und die der Frau einen Teil natürlicher Fähigkeiten letztlich wegnimmt, deutet auf mehr als Nähe, die durch Gespräche entsteht. Was als Fürsorglichkeit auftaucht, beruht möglicherweise auf Schuldgefühlen des Gynäkologen, die in der Beziehung mit der Patientin belebt werden. Fürsorglichkeit aus Schuldgefühlen hat in erster Linie wohl etwas mit den Phantasien über schwangere Frauen zu tun – und nicht mit medizinischen Entscheidungen.

Auch die Narkosemaske für die schreiende Türkin deutet darauf hin, daß es weniger um den Schmerz und die Unzumutbarkeit für die Frau als um die Bedrohung geht, die der Gynäkologe durch das unkontrollierte Schreien der gebärenden Frau empfindet. Das Schreien und Stöhnen während der Geburt sind Ausdruck einer weiblichen Emotionalität und Körperlichkeit, von der viele Gynäkologen meinen, daß sie sie beherrschen, wenn sie den Schmerz und das Stöhnen abstellen.

Aber nicht jeder Schmerz von Frauen stößt bei Gynäkologen auf ängstliche Sensibilität und zwanghafte Hilfsbereitschaft. Sie stellen den Schmerz nur dort ab, wo er sie stört und sie damit das Gefühl eigenen Versagens gegenüber den Frauen verbinden. Verbinden sich mit Schmerzensäußerungen keine Versagensängste und Schuldgefühle, so können sie den Schmerz sehr gut ertragen und ihn teilweise sogar provozieren.

Bereits beim Dammschnitt, der heutzutage häufig und in vielen Kliniken wahllos zu beliebigen Zeiten während des Geburtsvorgangs zu dessen angeblicher Erleichterung vorgenommen wird (Lit. 40 u. 41), zeigt sich bereits eine beachtliche Schmerzunempfindlichkeit von Gynäkologen und ein Desinteresse für die möglichen Folgen:

»Ich fand die Nachwirkungen der Nahtstiche als die unangenehmste Sache der ganzen Geburt. Ich war nach der Geburt voller Energie und fühlte mich ausgesprochen wohl, ich fühlte mich ein wenig müde, nachdem die Milch kam, aber als die Stiche zu schmerzen anfingen, fühlte ich mich matt und sehr müde.«

»Einigen Frauen wurde gesagt, daß alles halb so schlimm gewesen wäre, wenn sie sich zu einer Epiduralbetäubung bereit erklärt hätten. Dann wäre das Nähen leichter gewesen, und es würde jetzt nicht schmerzen.«

»Ich hatte weniger Schwierigkeiten mit der Kaiserschnittwunde als die Frauen mit einer genähten Dammwunde.«

»Beim Dammschnitt wurde mein Darmschließmuskel durchtrennt. Ich habe die Probleme, die dadurch entstanden sind, bis heute nicht los.«

»Es hat mich sehr belastet, daß mir die Sexualität keinen Spaß mehr machte. Ich fühlte mich verunstaltet, noch Monate nach der Geburt habe ich Schwierigkeiten mit der Sexualität, und meine Beziehung belastet das natürlich auch.«

Obwohl viele Frauen durch die überflüssigen Schnitte auf Wochen und Monate durch Entzündungen der Dammnaht und langsames Heilen an einer lust- und schmerzfreien Sexualität gehindert werden, vernachlässigt die Gynäkologie diese Problematik fast völlig. Schmerzen, die als Folge höchst fragwürdiger Routinechirurgie bei der Geburt entstehen, scheinen Ärzte weder zu beunruhigen noch zur Kritik ihrer Alltagspraxis anzuregen.

Die Angst und Schmerzempfindlichkeit der Gynäkologen vor dem Stöhnen und Schreien von Frauen erlischt fast vollständig und wendet sich zum Sadistischen, wenn es um Schwangerschaftsabbrüche geht, die nicht aus medizinischen Gründen erfolgen, sondern von Frauen zur Wahrung ihrer eigenen Lebensperspektive gewünscht werden.

Bezeichnend dafür ist, daß in unserem Land der Schwangerschaftsabbruch seit 1981 in vielen Kliniken unter Anwendung eines schmerzverursachenden Medikamentes – einem Prostaglandinpräparat – vorgenommen wird. (Lit. 54) Der Schmerz ist dem Wehenschmerz vergleichbar und dauert über viele Stunden. Darüber hinaus führt er jedoch zu einer Reihe von weiteren nicht unerheblichen körperlichen und psychischen Belastungen der Frauen. Die medikamentös ausgelösten Schmerzen scheinen die ärztliche Ängstlichkeit vor dem Schreien und Stöhnen der Frauen nicht hervorzurufen. Die Ängstlichkeit fehlt und folglich die Bereitschaft, den Schmerz zu stillen. Die ärztlich provozierten Schmerzen scheinen sogar das Selbstverständnis der Gynäkologen zu stärken und ihre berufliche Identität zu festigen. Es bedarf des wehenähnlichen Schmerzes während der Abtreibung, um die ärztliche Mitwirkung sicherzustellen. Erst das körperliche und psychische Leiden der Frau scheint einen Schwangerschaftsabbruch für den Arzt zu einer vertretbaren medizinischen Behandlung zu machen.

12.00 – Die Frau ging, im gleichen Augenblick betrat die Schwester das Zimmer und gab uns die erste Prostaglandin-Spritze.

12.15 – schwummrig vor den Augen, leichte Schweißausbrüche, Ziehen im Unterleib

12.30 – stärkeres Ziehen, die Schwester rasierte mich für die Operation

13.00 – versuchte zu dösen, kalte Hände und Füße

14.00 – erträgliche Schmerzen, etwas herumgelaufen

15.00 – erste Blutung

15.15 – stärkere Schmerzen, Schweißausbrüche

16.00 – sehr starke Schmerzen und Übelkeit, die eine halbe Stunde anhielten. Die Schmerzen waren die äußerste Grenze des Erträglichen.

16.30 – die Schmerzen ließen etwas nach, ich fror und war erschöpft

17.00 – Die Schwester betrat wieder das Zimmer, mit der nächsten fertigen Spritze in der Hand. Ich verweigerte sie. Hatte der Stationsarzt mir nicht gesagt, nur wenn »nichts passiert sei«, bekäme ich eine zweite Spritze? Und war nicht schon genügend »passiert«? Ich wollte solche Schmerzen, wie ich sie in der letzten Phase hatte, nicht noch einmal ertragen.

Die Schwester ging und holte die Frau, die uns den Tropf hatte anlegen wollen. Sie sagte schnippisch zu mir, natürlich bekämen wir nun die zweite Spritze, das wäre so üblich. Und die Schmerzen müßten wir nun aushalten, wir hätten uns ja für die Spritzen entschieden.

Meine Mitpatientin und ich bestanden darauf, zunächst vom Stationsarzt untersucht zu werden. Erst wenn dieser feststellen würde, daß der Muttermund noch nicht genügend geöffnet sei, würden wir unsere Zustimmung geben.

Der Arzt untersuchte uns und stellte natürlich eine entsprechende Diagnose. Wir bekamen die zweite Spritze.

Ich mußte mich sofort danach furchtbar übergeben. Fing ganz stark an zu zittern, und die Schmerzen wurden unerträglich. Halb von Sinnen, atmete ich wohl sehr tief ein – genaues weiß ich über die Phase nicht mehr, nur, daß ich sterben wollte, um den Qualen ein Ende zu bereiten. Ich spürte irgendwann, wie meine Hände und Füße langsam abstarben. Die Taubheit kroch allmählich die Arme hoch. Als auch mein Gesicht anfing abzusterben und ich in einem kurzen wachen Moment merkte, daß sich meine Finger wie bei einem Spastiker verkrampft hatten und nicht mehr zu bewegen waren, bekam ich Todesängste. Die anderen Frauen aus meinem Zimmer holten die Schwester und den Arzt. Ich merkte, endlich wird etwas für mich getan, ich werde nicht sterben. Phantasierte, ich käme auf die Intensivstation, dabei stülpten sie mir nur einen Gummihandschuh über die Nase, damit ich nicht mehr so ruckartig und tief atmete. Ganz allmählich löste sich die Verkrampfung. Die Schmerzen überschritten immer noch die Grenzen des Erträglichen. Ein schmerzstillendes Mittel sollte ich aber erst später bekommen, damit die Wehentätigkeit nicht eingeschränkt würde. Ich versuchte, durchzuhalten.

Für die Zeit bis ca. 22.00 hatte ich aufgrund der Schmerzen kein Gefühl mehr. Ich wünschte mir nur ein baldiges Ende, sogar den Tod als Erlösung. In den letzten zwei Stunden mußte ich mehrmals mit Hilfe einer anderen Patientin den langen Gang auf die Toilette gehen, um »auszustoßen«. Dabei ging ein ganz kleiner Teil des Gewebes mit ab. Gegen 22.00 waren die Schmerzen im Unterleib schließlich auszuhalten. Ich nahm eine Schlaftablette und schlief total erschöpft ein.

Donnerstag, 19. Juli

9.30 – Beruhigungsspritze

10.00 – Ich wurde vor dem OP-Raum im Bett abgestellt

10.30 – Ein Krankenpfleger tauschte mein Nachthemd in ein OP-Hemd um. Dann schnallte er mich mit Lederriemen auf einem Frauenstuhl fest und deckte meinen entblößten Körper mit einem Tuch zu. Ich wurde in einen anderen Raum gefahren und bekam eine Narkosespritze.

13.00 – Ich wachte aus meiner Narkose auf, war sehr erschöpft, hatte aber keine Schmerzen mehr.

Freitag, 20. Juli

Nachuntersuchung (Lit. 54, S. 14f.)

Gynäkologen haben offensichtlich keinen einheitlichen medizinischen Standard beim Umgang mit dem Schmerz. Moralisch-Sadistisches mischt sich untrennbar mit »Medizinischem«.

Die Bekämpfung des Schmerzes ist am ehesten noch bei Vorgängen sichergestellt, die mit Geburt und Schwangerschaft zusammenhängen; also dem, was Gynäkologen offen oder verdeckt als die natürlichen Aufgaben und Pflichten von Frauen begreifen. Andererseits ist am wenigsten mit der Hilfe zur Linderung von Schmerzen zu rechnen, wenn Frauen abtreiben, da dies dem gynäkologischen Weltbild vom Wesen der Frau widerspricht.

Patientinnen fühlen sich in guten Händen, wenn ihr Schmerz nachläßt; wenn die Schmerzen aber durch den Arzt oder auf sein Geheiß ausgelöst werden und über viele Stunden dauern, dann fühlt sich die Frau gewaltsam zur Patientin gemacht und wähnt sich zu Recht auch nicht in guten Händen.

Das Beispiel des Kaiserschnitts hat gezeigt, daß der Arzt ganz besonders dann Schmerzen zum Abklingen oder unter

Kontrolle bringen will, wenn er sich mit seiner Patientin identifiziert oder sogar soweit geht, daß er an ihre Stelle tritt, um von ihr Schmerzen und Belastungen abzuwenden. Wenn der Arzt den Schmerz vorsätzlich provoziert, dann ist das die absolute Umkehrung der Fürsorglichkeit, die zum Kaiserschnitt führt; er identifiziert sich nicht mit dem Abtreibungswunsch der Frau, er mißbilligt ihn offen oder verdeckt. Der aufgezwungene Schmerz durch medikamentöse Abtreibung ist der medizinische Vorwand, um eine private Mißbilligung des Schwangerschaftsabbruchs so zum Ausdruck zu bringen, daß das private Vorurteil und der verletzende Eingriff in die Körperlichkeit und Psyche der Frau weder strafrechtlich noch moralisch in Frage gestellt werden kann.

Aber der medikamentös provozierte Schmerz hat noch eine andere Funktion zu erfüllen. Er macht die Frau zur Patientin, die für die Dauer von 6 bis 24 Stunden an wehenähnlichen Schmerzen leidet und am nächsten Tag als leidende Patientin in den Operationssaal geschoben wird.

Die medikamentös bewirkte Erniedrigung eines autonomen Willensentscheids einer Frau und die dann schmerzgeplagte Patientin geben dem Arzt die Genugtuung, die Frau während der Zeit ihres Krankenhausaufenthaltes von einem autonomen Lebensentscheid abgebracht und vom aufrechten Gang in die gängige Hilflosigkeit des Patientinnenstatus gezwungen zu haben. Damit rettete der Gynäkologe seine ärztliche Autorität und Überlegenheit, nach der er nur kranke und moralisch-gesunde und keine gesunden, aber moralisch-kranken Frauen behandelt.

Selbst bei Ärzten, die den Schwangerschaftsabbruch akzeptieren, den Frauen ein Entscheidungsrecht über ihre Lebensperspektiven zugestehen und auch Abbrüche selbst vornehmen, besteht ein psychischer Zwang, die Behandlung als etwas Krankhaftes zu sehen und die Frau vorsorglich in einen medikamentös kontrollierten Zustand – vorzugsweise mit Valium – zu versetzen. Besonders charakteristisch scheint hier die Erfahrung eines holländischen Arztes mit Kollegen in einer Schwangerschaftsabbruchklinik, in der hochmotivierte und erfahrene Ärzte und Krankenschwestern arbeiteten:

»Ich habe in einer holländischen Abtreibungsklinik gearbeitet, und wir haben kein Beruhigungsmittel – Valium – verwendet. Die Erfahrungen der Frauen und unsere Beobachtungen waren gut. Wir verzichteten deshalb auf Valiuminjektionen.

Nun hat einer meiner Kollegen einen Job in einer anderen Klinik angenommen, in der jedoch Valium routinemäßig gespritzt wurde. Als er auf unsere guten Erfahrungen hinwies und vorschlug, Valium ebenfalls wegzulassen, stieß er auf massiven Widerstand, obwohl seine Kollegen für technische Neuerungen und Vereinfachungen der Absaugmethode ausgesprochen aufgeschlossen waren.

Mein Kollege ließ es bei diesem Widerstand jedoch nicht bewenden. Er ging zu einem befreundeten Apotheker und ließ eine Flüssigkeit zusammenstellen, die dem Valium ähnlich sah.

Dann hat er während der Mittagspause seiner Kollegen die richtigen Valiumspritzen im Behandlungsraum für die Abbrüche am Nachmittag gegen die wirkungslose Flüssigkeit ausgetauscht. Das hat er sechs Wochen lang gemacht. Dann hat er in einer Teamsitzung seine Kollegen und Kolleginnen gefragt, ob sie im Verhalten der Frauen in der Nachmittagsschicht irgendwelche Unterschiede zum Verhalten der Frauen am Vormittag beobachtet hätten. Sie hatten keine Unterschiede bemerkt, wollten aber wissen, warum er die Frage stellte. ›Nun ja, vielleicht sind Frauen am Vormittag nervöser, weil sie nicht ausgeschlafen sind und Angst haben, den frühmorgendlichen Termin zu versäumen?‹ Nein, da wurden keine Unterschiede bemerkt!

Mein Kollege hat daraufhin seine Aktentasche voller Valiumampullen auf den Tisch gekippt und seinen Kollegen mitgeteilt, daß sie sechs Wochen lang jeden Nachmittag den Frauen wirkungslose Substanzen zur Beruhigung gespritzt haben. Da sie keinen Unterschied bemerkt hätten, könnte dann wohl in Zukunft auch vormittags auf die überflüssigen Valiumspritzen verzichtet werden. Denn warum etwas spritzen, was Geld kostet, den Körper der Frauen beeinträchtigt und vor allem wirkungslos ist?

Aber das Frappierende war, daß nicht alle Mitarbeiter und Mitarbeiterinnen diesem Vorschlag zustimmten, sondern *einige auch darauf bestanden, Valium auch weiterhin vorsorglich zu spritzen.«*

Nach diesem Experiment gab es für die Vorsorglichkeit jedoch keine medizinischen Argumente mehr und auch keine erkennbaren Interessen der Frauen, die sich einer Behandlung unterzogen. Die Gründe konnten nur in der Einstellung der Mitarbeiter zum Schwangerschaftsabbruch zu finden sein.

Offenbar haben diese Ärzte und Ärztinnen, die nach dem damals geltenden Strafrecht in Holland Abtreibungen sogar unter Strafandrohung und persönlichen Risiken vornahmen, ebenfalls noch die Vorstellung, daß ein Schwangerschaftsabbruch eigentlich bei den Frauen zu Schmerzen und körperlichen Störungssymptomen führen muß.

Obwohl die Ärzte dieser Klinik sehr erfahren sind, mit großer Sorgfalt, Umsicht und ohne erkennbare Kritik am Entscheid der Frau arbeiten, benötigen sie zu ihrer persönlichen Entlastung die Vorstellung, daß sie dem vermeintlichen Schmerz – durch einen Schwangerschaftsabbruch ausgelöst – vorbeugen müßten. Sie machen damit ihre eigenen Vorstellungen und Gefühle über die Auswirkungen einer Abtreibung zum Maßstab der medikamentösen Behandlung der Frauen. Damit helfen sie sich selbst, eine eigene Angst und Ablehnung zu überwinden, denn es fällt ihnen schwer, den Entscheid der Frauen für eine Abtreibung »ohne Wenn und Aber« anzuerkennen.

Wenn die anstehende Behandlung jedoch tatsächlich bei den Frauen Ängste und Unsicherheit auslöst, dann lassen sie sich nicht mit Valium beheben. Valium schließt die Angst nur als Störfaktor des Arbeitsbetriebes aus.

»Als wir 1979 damit begannen, im Pro Familia Beratungszentrum Schwangerschaftsabbrüche ambulant vorzunehmen, haben wir auf Vollnarkose verzichtet. Wir haben den Frauen aber vorbeugend zu Beginn der Behandlung Valium und Fentanyl gespritzt. Das erste zur Beruhigung und das zweite gegen den Schmerz, den wir erwarteten.

Wir haben aber sehr schnell vor allem auch nach Gesprächen mit holländischen Kliniken festgestellt, daß beides unnötig ist.

Ob Frauen diese Medikamente erhalten oder nicht, war für ihre Schmerzempfindlichkeit und ihre Unruhe oder ihre Tränen der Trauer oder der Erleichterung und des Glücks unerheblich. Statt der medikamentösen Dämpfung der Gefühle haben wir menschliche Umgangsformen gesetzt. Wir haben Frauen nicht mit Medikamenten in unseren Arbeitsplan gepreßt, sondern wir haben den Arbeitsplan nach den Bedürfnissen der Frauen organisiert. Eine Frau, die in Tränen ausbrach, die konnte sich erst mit ihren Tränen und deren Ursachen auseinandersetzen und konnte sich später behandeln lassen oder auch gar nicht. Unsere Mitarbeiterinnen redeten mit den Frauen, das hat den Frauen geholfen oder auch nicht. Aber wir haben nicht mit Medikamenten gedämpft und unterdrückt, was der Klärung im Gespräch bedurfte. Das setzt natürlich voraus, daß wir den Wunsch nach einem Schwangerschaftsabbruch akzeptieren, den Schmerz nicht als eine notwendige Strafe, sondern als eine mögliche Reaktion einer Frau ansehen, die wir ohne Gehässigkeit aufnehmen. Und da wir wußten, daß viele Frauen Angst hatten, daß sie für ihren Abbruchswunsch bestraft werden könnten, war es eben wichtig, daß die Frauen bemerken, daß wir nicht strafen, sondern ihren Wunsch respektieren.

Angst und Schmerz lassen sich zu einem Großteil durch die Art der Behandlung und das Verhalten der Mitarbeiterinnen bereits beseitigen. Valium ist deshalb als Beruhigungsmittel der Pharmaindustrie auch gleichzeitig eine traditionelle Organisationsform der Kliniken wie Stütze für ärztliches Selbstverständnis. Auf all das wollten wir verzichten.«

Pro Familia Bremen

Auch in Krankenhäusern stellt der humane Umgang mit Frauen keineswegs ein arbeitsorganisatorisches Problem dar. Er setzt vielmehr nur die prinzipielle Anerkennung des Entschlusses der Frau voraus und damit die Fähigkeit der Mitarbeiter, die Entscheidung der Frau auch als Quelle der Angst und Schmerzempfindlichkeit zuzulassen. Wird der Schwangerschaftsabbruch von den Klinikmitarbeiterinnen jedoch mißbilligt, dann wird die Schmerzempfindlichkeit als notwendige Folge eines Verstoßes gegen die »Natur der Frau« abgetan und mit entsprechend hohen Dosen an Valium »stillgestellt«. Der Schmerz ist eine Strafe und kein zulässiges Zeichen der Trauer nach einer Abtreibung.

Wird der Wunsch nach dem Schwangerschaftsabbruch nicht anerkannt, sondern mißbilligt, so ist der Weg frei für sadistisch-aggressive Behandlungsformen. Die Verwendung von »Prostaglandinen« ist ein Zeichen solcher Mißbilligung, die in vielen Kliniken beobachtbar ist.

Sie ist ein politisches Charakteristikum unserer klinischen Gynäkologie, das sich in keinem anderen Land wiederholt und im Ausland nur auf Verständnislosigkeit stößt.

Die Prostaglandinanwendung hängt einerseits mit der Abtreibungsfeindlichkeit der standardsetzenden leitenden Gynäkologen zusammen und andererseits mit dem Zwang, auch durch Schwangerschaftsabbrüche eine hohe Auslastung verfügbarer Klinikbetten zu erwirtschaften.

Die vom Bundesgesundheitsamt für die klinische Anwendung freigegebenen »Postaglandin-Präparate« stellen somit für die Gynäkologen einen Kompromiß zwischen dem Zwang zur Wirtschaftlichkeit ihrer Abteilung und ihrer Feindschaft zum Schwangerschaftsabbruch dar. Die Verwendung des medikamentösen Abtreibungsmittels, das in jedem Fall zusätzlich eine klassische Ausschabung oder Absaugung erforderlich macht, schafft sogar eine vordergründige Erklärung dafür, daß Frauen durchschnittlich fünf Tage in der Klinik bleiben müssen. Die medikamentöse Abtreibung fällt somit auch unter jene medizinische Tendenz, Krankheit und Leiden zu schaffen, wo es vermeidbar wäre. Aber neben wirtschaftlichen und organisatorischen Überlegungen bei der Methodenfestlegung des Schwangerschaftsabbruchs stehen wie in allen anderen Bereichen des gynäkologischen Handelns und Denkens ebenfalls die politischen Ansichten und unbewußten Tendenzen der Gynäkologen als ausschlaggebende Faktoren im Mittelpunkt. Ein anschauliches Beispiel dafür ist der Verlauf einer öffentlichen Diskussion mit einem Gynäkologen über die Anwendung von »Prostaglandin«:

»Nachdem der Gynäkologe seinen Vortrag über Prostaglandine gehalten hatte, kam es zu einer heftigen und teilweise sehr erregt geführten Debatte zwischen ihm und den Frauen aus der Frauenbewegung.

Ihm wurden die medizinischen Standards ausländischer Gynäkologen vorgehalten, die eine Abtreibung mit Prostaglandinen ablehnen, weil nicht nur die Langzeitwirkung ungeklärt sei, sondern weil auch einfache Methoden verfügbar seien, die die Frauen weder körperlich noch psychisch belasten. So gut informiert die Frauen auch waren und soviel auch für ihre Argumente sprach, so wenig gelang es ihnen doch, den Gynäkologen zu einer verbindlichen Auseinandersetzung zu bewegen. Die Diskussion prallte an einer Wand ab. Zur Vernunft des Arztes gab es keinen argumentativen Zugang mehr. Er wehrte alles ab, was selbst nach den Vorstellungen einer humanen Patientenbehandlung zumindest von ihm in Betracht hätte gezogen werden müssen.

Argumentativ war die Diskussion gelaufen! Die Antwort auf die gynäkologische Verbohrtheit war allerdings auf der Ebene seiner unbewußten und von ihm nicht kontrollierten Hand- und Armbewegungen zu erhalten. Der Referent hatte sich für seinen Vortrag eine Abortzange von ca. 30 cm Länge und einen linealförmigen Gegenstand mitgebracht. Während des Referats erklärte er die Abortzange und ihre Verwendung, und mit dem linealähnlichen Gegenstand deutete er auf Zahlen der projezierten Dias. Während der Diskussion ließ er diese Gegenstände das aussprechen, was ihm wohl nicht ganz bewußt war und was er sich, wenn es ihm bewußt gewesen wäre, auch nicht getraut hätte auszusprechen. Immer wenn er in der Diskussion von Schwangerschaftsabbruch sprach, bediente er die mitgebrachte Abortzange und knipste unkontrolliert und hart mit dieser Zange in etwas Unsichtbares hinein. Da er seine medizinischen Standards für das persönliche und gesundheitliche Wohl der Frauen dienlich vorstellte, unterstrich er auch diese Ansicht nachhaltig und wiederholt durch Gesten.

Immer wenn er vom Wohl der Frauen sprach, schlug er mit dem linealähnlichen Gegenstand kurz und kräftig auf einen ebenfalls unsichtbaren Gegenstand – oder eine unsichtbare Frau?

Die kleinen, kräftigen, wohl abgezirkelten Bewegungen hatten etwas von einem preußischen Schulmeister an sich, der nun einmal davon überzeugt ist, daß es ohne Stock und Schläge bei der Erziehung nicht gehe.

Erstaunlich am Verlauf der Diskussion war aber auch, daß die engagierten Frauen diese Widersprüchlichkeit zwischen dem Reden aus Fürsorglichkeit und den Gesten der Gewalt nicht aufdeckten, sondern vergeblich und ständig sich um seine Einsicht und sein Verständnis bemühten. Sie brachten seine Gesten nicht zur Sprache und sagten ihm nicht, daß er seine Moral mit Schlägen verbreite und seine ärztliche Hilfe mit sadistisch anmutenden Gebärden untermale.

An seiner unbewußt gesteuerten und der kontrollierten Aufmerksamkeit seiner Sprache entzogenen Bewegungen der Hände und seiner Gesichtszüge ließ sich sehr gut erkennen, daß seine sadistisch-aggressive Einstellung zu abtreibenden Frauen für sein ärztliches Handeln und seine männlich-gynäkologische Identität wesentlich ist und eine undurchdringbare Wand für eine argumentative Vernunft darstellt, wie die Frauen sie gegen ihn geltend machten.

Mittels der Abortzange und des linealähnlichen unnachgiebigen Gegenstandes wehrte er sich gegen die Argumente der Frauen und ihr Verlangen, daß er sie als menschliche Wesen mit dem Wunsch nach Autonomie akzeptiere.«

Bericht eines Diskussionsteilnehmers

An diesem Beispiel werden die sadistisch strafenden Anteile am gynäkologischen Behandeln und Beraten gut erkennbar. Frauen Schmerzen zuzufügen, ist aber keine an einzelne Gynäkologen gebundene Zufälligkeit. Sie ist auch nicht an nationale Traditionen gebunden und somit nur in diesem oder jenem Land auffindbar. Allerdings zeigt die Gewalttätigkeit, die dem gynäkologischen Handeln und Denken innewohnt, doch wiederum nationale Besonderheiten. So bezeichnet der schmerzintensive Schwangerschaftsabbruch eine Besonderheit, die auf die klinisch tätigen Gynäkologen in der Bundesrepublik bislang beschränkt ist.

Andererseits liegt es auf der Hand, daß auch die Hersteller des Präparates kein Interesse an einer humanen Durchführung von Abtreibungen haben. Schwangerschaftsabbrüche, die allein durch Beherrschung einfacher Methoden und solider Erfahrungen unter weitgehender Ausschließung von Medikamenten vorgenommen werden, stehen im Gegensatz zu den Interessen der pharmazeutischen Industrie an einer möglichst medikamentenintensiven Behandlung.

Der in der Regel fünftägige Aufenthalt bei einem medikamentösen Abbruch mit anschließender chirurgischer Behandlung ist einschließlich der Medikamente zur Kontrolle der absehbaren Probleme wie auch dem, was üblich an Standardmedikamentierung in Kliniken ist, ein beachtlicher Markt. Die Liberalisierung der Abtreibung im Jahre 1976 hat somit einen nicht versiegbaren Markt für Prostaglandine geschaffen. Aber dieses Interesse der pharmazeutischen Industrie hat in der Tat zur Voraussetzung, daß die klinisch tätigen Gynäkologen ihre Bereitschaft zur Mitwirkung an einem legalen Schwangerschaftsabbruch an die Bedingung binden, die Frauen durch die Wahl der medikamentösen Methode bestrafen zu können. Ohne dieses Strafbedürfnis wäre eine Einführung der Prostaglandine nicht möglich.

Ohne Zweifel hätten es die Hersteller dieses Präparates begrüßt, wenn die Bundesgesundheitsbehörde die Verwendung auch für die Praxis von niedergelassenen Frauenärzten bewilligt hätte. Angesichts der möglichen gravierenden Wirkungen des Prostaglandins, die eine perfekte klinische Beherrschung von Notfallsituationen voraussetzt, wurde nicht zuletzt auch durch die Proteste der Frauenbewegung der Absatzmarkt durch die Aufsichtsbehörde begrenzt.

Die Verwendung des Prostaglandins wird medizinisch begründet, wenn die strafende Absicht nicht bewußt ist oder nicht zugegeben werden soll. Als medizinischer Grund wird angegeben, daß durch das Präparat eine »organisch sanfte« Öffnung des Gebärmutterhalses erreicht werden könne, ohne daß feinste Gewebeeinrisse entstehen. Damit wird – so ist das gängige Argument – auch die Möglichkeit ausgeschlossen, daß eine Abtreibung zur Beeinträchtigung der zukünftigen Gebärfähigkeit und eines normalen Schwangerschaftsverlaufs führe. Fehlgeburten werden unter anderem eben feinsten Gewebeeinrissen zugeschrieben, die bei Abtreibungen entstehen können. Die Wahrscheinlichkeit solcher Gewebeverletzungen ist hoch, wenn Ärzte lustlos und ohne Beherrschung der Methode und vor allem mit einer verkappten Verletzungswut sich ihrer operativen Pflicht entledigen.

»*Bei uns wollte in der Klinik keiner die Abbrüche machen. Sie wurden bei der Festsetzung des täglichen Operationsplans jeweils zuletzt als lästige Pflichten gehandelt. Wer etwas lernen wollte, der hat ja gesagt oder aus Solidarität mit den Frauen sich zur Übernahme bereit erklärt – und das dann mit stetiger Regelmäßigkeit, weil die erfahrenen männlichen Kollegen sich strikt weigerten.*«* Gynäkologin

Die Lustlosigkeit führt dann auch zu Dehnungen des Gebärmutterhalses, die unnötig sind.

»*Alle Abbrüche werden bei uns in Vollnarkose vorgenommen. Die Patientin empfindet also keinen Schmerz beim Dehnen des Gebärmutterhalsmuskels. Daher können wir schon weiter dehnen, als das bei den lokalen Anästhesien möglich wäre.*«

Humane Ärzte verzichten auf die Vollnarkose und selbstverständlich auch auf die Anwendung von Prostaglandin. Sie dehnen den Gebärmutterhalskanal geringer als lustlos arbeitende Gynäkologen und verhindern dadurch die Gefahr der Geweberisse.

Aus gesundheitspolitischen Interessen sollte deshalb in Zukunft sichergestellt werden, daß nur motivierte Ärzte und Ärztinnen Schwangerschaftsabbrüche vornehmen, da die positive Einstellung zu den Frauen und zum Schwangerschaftsabbruch eine Gewähr dafür ist, daß die gesundheitlich schonendste Methode erlernt und angewendet wird. Solange Gynäkologen sich nicht auf den international erreichten Standards bewährter Abbruchmethoden bewegen, die schonend und kostensparend zugleich sind, solange bleibt die Prostaglandinanwendung ein Zeichen für Strafbedürfnisse und Aggressivität wie vor allem auch dafür, daß Gynäkologen ihr Selbstwertgefühl nicht aus der Anerkennung und dem Lob der Frauen beziehen, sondern aus der Kooperation mit der pharmazeutischen Industrie.

Die Verhinderung der Geburtenkontrolle
durch die Gynäkologen

Die Geschichte der Gynäkologie ist ein nicht endenwollender Versuch, Frauen zu entsexualisieren und auf das Gebären festzulegen. Ihrem eigenen Selbstverständnis entsprechend, hat sie nicht nur die Krankheiten von Frauen geheilt, sondern die medizinische Hilfe auch immer zum Anlaß genommen, den Lebenswandel und das Selbstbild der Frauen zu steuern. Mit steter Beharrlichkeit hat sie zu allen Zeiten der Entwicklung ihr wesentliches Grundmotiv variiert: Die Frau gehört ins Heim, an den Herd und in das Wochenbett. Es wäre deshalb auch völlig falsch, in der Gynäkologie nur eine besondere Fachrichtung der allgemeinen Medizin zu sehen. Wie keine andere Fachrichtung ist sie seit ihrer Existenz eine mächtige gesellschaftliche Stütze, die dem Kampf der Frauen nach Gleichberechtigung, Emanzipation und sexueller Befreiung nie wohlgesonnen gegenüberstand. Eine medizinische Fachrichtung, die – von der Psychiatrie vielleicht abgesehen – so folgenreich durch ihre medizinische Arbeit auf Frauen eingewirkt hat, mußte gezwungenermaßen ihre alltägliche gynäkologische Arbeit mit ihren politischen Ansichten vermischen.

Es ist auch deshalb kein Zufall, daß schon die Beschaffenheit und Form gynäkologischer Instrumente (Lit. 26) wie die Art und Weise, Frauen zu untersuchen, Krankheiten festzulegen oder zu verweigern, Selbstbefriedigung zu beurteilen, Orgasmusfähigkeit in Frage zu stellen, Verhütung zu verteufeln, Sterilisation aufzuzwingen, Schwangerschaftsabbrüche zu verhindern und Mädchen in die Kindergynäkologie zu schleusen, unentwirrbar mit den moralischen Absichten der Gynäkologen und ihren Phantasien, Frauen zu beherrschen, vermischt sind.

Es ist deshalb heute gerade in der Gynäkologie besonders schwer zu beurteilen, was wirklich krankhafte Zustände von

Frauen sind, die ihren Ausdruck in Leidenszuständen finden, und was andererseits, ohne von Frauen als krankhaft empfunden zu werden, aufgrund sehr privater Vorstellungen der Frauenärzte als Krankheit angesehen wird.

Die immer offensichtlicher werdende Krise der Gynäkologie, wie sie für die meisten kapitalistischen Länder mit hochentwickelten Gesundheitssystemen charakteristisch ist, aber auch für einige sozialistische Länder, in denen sie erklärtes Instrument der Bevölkerungspolitik ist, bezieht ihre Sprengkraft aus dem Versuch der Frauenbewegung und auch einzelner Frauen, zwischen dem zu unterscheiden, was sie als Leiden empfinden, und dem, was Gynäkologen ihnen als Leiden und Anomalität aufzwingen wollen. Diese Trennung kann die Gynäkologie nicht zulassen, da sie damit nicht nur die traditionelle Voreingenommenheit gegenüber Frauen während ihrer gesamten Geschichte eingestehen müßte, sondern auch, weil die beruflichen und privaten Motivationen von Gynäkologen meistens autonome Konsumentinnen der Gynäkologie nicht ertragen würden.

Die augenblickliche Krise der Gynäkologie gründet auf der Kritik an ihrer alltäglichen Arbeit und Geschichte. Das eine ist ohne das andere nicht zu verstehen.

Da ist einerseits die Begeisterung für hochtechnologische Verhütungsmethoden wie Pille und Spirale, die Frauen von der gynäkologischen Versorgung abhängig machen, und andererseits die bare Unkenntnis über einfache Methoden, die körperliches wie sexuelles Selbstbewußtsein der Frauen erfordern und den Gynäkologen aus seiner Überwachungsfunktion entlassen: dieser Zusammenhang ist nur aus der Geschichte der Gynäkologie zu verstehen.

Als im 19. und 20. Jahrhundert in Deutschland, Frankreich, England und den USA sozialistische Gruppierungen und Parteien, vor allem aber die Frauenbewegung sich gegen ungewollte Geburten und gesundheitsgefährdenden Abbruch erhoben und die Freigabe von Verhütungswissen und -methoden forderten und selbst zu praktizieren versuchten, stand ihnen die Gynäkologie im Wege. Sie hat sich nicht nur politisch auf die Seite der Fabrikbesitzer geschlagen, die am ungehemmten Wachstum der Bevölkerung ein Interesse hatte, weil sie dadurch ihre Arbeitskräfte billiger einkaufen konnte, sondern hat auch Erziehungskonzepte vertreten, die die Verhütung als Frevel gegen die weibliche Natur und Wesensbestimmung verkündeten. Sie haben den moralischen Zerfall des Gemeinwesens heraufdämmern sehen. Mit der Verhütung haben sie körperlichen und psychischen Zerfall für die Frauen vorausgesagt.

Es ist nicht nur auffällig, daß die Gynäkologen in der Vergangenheit die Verhütung mit jener Schärfe der Argumente angriffen, mit der sie heute noch gegen den Schwangerschaftsabbruch angehen, sondern daß sie auch recht unverblümt die Abweichung der Frauen von ihrer Wesensbestimmung mit geistiger Verwirrung und, wie die Geschichte zeigt, mit psychiatrischer Behandlung drohend in Verbindung brachten. Da die ihnen gesellschaftlich zufallende Aufgabe darin bestand, Frauen zum Gebären zu bringen, waren die damaligen und heutigen Argumente dadurch bestimmt, daß die Lebensbedingungen nicht so extrem schlecht seien, daß Frauen deshalb das Gebären verweigern könnten. Zum anderen wurde damals wie heute geltend gemacht, daß die Weigerung, zu gebären und unerwünschte Schwangerschaften auszutragen, auf moralische Zügellosigkeit und enthemmte Sexualität hinweise. Eine größere Originalität des gynäkologischen Denkens kann nicht erwartet werden, da die Aufgaben der Frauen durch Gebären bestimmt waren und die Abweichung immer nur durch eine Hinwendung der Frauen auf den sozialen Lebensprozeß und die Verfolgung eigener Lebensperspektive entstehen konnte. Die Monotonie des Argumentes wurzelt in der Borniertheit der argumentativen Prämissen!

Der Kampf gegen die körperliche Ausbeutung der Frauen durch unkontrollierte Geburten war deshalb im 19. Jahrhundert Teil des allgemeinen Kampfes gegen die ökonomischen und psychischen Folgen der Ausbeutung durch das kapitalistische Produktionssystem. Der Kampf um Verhütungswissen und die Freigabe von Informationen war damit gleichzeitig eine Auseinandersetzung mit dem politischen und ökonomischen System. Indem die Gynäkologie sich die Interessen am Bevölkerungswachstum zu eigen machte, stand sie automatisch gegen die politische Bewegung, die sich gegen die Folgen des Kapitalismus zur Wehr setzte und Zugang zu Verhütungswissen forderte.

Es fällt auf, daß die Gynäkologie damit eine Haltung übernommen hat, die traditionellerweise durch die katholische Moralpolitik zur Verhütung und zum Bevölkerungswachstum vertreten wurde. (Lit. 8 u. 48) Zwar handelt es sich hier um einen allmählichen Prozeß, in dem die katholische wie die gynäkologische Moral parallel zueinander verlaufen, der jedoch langfristig durch ein Zurücktreten katholischer Politik gekennzeichnet ist. Die katholische Kirche verlor ihren Einfluß vor allem unter den Arbeitern, da ihre Argumente vor der sozialen Realität von Proletariern keinen Bestand hatten und die die Gefolgschaft allmählich verweigerten. Der Übergang von der katholischen bevölkerungspolitischen Moral zur gynäkologischen konnte auch deshalb weitgehend reibungslos verlaufen, weil beide ein einheitliches Bild vom Wesen der Frau und ihrer wünschenswerten Entwicklung hatten.

Nur in der Art und Weise, wie sie Gefolgschaft und Gehorsam für ihre Ziele fanden, unterschieden sie sich ganz erheblich: Wenn die katholische Kirche drohte, um an die Einhaltung ihrer Moral zu erinnern, sprach sie vom Gesetz Gottes und der Natur und »vom befleckten Gewissen mit schwerer Schuld« als einer unausweichlichen Folge übertretener göttlicher Gesetze.

Die Gynäkologie hingegen bezog sich auf eine »besondere weibliche Natur«, die durch die Gebärorgane festgelegt sei, und daß die Erfüllung weiblicher Natur allein durch Empfängnis, Schwangerschaft, Geburt und Mutterschaft möglich sei. Bleibt die Gebärfähigkeit ungenutzt oder wird sie falsch genutzt – wie durch die Abtreibung –, so führt das unausweichlich zu seelischen Folgen für die Frau. Es ist unverkennbar, daß sich dieses Argument der Gynäkologie im wesentlichen nicht geändert hat und daß es heute auch im Zusammenhang mit dem legalen Schwangerschaftsabbruch weiterhin seine Dienste tut.

Es ist unbestreitbar, daß die gynäkologische Frauen- und Bevölkerungspolitik zumindest auf der Ebene der allgemeinen Gesetzgebung ihren Niederschlag gefunden hat. Diese Auswirkungen werden sich durch den politischen Widerstand der Frauenbewegung oder den Kampf anderer politischer Gruppierungen von Land zu Land unterscheiden. Es ist aber auch nicht zu verleugnen, daß die gynäkologische Sicht von Weiblichkeit sogar oder gerade unter jenen Frauen Gefolgschaft und Gehorsam gefunden haben, die sich der katholischen Moral versagten.

Daß die katholische Moral unter der neu aufkommenden Herrschaft der Gynäkologie neu befolgt wurde, bedarf einer Erklärung, die allerdings nicht erschöpfend sein wird. Entscheidend könnte gewesen sein, daß in der Medikamentenentwicklung Fortschritte erzielt wurden, die der Medizin im allgemeinen einen Glaubwürdigkeitsbonus verschafften, der verallgemeinert und überschätzt wurde.

Eine wesentliche Medikamentenentwicklung im 19. Jahrhundert waren das Diphterie-Serum, Analgetika und Antipyretika, die bei der Bekämpfung von Seuchen und bislang unheilbaren Krankheiten entscheidende Erfolge erzielten. Von den Fortschritten der Medikamentenforschung hat auch das alltägliche Ansehen der Ärzte profitiert. Wahrscheinlich haben diese Erfolge, die ja zudem in die allgemeine Fortschrittsgläubigkeit dieses Jahrhundertes eingebettet waren, gerade auch bei jenen gesellschaftlichen Klassen zur ärztlich-medizinischen Autoritätsgläubigkeit geführt, die durch das ganze Jahrhundert hindurch von den Segnungen der medizinischen Versorgung ausgenommen waren.

Ärztliche Versorgung war ein Klassenprivileg und somit auf das Bürgertum und den Adel beschränkt. Durch ihre medizinischen Erfolge gewann sie aber auch Vertrauen und Ansehen beim Proletariat. Die Gynäkologie war von diesem Vertrauensbonus nicht ausgenommen. Nur so ist zu erklären, daß ihre Ansichten über Empfängnis, Geburt und Mütterlichkeit allmählich auch in jene gesellschaftlichen Schichten und Klassen einsickerten, die von der Versorgung ausgenommen waren. Aus der Behandlung dieser sozialen Schichten beziehen die Ärzte heute zwar weitgehend ihr Einkommen, aber die soziale Distanz ist geblieben.

Auch heute noch besteht das Phänomen, daß die Angehörigen der Arbeiterschaft in einer geradezu erschreckenden Autoritätsgläubigkeit und Ehrfurcht vor medizinischer Versorung und den Medizinern gefangen sind. Wahrscheinlich ist die soziale Distanz zwischen Ärzten und Angehörigen dieser Schicht nur durch Entmystifizierungen des Arztes aufzuheben. Anderenfalls werden die Kranken an der Unüberbrückbarkeit und Undurchsichtigkeit des Verhältnisses noch schneller zugrunde gehen als an ihren Krankheiten. Die Mystifizierung ist jedoch ein Mittel, um die Fremdheit zwischen Arzt und Patient erträglich zu gestalten.

Der Frauenarztroman ist ein solches Mittel, die Distanz von Frauen und Gynäkologen zu überwinden. Er bedient sich des Mittels der Phantasie und Übertragung von Wünschen und Bedürfnissen auf den Gynäkologen. Es werden ihm wünschenswerte Eigenschaften zugeordnet, die er in Wirklichkeit nicht hat, die seine Patientinnen aber phantasieren müssen, um ihn ertragen zu können. Ihre Phantasien versöhnen sie mit den Unannehmlichkeiten der gynäkologischen Realität!

Im Gewand medizinischer Erkenntnis und neu gewonnener Autorität setzte sich eine gynäkologische Bevölkerungs- und Frauenpolitik durch, die grundsätzlich gegen Verhütung und alle anderen Formen von Beschränkung der natürlichen Gebärfähigkeit eingestellt war.

»Es ist nicht standeswürdig für Ärzte, aus anderen als rein medizinischen Motiven Mittel zur Geburtenverhütung bei ihrer Kundschaft zu empfehlen, anzugeben oder anzuwenden! Auch kann es dem Ärztestand gewiß nicht recht und standesgemäß erscheinen, wenn einzelne Mitglieder reklamehafte Propaganda für Abtreibung und Kindesbeschränkung, zum Teil in Tagesblättern, betreiben.« (1913) (Lit. 16, S. 141)

Der Arzt lieferte damals wie heute medizinische Begründungen für strafgesetzliche Regelungen und administrative Belästigungen, wie etwa in den USA, wo der Versand von Verhütungsmitteln und die Verschickung von Information über Verhütung als Pornographie klassifiziert von der Beförderung durch die Post ausgeschlossen waren. Als in England, den USA (Lit. 32) und einige Jahre später auch im Deutschland der Weimarer Republik die Forderung nach freier Verhütung erhoben wurde, war das eine besondere Forderung im allgemeinen Kampf für Sexualerziehung und Sexualhygiene. Die Verfügbarkeit von Verhütungsmitteln und -informationen war, was bei uns heute völlig in Vergessenheit gerät, die entscheidende Voraussetzung dafür, daß Sexualität außerhalb der einzig legitimen und halbwegs sichernden ehelichen Beziehung praktiziert werden konnte. Voreheliche Sexualität war solange mit großen Risiken behaftet, wie es keine Sicherung gegen unerwünschte Schwangerschaft und keinen freien Schwangerschaftsabbruch gab. Alle politischen Bewegungen für freie Sexualität, Geburtenkontrolle, Ehe- und Sexualhygiene, oder unter welchem Namen die nationalen Bewegungen in den kapitalistischen Ländern auch liefen, hatten in der Medizin, aber ganz besonders in der Gynäkologie, keine Unterstützung, sondern nur Widerstand zu erwarten. In den USA hat sich die Gynäkologie bis in die zwanziger Jahre geweigert, in den ärztlichen Praxen auch nur Informationsmaterial über Verhütung auszulegen.

In unserem Land erlebte der Kampf für Geburtenkontrolle in der Weimarer Zeit einen Höhepunkt.

»Die Weimarer Republik erlebte die Gründung von Verbänden für Geburtenkontrolle, die Verhütungsmittel endlich den Unterprivilegierten zugänglich machten. In den großen Städten wurden Abbruchkliniken eröffnet, während mobile Ambulatorien weniger besiedelte Gebiete versorgten. 1932 gab es 15 Organisationen – mit 113 000 Mitgliedern – für die Geburtenkontrolle, von denen die wichtigste die ›Liga für Mutterschutz und soziale Familienhygiene‹ mit 20 000 Mitgliedern waren. Die Geburtenkontrolle war nach heftigen Auseinandersetzungen ein akzeptiertes Mittel in der Weimarer Republik geworden. Zwar erfuhr der § 218 im Jahre 1926 nur eine unwesentliche Änderung, aber der Abbruch wurde überall geduldet.

Das Nazi-Regime (…) brach mit dieser demokratischen Entwicklung. In der NS-Zeit wurde jede Schwangerschaftsunterbrechung als schwere kriminelle Verfehlung geahndet. Gleichzeitig wurde die kinderlose, gebildete Frau als Entartung angeprangert, die Alkohol trank und Zigaretten rauchte. Man beschwor das Leitbild der sparsamen Hausfrau, der aufopfernden Mutter und stillen Dulderin für Familie und Nation.

Es ist die größte Idee des Nationalsozialismus, daß die Frauen zurückgeführt werden sollen zu Heim und Herd, wo sie den Männern durch ihre Liebe und Sorglosigkeit die Basis zum Schaffen bereiten – so Martha Goebbels. Josef Goebbels ergänzte: ›Die Frauen sollen ihrem Land und Volk Kinder schenken, Kinder, die die Geschlechtsfolgen fortsetzen und die Unsterblichkeit der Nation verbürgen.‹

Die faschistische Polizei schloß die Zentren für Geburtenkontrolle. § 184 Abs. 3a StGB kam wieder in seiner restriktiven Auslegung zum Zuge, in der alle Verhütungsmittel als Pornographie charakterisiert wurden. Nur noch autorisierte Ärzte konnten Verhütungsmittel ausgeben oder einen Abbruch vornehmen. Andere Ärzte, die den Frauen halfen, wurden mit schweren Strafen, bis hin zur Todesstrafe, bedroht!«
(Lit. 52)

Die Funktionalisierung der Frau für die Bevölkerungspolitik war im deutschen Faschismus perfekt. Ihr »Wesen« sollte sich durch die »Erfüllung des Muttertriebes, der eine der mächtigsten Grundlagen der Weiblichkeit ausmacht«, verwirklichen.

Der Gynäkologe Mayer formulierte den Nutzen der weiblichen Natur so:

»Auch die Frau hat, wie der Führer 1935 in Nürnberg betonte, ihr Schlachtfeld. Mit dem Kind, das sie der Nation zur Welt bringt, kämpft sie ihren Kampf für die Nation. Der Mann tritt für das Volk ein, die Frau für die Familie.« (Lit. 46, S. 271)

Als 1935 die Deutsche Gesellschaft für Gynäkologie die Spirale als Verhütungsmittel ablehnte und sich damit vor allem auch gegen den Gräfenberg-Ring (Lit. 44), die erste moderne Spirale, aussprach, hat neben medizinischen Überlegungen wohl auch die Möglichkeit der Verhütung im größeren Ausmaß eine nicht unerhebliche Rolle gespielt. (Lit. 31) Die Spirale paßte weder in das gynäkologische Bild von der Frau noch in das faschistische Interesse an Bevölkerungswachstum. Aber auch hier handelt es sich um ein Stück Gynäkologiegeschichte, die bisher noch nicht aufgearbeitet wurde.

Es wäre unsinnig anzunehmen, daß sich die Gynäkologie im deutschen Faschismus umstandslos an die gesetzlichen Bestimmungen über Verhütungs- und Abtreibungsverbot gehalten hätte.

Eine heute in St. Louis / USA lebende Ärztin, die nur glücklichen Umständen und solidarischer Hilfe von Kollegen verdankt, daß sie die damalige Zeit überlebte, berichtete mir von den Selbstverständlichkeiten ärztlicher Hilfe bei der Verhütung und dem Schwangerschaftsabbruch. So wurden Kondome aus Frankreich eingeführt. Oder Juweliere fertigten nach Vorlagen der Gynäkologen Spiralen aus Silberdraht an, die in der Praxis eingesetzt wurden. Es wurden auch Schwangerschaftsabbrüche durchgeführt. Aber diese Hilfe war weitgehend privilegierten Frauen vorbehalten.

Im Rahmen der gesetzlichen Bestimmungen über die »Verhütung erbkranken Nachwuchses« (Lit. 1) haben sie an erzwungenen Abtreibungen wie Sterilisationen mitgewirkt und auch die zugrundeliegenden faschistischen Ideologien getragen. Von dieser Gesetzgebung waren Minderheiten betroffen und all jene, die im Rahmen des damaligen Regimes als »unwertes Leben« definiert wurden.

Allerdings sollen für diese Arbeiten meist keine deutschen Ärzte herangezogen worden sein, sondern ausländische, die mangelhaft ausgebildet waren oder sich noch in der Ausbildung befanden. Nach den Informationen der Ärztin in St. Louis haben deutsche Medizinstudenten diese Eingriffe nur vorgenommen, um sich in Operationstechniken zu vervollständigen und Routine zu entwickeln.

Welche Rolle die deutsche Gynäkologie im Faschismus im einzelnen gespielt hat, welchen standesinternen Widerstand es möglicherweise gegeben hat, ist bis heute nicht geklärt. Die berufsständische Geschichte wird totgeschwiegen. Sie hindert gewisse Traditionen allerdings nicht an ihrem Fortbestehen.

Die Ausbildung der neuen Ärzte durch die alten Lehrer hat die Kontinuität der medizinisch-ideologischen Vorbehalte gegen die Verhütung und erst recht gegen den Schwangerschaftsabbruch aufrechterhalten. Auch in der zweiten deutschen Demokratie unter Bundeskanzler Adenauer und Familienminister Wuermeling wurde der Bevölkerung die Möglichkeit zur Verhütung vorenthalten.

Als engagierte Ärzte in den fünfziger Jahren die Deutsche Gesellschaft für Familienplanung und Sexualberatung PRO FAMILIA gründeten, trafen sie nicht nur auf standesinterne Angst der Gynäkologen vor einem möglichen Konkurrenten in ihrem Terrain, sondern vor allem auch auf die konservative Familienpolitik der Regierung Adenauer.

Die Familie sollte geschützt werden durch »strenges Scheidungsgesetz, Behinderung der Geburtenkontrolle, Abtreibungsverbot, Erschwerung der Berufstätigkeit der verheirateten Frau mit Kindern, Verweigerung ausreichender Möglichkeiten zur kollektiven Versorgung und Erziehung der Kinder, Erschwerung des Sexuallebens in anderen Formen als der bürgerlichen Ehe.« (Lit. 23)

Die neue Organisation für Familienplanung PRO FAMILIA traf deshalb weder auf standespolitische Unterstützung noch staatliche Finanzierungshilfe. PRO FAMILIA hat in diesen Jahren keine bedeutende Rolle im Bereich der Verhütungsberatung gespielt. Sie hat eine Art Alibifunktion für jene Ärzte, die irgendwie ahnten, daß die Gynäkologie im Bereich der Verhütungsberatung Dienstleistungen verweigerte und hinter den Ansprüchen der Frauen nach Verhütungswissen zurückblieb.

In dieser von Ärzten betriebenen Organisation, die trotz aller Querelen mit ihrer Standesorganisation doch im gynäkologischen Denken befangen blieb, konnte sich auch nie ein politisches Selbstverständnis entwickeln, das an die Traditionen der sozialistischen Ärzte und Ärztinnen der Weimarer Republik anknüpfte, die die Verhütungsfrage als eine politische Frage höchster Brisanz verstanden. (Lit. 27)

Während in Ländern wie Dänemark, Schweden und den USA eine ungebrochene Kontinuität im Kampf für Verhütungswissen, Sexualaufklärung und -erziehung besteht, wurden bei uns vielversprechende Ansätze während des Faschismus mit beachtlicher Unterstützung der Ärzteschaft liquidiert. Vor allem hat der Faschismus aber auch die Ambulatorien zerstört, die eine sinnvolle Alternative zur kleinunternehmerisch organisierten ärztlichen Praxis darstellten, und er hat auch die Ärzte ins Ausland und ins Exil getrieben, die die volksnahe Tradition der Medizin verkörperten.

Symptomatisch für die Verhütungsfeindschaft und das Fortwirken schlimmer Tradition in unserem Land ist die Einstellung gegenüber dem Scheidenpessar, einer aus Gummi bestehenden flexiblen Kappe, die zwischen Gebärmutter und Samen zu liegen kommt und dadurch das Aufsteigen der Samenzellen in die Gebärmutterhöhle verhindert, die von Ärzten heftig angegriffen und abgelehnt wird. Abgesehen von den Voraussetzungen für eine erfolgreiche Anwendung, weckt diese Verhütungsmethode, die der deutsche Arzt P. J. Mesinga bereits 1882 entwickelte und die in den USA bis zur Einführung der Pille für viele Frauen eine Standardverhütungsmethode war, bei vielen Gynäkologen extrem aggressiv irrationale Gefühle. Ein Phänomen, das aus anderen Ländern zwar auch bekannt ist, aber offensichtlich nicht in der Schärfe wie bei uns.

Die Ablehnung dieser Methode durch die Gynäkologen hat ihre Ursachen möglicherweise darin, daß sie nämlich ein bewußtes Verhältnis der Frauen zu ihrer Körperlichkeit und ihrer Sexualität voraussetzt. So macht das Scheidendiaphragma es erforderlich, daß sich die Frauen mit der Anatomie ihrer Sexualorgane vertraut machen und auch ihr Genital berühren, wenn sie das Diaphragma einführen. Darüber hinaus setzt die Methode auch Verständigung zwischen Partnern über ihre sexuellen Bedürfnisse voraus.

Alles das steht im Widerspruch zum gynäkologischen Bild von der Frau, die passiv empfängt und männliche Sexualität vorbehaltlos akzeptiert. Vor allem tritt mit dieser Methode das Moment der sexuellen Lust sowie die planmäßige und von der Frau vorsätzlich organisierte Abwendung unerwünschter Schwangerschaften in den Vordergrund. Diese Methode steht auch im Widerspruch zu der weitverbreiteten gynäkologischen Ansicht, daß das Gebären nicht aus sexuellen Motiven manipuliert werden sollte. Daß Verhütung sexuelle Lust ohne Angst möglich macht, weiß natürlich auch die Gynäkologie. Aber die Argumente, die sie hierfür vorbringt, rücken das sexuelle Lustmoment nicht gerade in den Vordergrund. Es ist eine Nebenfolge, die sich nicht vermeiden läßt oder auch nicht vermieden werden soll. Verhütung, die z. B. auf Abwendung gesundheitlicher Schäden durch eine schnelle Abfolge von Geburten zielt, liegt auf der Ebene des gynäkologischen Berufsverständnisses. Die Mitarbeit bei der Verhütung unter Wahrung medizinisch-gynäkologischer Begründungen ist annehmbar, das Diaphragma als das Gegenteil jedoch nicht.

Selbstverständlich spielt bei der ärztlichen Beurteilung des Scheidendiaphragmas auch eine große Rolle, daß es die Hilfe von Gynäkologen im Grunde nicht erfordert, sondern ihn überflüssig macht. Informierte Frauen können sich beim Anpassen gegenseitig Hilfe leisten und auch die Probleme der Anwendung gemeinsam diskutieren. Damit beginnt ein Stück Befreiung von gynäkologischer Aufsicht über weibliche Sexualität und ihr Gebärverhalten, aber auch ein Verlust an ärztlichem Einkommen. Das Diaphragma ist zwei bis drei Jahre haltbar und erfordert im Gegensatz zu Pille und Spirale keine Kontrolluntersuchungen und keine vierteljährlichen ärztlichen Verschreibungen.

Aus der Sicht der Gynäkologen wie der Pharmaindustrie handelt es sich um eine Verhütungsmethode, deren Gewinnträchtigkeit nicht annähernd mit der von Pille und Spirale vergleichbar ist. Pharmaindustrie und Gynäkologen sind jedoch an abhängig machenden Verhütungsmethoden interessiert, die verordnungspflichtig und »wartungsintensiv« sind.

Politische Aktivitäten der Frauenbewegung im Bereich des Verhütungswissens und der Sexualität beschneiden ohne Zweifel die Einflußmöglichkeiten der Gynäkologen.

Andererseits ist die Pharmaindustrie ein enormer Machtfaktor, der gynäkologisches Behandeln entscheidend strukturiert. Nicht weniger einflußreich sind die Hersteller von elektrischen und elektronischen Instrumenten für die gynäkologische Praxis.

So wäre es für die Entwicklung der hormonellen Verhütung völlig unerheblich gewesen, wenn die Gynäkologenschaft ihrer traditionellen Opposition gegen die Verhütung gefolgt wäre und die hormonelle Verhütung abgelehnt hätte.

Die Pharmaindustrie hat in entsprechend langfristigen Investitions- und Forschungsprogrammen die profitable Ausnutzung der synthetischen Hormone für die weibliche Verhütung geplant und entsprechend durchgesetzt. Moralische Bedenken der Gynäkologie haben vor diesen Interessen keinen Bestand. Sie können sich höchstens noch bei der Verteilung der Pille als ärztlich bestimmbare Verweigerung hemmend niederschlagen. Ansonsten müssen die Ärzte den Strategien der Pharmaindustrie folgen. Im allgemeinen fällt es ihnen auch nicht schwer, da die Preisgabe moralischer Vorstellungen mit der Pille auch nie so vollständig war, daß nicht die Einkommensvorteile aus der Pillenverteilung ein angenehmes Trostpflaster gewesen wären.

Die Pille als ein Ergebnis der pharmazeutischen Forschung hat allerdings der Gynäkologie jene tragende sexualmoralische und bevölkerungspolitische Säule geraubt, nach der die Trennung von Sexualität und Gebären im Prinzip nicht das Ziel gynäkologischen Handelns sein soll. Sexuellen Lustgewinn ohne Angst vor der Schwangerschaft hat die Gynäkologie nie propagiert. Das Schwangerschaftsrisiko sollte die Lust immer fesseln. Davon war jedoch in erster Linie die Frau betroffen.

Die Pille mußte somit die moralischen Einflußmöglichkeiten der Ärzte schmälern. Auch waren Anpassungen an das neugewonnene Selbstbewußtsein der Frauen mit der Zeit nötig. Leichten Herzens haben die Gynäkologen diese Veränderungen offenbar nicht hingenommen. Immerhin hatte in der Vergangenheit die Unmöglichkeit einer erfolgreichen Trennung von Sexualität und Gebären sie zu mächtigen Helfern der Frauen gemacht. Allein die Tatsache, daß sie über Hilfe bei unerwünschten Schwangerschaften verfügten – ob sie diese gewährten, war dann nochmals eine andere Frage –, hat die Frauen in eine ständige Botmäßigkeit und vorsichtige Achtsamkeit gegenüber dem Gynäkologen gezwungen. Erfahrungsgemäß haben sie ihre Hilfe nur sehr wählerisch gegen gute Honorierung – von wenigen Ausnahmen abgesehen – gewährt, aber das allein hat gereicht, ihnen die Rolle des großen Helfers in der Not zu verleihen. Letztlich haben sie darüber entschieden, ob eine Trennung von Sexualität und Schwangerschaft auch nachträglich noch herbeigeführt wurde oder nicht – nämlich durch einen Schwangerschaftsabbruch.

Eine der wesentlichsten Aufgaben der modernen Gynäkologie, wie sie sich im 19. Jahrhundert herauszubilden begann, war unzweideutig die Kontrolle der weiblichen Sexualität durch die ärztliche Verfügung über ihre Gebärorgane. Ihre Entwicklung läßt sich deshalb auch nicht losgelöst von den Kämpfen der Frauenbewegung, aber auch sozialistischer Massenbewegungen für sexuelle Befreiung und freiwillige Mutterschaft sehen. Auf weite Strecken hat die Gynäkologie gemeinsam mit der katholischen Kirche und konservativen Gruppierungen die emanzipativen Bestrebungen als unsittlich, volksschädlich, anormal und auch krankhaft etikettiert, um der politischen Bewegung nach Emanzipation von unbeherrschbar erscheinender Zeugungs- und Gebärbiologie zu begegnen:

Angesichts dieser Tradition, die gebrochen auch heute noch fortbesteht, haben sich die Gynäkologen erst einmal geweigert, die sexuelle Liberalisierung, die von der Anwendung der Pille gefördert wurde, zur Kenntnis zu nehmen. Sie haben diese Dimension weitgehend geleugnet und in der Pille zunächst eine Methode zur Vermeidung von unerwünschten Schwangerschaften und Abtreibungen gesehen. Die sexuelle Befreiung wurde dadurch zu einem akzeptablen Nebenprodukt der sehr viel wichtigeren Abtreibungsvermeidung. Die Pille sollte die Folge der Geburten regeln oder den richtigen Zeitpunkt für Empfängnis und Schwangerschaft bestimmbar machen, ohne jedoch den Zweifel zuzulassen, daß die Frauen sich ihrer Gebärpflicht entziehen könnten, um nun etwa die risikolose sexuelle Lust zu betreiben. Die Pille paßte also letztlich doch noch in die gynäkologisch-medizinische Kontrollperspektive. –

Bezeichnend sind dafür die Argumente von Gynäkologen, die Mädchen die Pille nur mit Einwilligung der Eltern geben:

»Ja, mit Einverständnis der Eltern und der Zyklus muß mindestens 1 Jahr stabil sein.«　　　　　　Gynäkologin, 40 Jahre

»... nach Möglichkeit nach Rücksprache mit den Eltern. Aber wenn die Eltern dagegen sind und ich weiß, daß das Mädchen Verkehr hat, dann setze ich mich auch über die hinweg. Ich weiß, daß das nicht ungefährlich ist, aber ich tue es, weil ich den Schwangerschaftsabbruch für das größte Übel halte.«　　　　　　　　　　　　　　　38 Jahre

»... die Regel muß mindestens 2 Jahre stabil sein, möglichst sollen sie die Aufwachtemperatur gemessen haben, die Kurven sind oft geschummelt, dann trägt sie das Risiko.« 40 Jahre

»Ja, unter 16 Elternzustimmung ... bei Gammlertypen, die kein Elternhaus haben, wäge ich es ab, 'ne Schwangerschaft wäre schlimmer ...«　　　　　　　　　　　　　43 Jahre

Überlegungen von Gynäkologen, die Mädchen die Pille auch ohne Einwilligung der Eltern geben:

»Wenn ... mir zum Beispiel ein 14jähriges Mädchen sagt, sie hat einen festen Freund und hat mit ihm laufend Verkehr, dann muß ich den gesetzlichen Notstand beurteilen, in dem eventuell sich dieses Mädchen befindet. Ich kann mich dann – und das ist höchste Rechtsprechung – über das berechtigte Interesse der Eltern, zu wissen, ob dieses Mädchen die Pille nimmt oder nicht, hinwegsetzen...«   43 Jahre

»... ich habe schon oft Anrufe von erbosten Müttern bekommen, die sich beschwert haben, daß ich ihren Töchtern ohne ihr Wissen die Pille aufgeschrieben habe... nach einem längeren Gespräch war das eigentlich immer aus der Welt zu räumen.« (Lit. 60)

Wie sehr die Gynäkologie darauf achtete, daß die Pille nicht zum Vehikel der »fortschreitenden Sittenlosigkeit« wurde, zeigte die zögernde und hinter medizinischen Vorbehalten sich verbergende Weigerung, jungen Mädchen die Pille zu verordnen. Sicher gab es medizinische Argumente, die bedacht werden mußten. Aber es ist auffällig, daß hier medizinische Argumente sehr ernst genommen wurden, in der Hoffnung, den Jugendlichen die Sexualität aus Angst vor unerwünschter Schwangerschaft zu verleiden, andererseits aber die Beeinträchtigung im körperlichen Wohlbefinden erwachsener verheirateter Frauen als nicht nennenswert in den ersten Jahren abgetan wurden, weil die Gynäkologen davon ausgingen, daß für einen sicheren Empfängnisschutz der Preis von ›Nebenerscheinungen‹ schon zumutbar sei.

In beiden Fällen läßt sich sehr überzeugend erkennen, wie einmal das Argument gegen die Pille zur Unterdrückung von jugendlicher Sexualität herhalten mußte und wie im anderen Fall, bei der Empfehlung der Pille, körperliche Beschwerden lächerlich gemacht werden, um die »Unmoral der Abtreibung« um jeden Preis zu unterbinden. Beide Male ist das ärztliche Argument nur ein Mittel, die gynäkologische Moral durchzusetzen.

Dem ärztlichen Argument kommt keine stichhaltige medizin-wissenschaftliche Bedeutung zu.

Dies zeigt, daß die Behandlungsvorschläge von Gynäkologen immer auch moralische Ansichten enthalten, also keineswegs auf handfestem medizinischem Grund stehen, wie Frauen in aller Regel annehmen. Es ist deshalb empfehlenswert, ärztliche Empfehlungen immer auch nach ihrer moralischen Seite hin zu untersuchen, um dann zu prüfen, was an medizinischen Begründungen eigentlich noch übrigbleibt, und ob ein Behandlungsvorschlag dann für Frauen noch sinnvoll ist.

Am Beispiel der Sterilisation und der Uterusentfernung untersuche ich diese grundlegende Kritik an den Entscheidungen von Gynäkologen in aller Ausführlichkeit, weil ich annehme, daß das Arzt-Patient-Verhältnis nur dann für Frauen sinnvoll wird, wenn die vermeintlich medizinischen Empfehlungen als moralische Lebensanweisung enttarnt werden. Dadurch können sich Frauen möglicherweise andere überflüssige Eingriffe in ihre Körperlichkeit und Sexualität ersparen.

Darüber hinaus ist die durchgeführte Trennung von medizinischen und moralischen Aspekten im ärztlich-gynäkologischen Ratschlag ein wesentlicher Schritt zur Bestimmung eigener Interessen und Benennung hemmender fremder Interessen.

Es ist bekannt, daß Gynäkologen in unserem Land auch dann noch die Pillenpause verordneten, als in anderen Ländern davon schon lange abgesehen wurde. In Holland, wo die Statistik der Stimezo, des Dachverbandes der nicht-kommerziellen Schwangerschaftsabbruchseinrichtungen, eine große Häufung von unerwünschten Schwangerschaften während der Pillenpause deutscher Frauen verzeichnete, wird die Frage gestellt, wie es denn kommen könne, daß die deutsche Gynäkologie Forschungsergebnisse des Auslandes nicht zur Kenntnis nähme und weiterhin die Pillenpause verordne. So als gäbe es nicht hinreichend wohldokumentierte Gründe, genau das zu unterlassen.

Aus der Statistik der Stimezo geht auch hervor, daß deutsche Gynäkologen darauf verzichteten, Frauen während der Pillenpause mit anderen Verhütungsmethoden zu versehen. Es ist eine seltsame Verhaltensweise deutscher Gynäkologen, daß sie bei ihrer ausgeprägten Opposition und moralischen

Verurteilung der Abtreibung darauf verzichteten, Verhütungsmethoden zu empfehlen, um Schwangerschaftsabbrüche zu verhindern.

Wenn es zutrifft, daß Gynäkologenentscheide immer auch moralische Entscheide sind und Vorstellungen vom wünschenswerten Lebenswandel der Frauen enthalten, dann muß auch untersucht werden, ob die Pillenpause ohne vorangegangene Verhütungsberatung möglicherweise ebenfalls ein geheimes moralisches Urteil enthält. Denn es ist erklärungsbedürftig und unverständlich, daß Gynäkologen durch ihr berufliches Handeln geradezu unerwünschte Schwangerschaften heraufbeschwören, indem sie Frauen die Verhütungsberatung fahrlässig vorenthalten oder falsche Aussagen über die Fruchtbarkeit im Anschluß an eine lange Phase der Pilleneinnahme machen.

Dieses Verhalten von Ärzten legt die Vermutung nahe, daß Gynäkologen insgeheim Schwangerschaften ihrer Patientinnen herbeisehnen und von dieser Idee so fixiert sind, daß sie das Interesse der Frauen an erfolgreicher Verhütung und autonomer Kinderplanung völlig aus ihrem Bewußtsein verdrängen, und auch ihre Pflicht als Arzt, ausreichend über Verhütung aufzuklären, einfach vernachlässigen.

Es ist hier fast schon von einem unbewußten Kinderwunsch der Gynäkologen zu sprechen. Dieser Wunsch drängt so stark nach Verwirklichung, daß er sogar zu fachlichem Versagen führt. Unter diesen Bedingungen können sich Ärzte dann auch nicht mehr die Ergebnisse der internationalen Forschung erfolgreich aneignen, so daß sich ihr ärztliches Verhalten außerhalb aktueller Fachdiskussionen bewegt.

»Ich bin zu meinem Gyn gegangen, weil ich den Eindruck hatte, schwanger zu sein. Er hat mich untersucht und gesagt, daß er nichts feststellen könne. Ich solle aber in 14 Tagen wiederkommen. Zwischenzeitlich habe ich einen Test in der Apotheke gemacht, der eine Schwangerschaft anzeigte. Als ich wieder zu ihm ging, sagte ich ihm das. Er untersuchte abermals und meinte, er könne definitiv noch nichts feststellen. In 14 Tagen solle ich nochmals wiederkommen. Auch das tat ich. Dann meinte er allerdings auch, daß ich schwanger sei. Aber das sei eine ganz frühe Schwangerschaft. Ich habe dann einen

*Abbruch in Holland machen lassen. Und die sagten mir, daß
die Schwangerschaft 14 Wochen alt gewesen sei.«*

Die Vermutung, daß Gynäkologen ihren eigenen Kinderwunsch auf die Frauen in der Praxis übertragen, wird auch
dadurch bestätigt, daß Ärzte Schwangerschaften falsch feststellen und schwangeren Frauen die Abtreibung versagen und
auch Hilfe verweigern. Die einzige Hilfe bestand in den siebziger Jahren darin, daß sie Frauen wortlos eine Kontakt-
adresse in Holland zum Abschreiben über den Tisch reichten.

Es ist die Tradition der gynäkologischen Gebärfixierung,
die zu solchen Widersprüchen führt und letztlich auch nur die
Verhütung durch Pille und Spirale zu den einzig ernstgenom-
menen Verhütungsmethoden machte. Die öffentliche Kritik
an der Gynäkologie zielt auf die emanzipationsfeindliche
Orientierung dieses Berufs und die damit verbundene unmit-
telbare Diskriminierung von Frauen und die mittelbare von
Männern. Die Erwartungshaltung von Gynäkologen und
Frauen wird dadurch immer unvereinbarer. (Lit. 36 u. 11)

Die Gynäkologie sieht ihre Aufgaben in der Förderung von
Empfängnis, künstlicher Befruchtung, Beseitigung von Un-
fruchtbarkeit, Schwangerenversorgung, Technisierung der
Geburtsmethoden und vor allem dem Erhalt der Gebärfähigkeit. Bei allem was sie tut, zielt sie auf die Erhaltung oder
Erzeugung von Gebärwilligkeit. Diese Orientierung der Gynäkologie kennt auch in den eigenen Reihen heftige Kritik.
Aber letztlich bleibt es wohl bei der 1947 von einem »großen«
Gynäkologen geäußerten Meinung über die Aufgabe des Gynäkologen: »Kein Gynäkologe darf die Frau von ihrer Gebärpflicht entbinden.«

Der Zeugungsanteil von Männern wird in diesem Kalkül
als selbstverständlich und jederzeit abrufbar vorausgesetzt.

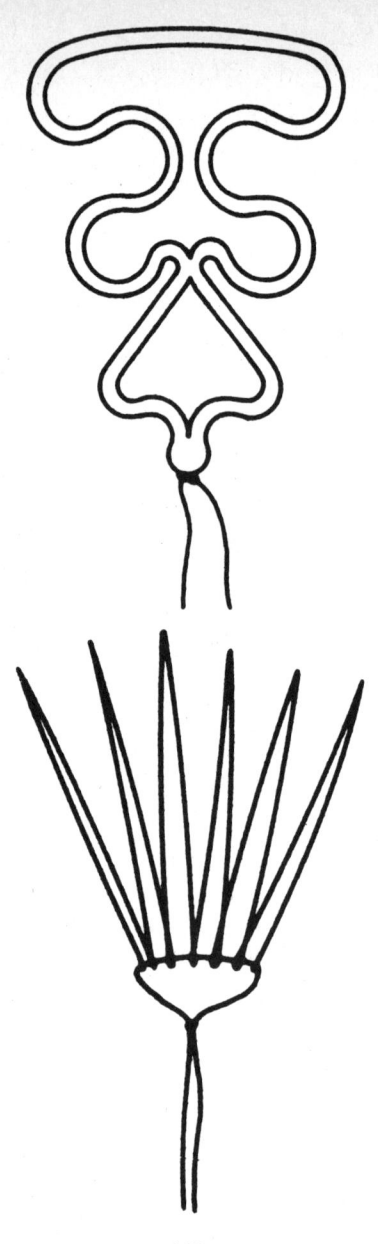

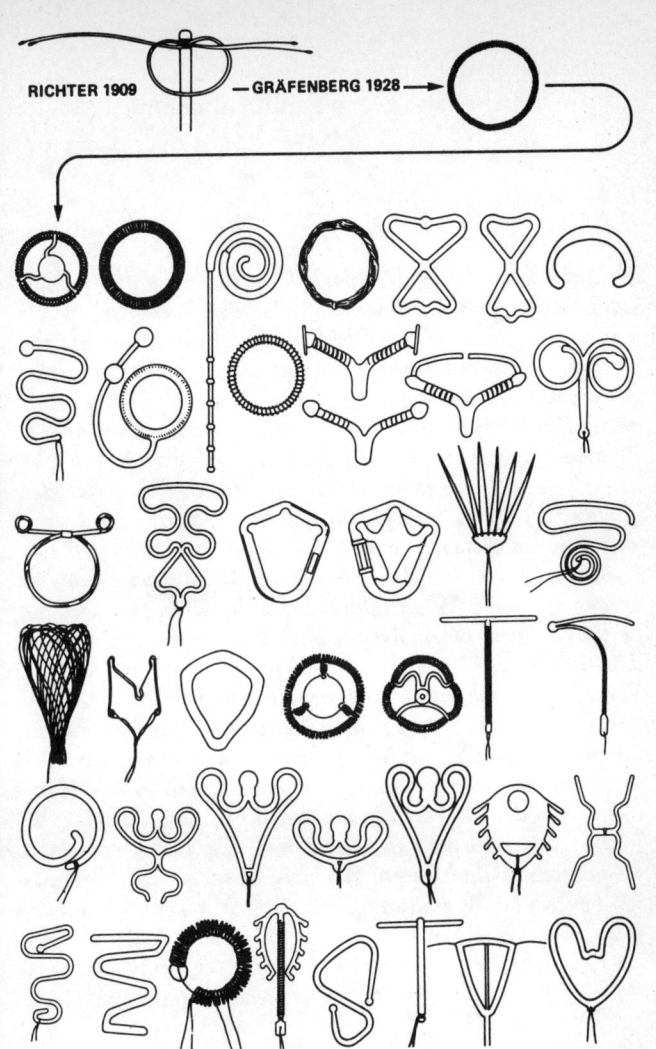

RICHTER 1909 — GRÄFENBERG 1928

139

Begeisterung für Verhütungstechnologie, aber:
Vorbehalte gegen Familienplanung

Ich habe mich 1979 als Gynäkologe in einer mittelgroßen Stadt niedergelassen. In der Klinik habe ich viel operiert. Ich galt als guter und exakter Operateur. Ich habe an vielen Entbindungen teilgenommen. Auch hier waren meine Erfahrungen erheblich. Ich beherrschte eigentlich so ziemlich alles, was in der Klinik erforderlich war: operieren und entbinden. Als ich meine Arbeit in der Praxis begann, merkte ich jedoch sehr schnell, daß ich so gut wie nichts von dem wußte, was in der alltäglichen Praxis eines Frauenarztes erwartet wird. Vor allen Dingen hatte ich keine Ahnung von Verhütung. Ich war buchstäblich blind in diesem Bereich. Ich habe zwar an den vorgeschriebenen Veranstaltungen für Verhütung an der Universität teilgenommen, aber da hatte ich bereits den Eindruck, daß die Professoren sich nur leidiger Pflichten entledigten. Verhütung stand nur auf dem Ausbildungsplan. In der Klinik lernte ich über Verhütung ebenfalls nichts, hin und wieder ein Gespräch mit Kollegen über hormonelle Verfahren. Mir ist es so wie vielen anderen Kollegen ergangen, daß ich die Handelsnamen der einzelnen Präparate nicht einmal kannte. Die Frauen, denen ich die Pillen verschrieb, kannten die einzelnen Präparate und ihre Wirkungen meist besser als ich. Alles, was ich heute über Verhütung weiß, über Vor- und Nachteile, habe ich aus Büchern gelernt oder von meinen Patientinnen – aber nicht an der Universität und nicht in der Klinik.«

Niedergelassener Gynäkologe, 36 Jahre

Die Ausbildung von Gynäkologen für die Verhütungsberatung ist mangelhaft und einseitig. (Lit. 66, S. 17) Die hohen Erwartungen, die an sie gestellt werden, können sie nicht erfüllen. Sie begeistern sich für die »Pille«, die Dreimonatsspritze und die Spiralen. Ihre Vorliebe gilt den Verhütungsmethoden, die folgenreich in die Körperlichkeit und die Psyche der Frauen eingreifen. Ihre Abneigung gilt allen Methoden, die unmittelbar mit dem Sexualverkehr zusammenhängen und eigene Aktivitäten von Partnern erfordern. Gynäkologen haben ein ausgeprägtes Mißtrauen gegenüber allen Methoden, die sie nicht für sicher halten, weil sie Frauen bewußtes und planvolles Handeln nicht zutrauen und auch Männern ein Interesse an vorsätzlicher Zeugung weitgehend absprechen. Deren Anteil an der Zeugung ist ihnen nicht weniger beiläufig, als der Anteil der Frauen.

Nach zwei Jahrzehnten der Erfahrung mit der hormonellen Verhütung ist es für viele Frauen eine Gewißheit, daß die hormonelle Verhütung einen schwerwiegenden Eingriff in ihre Körperlichkeit und in ihre Psyche darstellt. (Lit. 18) Auch Spiralen aus Plastik und Metall in der Gebärmutterhöhle verhindern die Schwangerschaft, aber wodurch die Wirkung von Körper und Fremdkörper zustande kommt, ist bislang noch ungewiß. (Lit. 70, S. 14) Beide Verhütungsmethoden sind Eingriffe in die grundlegenden Lebensprozesse des weiblichen Körpers. Sie sind die Ergebnisse einer langen wissenschaftlichen Forschungstradition, die Empfängnisregelung als Teil der Gynäkologie, dann aber auch als Verpflichtung der Frauen festlegte. Der Wissensstand über das reproduktive System der Frau ist deshalb – ganz anders als beim Mann – umfassend und gründlich, auch wenn über die feinen Vorgänge der Befruchtung noch weitgehend Unklarheit besteht.

Über die Zeugungsfähigkeit oder -unfähigkeit von Männern gibt es Erkenntnisse eigentlich erst, seitdem die Gynäkologie sich der Reagenzglasbefruchtung und dem Samentransfer widmet. Das ist seit fünf Jahren in mehreren Ländern, wie USA, England, Australien und auch jetzt in der BRD, der Fall.

Allein die Tatsache, daß die Gebärfähigkeit der Frauen in einem allmählichen Prozeß unter die Kontrolle der Gynäkologie gestellt wurde, hat auch eine einseitige Forschungs- und Investitionspolitik der pharmazeutischen Industrie hervorgebracht. Alle langfristigen Forschungsstrategien am Verhütungsmarkt sind deshalb auf Eingriffe in den weiblichen Körper abgestellt. Die Vorliebe der Gynäkologen für die hochtechnologischen Methoden ist deshalb auch eine

Begeisterung für bereits laufende Forschungsprojekte und wissenschaftliche Arbeitsmöglichkeiten.

Die Begeisterung für das Komplizierte und Unbegriffene und die Abneigung gegen das Einfache und Ungefährliche wird schon während der Ausbildung zum Gynäkologen entfacht. Soweit die gynäkologische Fachausbildung systematische Informationen und Unterweisungen für die Verhütungsberatung überhaupt enthält, beziehen sich diese auf die Pille und die Spirale, auf Eingriffe in das Hormonsystem der Frau und in ihre Gebärmutter.

Die einfachen und ungefährlichen Mittel werden erwähnt, um sie ein für allemal als ungeeignet und unsicher abzutun. Als unsicher gelten unter Gynäkologen alle Methoden, für die sie selbst die Verantwortung nicht übernehmen können, sondern die sie in die bewußte Handhabung der Frau geben müssen und nicht auf gewohnheitsmäßige Drogengaben in den Hormonhaushalt beschränken lassen können.

Wenn sie selbst den Körper der Frauen durch ihre Entscheidungen nicht beherrschen können, fühlen sie sich durch deren Eigenaktivitäten bedroht. Methoden wie das Scheidendiaphragma, die Temperaturmessung, die Beobachtung des Gebärmutterschleims sowie samenabtötende Schaumzäpfchen verdienen deshalb bereits in der Ausbildung keine Aufmerksamkeit und finden auch später in der praktischen Verhütungsberatung in der eigenen Praxis keine Anwendung mehr.

»Als ich mich als Gynäkologe niederließ, haben die Vertreter der Pharmaindustrie ihre Aufwartung gemacht, um mich mit ihren Produkten vertraut zu machen, die ich für meine alltägliche Praxis würde gebrauchen müssen. Da die Arbeit in der Praxis sich von der Klinik erheblich unterscheidet, sind eben auch andere Medikamente erforderlich. Unter den vielen Vertretern war auch einer eines Diaphragma-Herstellers. Ich muß gestehen, ich habe den Mann aus der Praxis geworfen, weil ich es für eine Zumutung hielt, mir als Arzt so etwas als ernstzunehmende Verhütung zu empfehlen. Ich habe mich richtig auf die Schippe genommen gefühlt. Ich muß allerdings sagen, daß ich meine Meinung in der Zwischenzeit geändert habe und einer der wenigen Ärzte hier in der Stadt bin, der

das Diaphragma akzeptiert und anpaßt – und sogar richtig,
was viele Kollegen nicht können!« Bremer Gynäkologe

Obwohl es die Gynäkologie schon lange gibt, weisen die Studienpläne der Mediziner die Verhütungsausbildung erst seit wenigen Jahren als verbindlichen Gegenstand aus. Dabei besteht keinerlei wesentlicher Unterschied innerhalb der westlichen Länder, so wenig wie ein Unterschied zwischen kapitalistischen und sozialistischen Gesellschaften auszumachen ist.

Zweifellos hat es auch in der Vergangenheit Mediziner gegeben, die sich mit der Verhütung befaßt und auch ihre Studenten unterwiesen haben. Aber das waren Ausnahmen. Sie gründeten in mehr oder weniger persönlichen Interessen von Medizinprofessoren, von denen die Studenten profitierten. Die universitäre Grundausbildung und die klinische Ausbildung zum Facharzt legen Grundlagen für die bevorzugten und die abgelehnten Verhütungsmethoden.

Aber ein weiterer gewichtiger Grund für die Vorliebe für das Komplizierte ist dessen einfache Anwendung in der Arztpraxis. Pille und Spirale haben für den Arzt den unverkennbaren Vorteil, daß sie sich ohne vieles Gerede reibungslos in den Praxisbetrieb eingliedern lassen. Beide stellen keine größeren Anforderungen an die allgemeine Beredsamkeit und Sprachlosigkeit des gängigen Arzt-Patient-Verhältnisses. Die Annehmbarkeit einer Methode für eine Frau wird dadurch geprüft, ob sie auf den Vorschlag des Gynäkologen mit Ja oder Nein antwortet. Da den Frauen als »Verhütungspatientinnen«keine Kenntnis über die komplizierten Methoden von Pille und Spirale zugestanden wird, ist eine Diskussion über diese Methoden nicht erforderlich. Es geht nur darum, ob die Frau den Empfehlungen des Arztes folgt oder nicht.

Zwischen dem Laien und den Experten gibt es keine Erörterung. Anders wäre das bei Methoden, wo die sexuellen Gewohnheiten einer Frau und die Art ihrer Partnerbeziehung bei der Wahl des Verhütungsmittels berücksichtigt werden müßten. Die Berücksichtigung sexueller Gewohnheiten findet allerdings auch gelegentlich bei der Pille statt. So meint ein Gynäkologe:

» Wenn Sie jetzt die Pille nehmen, dann müssen Sie regelmäßig Verkehr pflegen, weil sonst die Gefahr besteht, daß die Schleimhaut in der Scheide austrocknet. «

Aus der Sicherheit der Verhütung wird für die Frau eine Verpflichtung zur regelmäßigen Bereitschaft zum Sexualverkehr.

Technologische Verhütung hat für den Arzt den unverkennbaren Vorteil, daß sie nicht der »routinemäßigen Durchschleusung des täglich anfallenden Patienten- und Krankengutes« im Wege steht. Da sie keine besonderen Zeitaufwendungen nahelegt, wirkt sie sich auch nicht nachteilig für das Einkommen des Gynäkologen aus. Die Pillenverordnung läßt sich ähnlich den allgemeinen Medikamentenverordnungen in die Arbeitsgänge reibungslos einfügen. Eine besondere Art der Aufmerksamkeit ist ebenfalls nicht angebracht. Die Pillenverordnung erfolgt nach dem üblichen Ritual:

Entkleidung in einer Wartekabine oder hinter einem Paravent, der die Befragung durch den Arzt gleichzeitig möglich macht. Untersuchung auf dem Gynäkologenstuhl, Tastuntersuchung und gegebenenfalls optische Untersuchung des Gebärmuttermundes.

In manchen Praxen werden die Gespräche auch mit den bereits entkleideten Frauen am Schreibtisch des Gynäkologen geführt oder auf dem Gynäkologenstuhl. Die letzte Organisationsform hat für den Arzt den Vorteil, daß die Gespräche kurz ausfallen, da die Frauen keine Neigung haben, in dieser Lage längere Gespräche zu führen.

Das Ankleiden erfolgt in einer Kabine, während der Arzt sich einer anderen Patientin zuwendet oder hinter dem Paravent, während der Arzt seine Eintragungen vervollständigt und seine Verordnung der Frau mitteilt.

Die Vorteile von Pille und Spirale liegen für den klinisch tätigen Gynäkologen auf einem anderen Gebiet, das für den niedergelassenen Arzt jedoch weitgehend uninteressant ist.

Da beide Verhütungsmethoden in große Forschungsprogramme der pharmazeutischen Industrie eingebunden sind, bieten sie viele Möglichkeiten für die wissenschaftliche Arbeit. Diese Forschung wird langfristig betrieben, weil die pharmazeutische Industrie ein Interesse an der langfristigen Vermarktung ihrer synthetischen Hormone hat. Je länger die Pille auf dem Markt ist, um so größer werden die Profite. So haben die öffentlichen Institutionen in den USA allein im Jahre 1977 10 Millionen Dollar für die Sicherheitsforschung für Pille und Spirale ausgegeben. Aber nur 50000 Dollar für die sogenannten einfachen Barrieremethoden. (Lit. 19, S. 2)

Die Forschungsergebnisse, die aus diesen Untersuchungen hervorgehen, lassen sich vielfältig verwerten. Sie können auf Kongressen, Seminaren, Tagungen und internationalen Veranstaltungen der gynäkologischen Fachöffentlichkeit vorgetragen werden. Dies ist eine gerade auch in der Medizin weitverbreitete Form der wissenschaftlichen Selbstdarstellung, die der Karriere nützt und nachweisbare Erfolge produziert.

Die Interessen der Pillen- und Spiralenkonsumentinnen tauchen auf dieser Ebene der wissenschaftlichen Diskussion nicht mehr auf. Interessant ist nur noch, was die Wissenschaftler dieses Gebietes dafür halten. Allerdings müssen die Forschungen auch nennenswerte Probleme lösen – sie können keineswegs beliebig und zufällig sein –, denn wenn dies nicht gelingt, kommt der Absatz dieser Verhütungsmethoden ins Stocken, und die Forschungsgelder werden geringer.

Aus diesem Grunde werden heute für die niedergelassenen Gynäkologen zunehmend Informationen über die Pillenkonsumentinnen zusammengetragen, die den verordnenden Arzt zu erfolgreicher Verteilung der Pille befähigen sollen. Diese Forschung und Informationsbeschaffung wird ebenfalls von den Produktherstellern der verschiedenen hormonellen Verhütungsprodukte veranlaßt und finanziert. Die unliebsamen Folgen und langfristigen Schäden der Verhütung mit synthetischen Hormonen lassen sich damit jedoch nicht beseitigen. Die langfristigen Schäden für die Gesundheit der Frauen sind zwar statistisch meßbar, aber sie sind nicht durch eine Veränderung des Produktes behebbar. Deshalb werden sich auch Absatzförderungsstrategien wie bei allen anderen Gebrauchsgütern solange bewähren, wie die Konsumentinnen über die Risiken und Nachteile der Hormonprodukte nicht aufgeklärt sind.

Viele Frauen gewinnen in der gynäkologischen Sprechstunde den Eindruck, daß die Pille zwischen Tür und Angel mehr oder weniger willkürlich verteilt oder die eine Marke gegen die andere ausgetauscht wird. Neben den allgegenwärtigen Einkommensinteressen der niedergelassenen Gynäkologen, die auf schnelle Patientenabfertigung drängen und den Arztbesuch unerfreulich machen, spielt bei diesem Eindruck ein anderes Problem eine wichtige Rolle.

Es ist die Tatsache, daß die Pille wie ein Medikament unter unzähligen anderen verordnet wird. Demnach handelt es sich bei der Verhütungsberatung ebenfalls um ein allgemein übliches Verhältnis von Arzt und Patient. Nach dem gegenwärtigen Verständnis setzt das den Patienten als Lieferanten abfragbarer Daten und Informationen voraus und den Arzt als Bearbeiter dieser Daten. Er schätzt sie mit Expertenverstand ein und verordnet eine Behandlungsmethode. Eine der üblichsten Behandlungsformen ist die Medikamenteneinnahme.

Das »erfolgreiche« Arzt-Patient-Verhältnis setzt darüber hinaus eine angebbare Krankheit voraus, einen fähigen Arzt und ein heilendes Medikament. In komplizierten Fällen werden auch Labors und Apparate benötigt, um den Arzt zur Bestimmung des Krankenbildes zu befähigen. Bei der Pillenverordnung trifft das jedoch nicht zu:

»In der Verordnung der Pille ist die Frau so lange ein Versuchskaninchen, bis sie eben die Pille gefunden hat; eben an ihr eine ausprobiert wurde, die sie verträgt und die ihr keine Schwierigkeiten bereitet. Das ist heute die übliche Methode.«

Niedergelassener Gynäkologe

Ansonsten jedoch entspricht das Pillenverordnungsritual dem üblichen Arzt-Patient-Verhältnis. Die Frau ist die Patientin, die Krankheit die Anfälligkeit für unerwünschte Schwangerschaften, und das Medikament ist die Pille. Der Krankheitszustand wird vorab als diese Anfälligkeit bestimmt und des weiteren – und das ist ausschlaggebend – durch die Neigung der Frauen, unerwünschte Schwangerschaften abtreiben zu lassen. Der Krankheitszustand bzw.

dessen Definition enthält somit zwei wichtige Elemente: Empfängnisanfälligkeit und Abtreibungsneigung! In diesem Krankheitsbild ist aber ein Gesichtspunkt enthalten, der nichts mit körperlichem Unbehagen oder Wohlbefinden der Frauen zu tun hat, dafür aber um so mehr mit politischen Ansichten darüber, ob Frauen unerwünschte Schwangerschaften abtreiben dürfen oder nicht.

Der Unterschied zu anderen Krankheiten wie Halsentzündung, Beinbruch, Tuberkulose oder Krebs besteht also darin, daß die Frauen nicht leiden und sich auch nicht krank fühlen, sondern daß die Moral der Kirche und Ärzteorganisationen wie auch die Gesetzgebung diese Abtreibungsneigung als strafwürdig, unmoralisch oder als krankhaft und widernatürlich festlegen.

Die Pille ist somit nicht nur eine besondere Form der Empfängnisverhütung, mit der sich von Frauen Schwangerschaften planen lassen, sondern auch ein »Heilmittel«, um die gesetzlich oder kirchlich als sittenwidrig oder strafbar beschriebene Abtreibung zu vermeiden. Als krank gilt die Absicht der Frau, sich über das sogenannte Normale durch Abtreibungen hinwegzusetzen.

Die Vorliebe der Gynäkologen für die Pille und ihre Nachlässigkeit gegenüber deren unliebsamen Wirkungen ist deshalb ein gewichtiges Zeichen dafür, daß sie die Abtreibung aus moralischen Gründen für eine so schlimme Krankheit an den Sitten der Gesellschaft halten, daß selbst die unerwünschten Wirkungen der Pille allemal als tragbarer Preis für die gelingende »Krankheitsvermeidung« anzusehen sind.

Auf die Frage nach unerwünschten Wirkungen der Pille

Antwort: »Kaum welche ... in das Problem wird viel zu viel eingelegt. Es ist doch so: die Abtreibung muß die Ausnahme bleiben, meiner Meinung nach, das ist die gefährlichste Form der Familienplanung. Natürlich, wenn eine Frau ein Leberleiden hat oder dauernd ... Lungenembolien, ist das was anderes. Ansonsten lebt sie mit der Pille am ungefährlichsten ...«

Gynäkologe, 54 Jahre alt

Ja, man muß halt suchen, bis man eine findet, die halbwegs vertragen wird. Die Nebenwirkungen der Pille sind, meine ich, noch besser als eine Abtreibung.

Gynäkologe, 54 Jahre alt, Süddeutschland

Daß Gynäkologen die Nebenwirkungen nicht so recht ernst nehmen wollen und sie anfangs sogar als hysterische Äußerungen von Frauen abtaten, hat noch einen anderen Grund. Er ergibt sich im wesentlichen aus der Rolle der Gynäkologen als »informierte Verteiler« der Pille.

Da Frauen in ihm einen Experten sehen, dem sie im Laufe des vergangenen Jahrhunderts weitgehend die Verantwortung für das Gebären, die Verhütung und auch die Empfängnis recht vorbehaltlos überantwortet haben, will der Gynäkologe den hohen Erwartungen der Frauen auch entsprechen. Seine Autorität und seine Anerkennung hängen davon ab, ob er sich als fähiger Experte weiterhin kritiklos behaupten kann. Schwächen soll er nicht und will er deshalb nicht zeigen.

Die Verleugnung der unerwünschten Pillenwirkungen war deshalb in Wirklichkeit ein Verleugnen seiner eigenen Unkenntnis über die unerwünschten Pillenwirkungen und seine Unfähigkeit, sie abzustellen.

Gerade bei der Pille zeigt es sich, daß der Gynäkologe kein Experte ist, sondern ein Verteiler pharmazeutischer Produkte, die ihm angepriesen werden mit Methoden, die sich nicht von Absatzstrategien für Parfüms oder Waschmaschinen unterscheiden. Der eine Hersteller schickt Vertreterinnen, der andere Vertreter, der eine arbeitet mit Werbegeschenken, der andere mit Einladungen.

Ein ehrlicher Gynäkologe hätte den Frauen sagen müssen, daß er die Kritik am Pillenprodukt entgegennehmen kann und sie an den Hersteller weitergeben wird, daß er aber sonst nichts zu sagen weiß, es sei denn, die Frau möge eine andere Pille ausprobieren. Aber welcher Gynäkologe macht dieses Eingeständnis? Es widerspräche völlig seinem Anspruch, unhinterfragt über die Gebärfähigkeit der Frauen zu verfügen und zu wissen, was für sie gut ist. Ein solches Eingeständnis käme einer schweren Kränkung seines Selbstwertgefühles gleich, widerspräche seinem männlichen Verständnis, für Frauen helfend und stützend zur Verfügung stehen zu müssen.

Der Eindruck, daß die Pille zwischen Tür und Angel mehr oder weniger willkürlich verordnet oder gegen ein anderes Produkt ausgetauscht wird, ist gar nicht so falsch. Nur soll dieser Eindruck nicht allgemein und öffentlich werden, weil das Ansehen der Gynäkologen darunter leidet und außerdem auch die Absatzchancen der pharmazeutischen Pillenproduzenten.

Das Diaphragma oder
… das verunsichert doch nur die Frauen …

Man sagt, daß das Verhältnis von Ärzten zu Patienten auf Vertrauen aufgebaut sei. Man sagt nicht, daß der Arzt eine Leistung verkauft, die der Patient gegen ein Honorar erwirbt. Man spricht auch nicht von Käufer und Verkäufer, die sich gegenseitig vertrauen.

Man spricht vom Arzt-Patient-Verhältnis als einem besonderen Vertrauensverhältnis, das einmalig ist. Aber ist das Verhältnis vom Arzt zum Patienten wirklich ein Vertrauensverhältnis? Oder fordert der Arzt Vertrauen ohne Vorbehalt? Also kein Vertrauen, sondern Vertrauensseligkeit! Ist das Vertrauen der Patienten nur gefragt, um den Arzt vor dem Mißtrauen seiner Patienten zu schützen? Schützt das Vertrauen der Frauen den Arzt vor Kontrolle und sie selbst vor der Notwendigkeit, ihn zu kontrollieren?

Wer vertraut wem, wer traut wem über den Weg und wer nicht? Der Arzt dem Patienten oder die Patientin dem Arzt? Vertraut nur die Patientin dem Arzt, während der Arzt ihr möglicherweise mißtraut? Ärztliches Mißtrauen in die Zuverlässigkeit der Patientinnen, ihre Selbständigkeit, ihre Intelligenz, ihren Gehorsam und ihre Fähigkeit, für sich selbst zu sorgen?

Vertrauensverhältnisse sollen selbstverständlich erscheinen, sind es aber nicht, auch nicht für den Vertrauensvollen. Über ein Vertrauensverhältnis zu diskutieren, stellt es bereits in Frage. Über es zu schweigen, schweigt seine Widersprüchlichkeit tot! Das weitverbreitete Schweigen über die Grundlagen des Vertrauensverhältnisses zwischen Arzt und Patientinnen zeigt, wie wenig gesichert es im Grunde ist.

Unter Ärzten ist es ein eisernes Gesetz der Standesloyalität, über Fehler von Kollegen zu schweigen und sie in Schutz zu nehmen. Schäden aus Fehlern lassen sich notfalls immer noch durch Geld begleichen, nicht jedoch der Zweifel der Patienten an der Fähigkeit des Arztes und seines Standes.

Der Gynäkologe, der seine Kollegen in der Öffentlichkeit kritisiert, wird nicht danach beurteilt, ob er Recht hat oder nicht. Er wird kritisiert und bestraft, weil er in die Öffentlichkeit trägt, was standesintern bleiben soll. Denn zu Recht unterstellt die Kritik in der Öffentlichkeit, daß die Gynäkologen sich selbst nicht hinreichend kontrollieren. Gynäkologen scheuen die öffentliche Kritik ihrer Arbeit. Sie bevorzugen es, in Frauenarzt-Romanen abgehandelt zu werden und nicht im Wartezimmer und in den Massenmedien.

Der weiße Kittel des Arztes soll nicht nur ein Symbol der Reinheit, sondern eine Barriere für Patientinnen sein, darüber hinaus weiterzudenken. Das Medizinerlatein ist auch keine Fremdsprache, sondern lediglich eine Sprachbarriere, die das Krankheitssymptom der Patientin von ihrer Person trennen soll, um sie von Fragen abzuhalten. Die Sprache des Gynäkologen, die die Patientin nicht versteht, und sein Erscheinungsbild in Weiß, das Angst auslöst, sind Zeichen einer unaufhebbaren Distanz, die das irdische Handeln des Arztes einer ebenso irdischen Kontrolle entziehen soll.

Das Verhältnis der Patientin zum Gynäkologen ist durch Vertrauen und Angst zugleich bestimmt. Das Verhältnis des Gynäkologen zur Patientin trägt andere Vorzeichen: Mißtrauen in ihre Fähigkeiten, das Bedürfnis nach Distanz und Unberührbarkeit und den Wunsch, das hörige Vertrauensverhältnis der Patientin zu erhalten.

Mißtrauen in die Verhütungsfähigkeiten von Frauen ist unter Gynäkologen weit verbreitet. Sicher und zuverlässig ist Verhütung für Gynäkologen nur dann, wenn sie selbst die Methode festsetzen und wenn Verhütung sich möglichst weit vom Zeitpunkt des Sexualverkehrs ereignet. Sie ziehen die Pille vor, weil sie nicht unmittelbar mit dem Sexualakt verbunden ist. Frauen, denen tägliche Disziplin zur Eigenmedikamentierung zugetraut wird, erhalten sie. Bestehen hier Zweifel, trifft der Gynäkologe Vorkehrungen von »unten« und setzt die Spirale ein. Je größer das ärztliche Mißtrauen, um so weniger Eigenaktivität der Frauen wird erwartet. Dreimonatsspritzen sind Verhütungsformen für »Dumme« und »Verantwortungslose«.

Den Mitarbeiterinnen einer Beratungsstelle für Familienplanung berichtete die Bedienstete des Sozialamtes, daß einer beachtlich großen Zahl von Frauen, die von ihrem Amt Sozialhilfe erhielten, weder die Pille noch die Spirale vom Gynäkologen verordnet wurde. Ihnen würde in auffallend hoher Zahl die Dreimonatsspritze als geeignete Verhütung empfohlen und auch verabreicht. Offensichtlich verbinden diese Gynäkologen eine materielle Notsituation, wie Arbeitslosigkeit oder finanzielle Not nach einer Scheidung, mit der Vorstellung von Unzuverlässigkeit und mangelnder Selbstverantwortung.

Das Mißtrauen der Gynäkologen wird grenzenlos, wenn Frauen Verhütung kurz vor dem Verkehr betreiben und ihr eigenes Genital zu diesem Zweck berühren. Sie scheinen von Frauen weder Kenntnis ihres eigenen Genitalbereichs zu erwarten noch wollen sie diese Kenntnis zulassen. Dieser Bereich gehört dem Mann, dem Gynäkologen, aber nicht der Frau. Sie dulden die Berührung des Genitals so wenig wie Mütter, die ihren Töchtern mit feinen Gesten bereits im frühen Alter das Berühren der Vagina untersagten oder sie mit ahnungsvollen Drohgebärden davon abhielten. (Lit. 76, S. 77 ff.) Viele Frauen leiden unter Berührungsangst ihres Genitalbereichs, viele können sich nicht selbst befriedigen. Das Tabu der frühen Kindheit trifft sie erst richtig im erwachsenen Alter. Der Kampf für das Scheidenpessar scheint dann auch mehr als nur ein Streit über eine Verhütungsmethode zu sein. Eher ist es ein symbolhafter Kampf, ob Frauen über ihren eigenen Körper herrschen dürfen oder ob andere über ihren Körper verfügen können. Die Verweigerung des Scheidenpessars, seine hektische Verächtlichmachung und der Hinweis auf seine Unsicherheit sind Argumente, um Frauen daran zu hindern, mit dem Zugriff auf den eigenen Körper auch die unterdrückte Sexualität aufzudecken. Die Irrationalität der gynäkologischen Verweigerung scheint dieser symbolhaften Bedeutung recht zu geben.

»Ja, das Diaphragma ist die Verhütungsmethode der Emanzen mit roten Haaren, lila Hosen und verstärktem Haarwuchs. Diese Frauen sind eh unfruchtbar und haben keine

Verhütung nötig. Das Diaphragma ist für sie so sicher, weil sie keine Kinder bekommen können – aus keinem anderen Grund!« Niedergelassener Gynäkologe, Ostbayern

Obwohl dies eine extrem unverblümte Meinungsäußerung eines Gynäkologen ist, so enthält sie doch auch die Ansichten, die in zurückhaltenderen Äußerungen ebenfalls zu finden sind:

»Sie meinen dieses Scheidenpessar, oder meinen Sie die Spirale? Das hab' ich auch nicht, das macht hier keiner. Es kommt auch niemand, der eine hat. Das ist mir überhaupt nicht vertraut. Und es wird auch nicht geraten. Weil's wirklich unsicher ist ... und ... da gibt's Besseres. Und die Manipulation immer dann hin und her ... hab' ich keinerlei Erfahrung mit. Und sehe auch nicht – ich meine, man sieht ja viele Patienten, wenn man hierhin geht, dahin geht – ich hab' also noch nie eine gesehen, die ein Diaphragma hatte.«
Niedergelassener Gynäkologe, Ostbayern

Wohlanständige und gesittete Frauen verwenden das Diaphragma nicht, sondern überlassen die richtige Methodenwahl ihrem Gynäkologen. Frauen, die das Diaphragma wählen, sind vermännlicht, auffällig und lassen allen weiblichen Liebreiz missen. Das Diaphragma wird zum Inbegriff von Männerfeindlichkeit und somit mißratener Weiblichkeit!

Die Angst in den Phantasien von Gynäkologen, die Frauen auf eigenen Wegen mit dem eigenen Körper sehen, setzt sich in Argumente um, die voller Mißtrauen sind und Frauen die Fähigkeit absprechen, das Diaphragma erfolgreich zu handhaben:

»Das Diaphragma ist etwas für Akademikerinnen und gebildete Frauen, aber doch nicht für die Arbeiterin und das einfache Mädchen!« Niedergelassener Gynäkologe, Norddeutschland

Ob eine Frau das Diaphragma in ihre Scheide einsetzen kann, ob sie es rechtzeitig tut und jedesmal vor dem Beischlaf, wäre demnach abhängig davon, ob sie Goethe gelesen, Fremdsprachen erlernt und einen Universitätsabschluß hinter sich hat.

Aber selbst wenn Bildung verallgemeinert als Fähigkeit zur Triebkontrolle und Disziplin verstanden wird, bleibt das Argument unsinnig. Es unterstellt und wiederholt die bei Akademikern verbreitete Ansicht, daß sich die Armen der Sexualität leidenschaftlicher und lustvoller hingeben; wahr an dieser Vermutung ist wahrscheinlich nur, daß den »Armen und Ungebildeten« unterstellt wird, was die Gebildeten bei sich selbst vermissen: Leidenschaft und Spontaneität in der Sexualität.

Falsch ist nicht nur, daß geringe Bildung für die Anwendung des Diaphragmas ungeeignet macht, sondern auch, daß das Studium von Goethe, der Sexualwissenschaft und vielleicht auch der Physik dazu besonders befähige. Der gynäkologische Fachverstand über die Anwendbarkeit des Scheidenpessars lebt offenbar weniger von der genauen Kenntnis der Fähigkeiten und Bedürfnisse der Frauen als vielmehr von platten Vorurteilen und eigener unterdrückter Sexualität. Das Mißtrauen gegenüber den Verhütungsfähigkeiten der Frauen hat seine Ursachen darin, daß der Gynäkologe sich selbst überschätzt und gynäkologische Vorurteile in Weisheiten fürs Leben von Frauen verwandelt.

»Ich stelle mir die Frage, warum das Diaphragma in die Diskussion gebracht wird und warum Beratungsstellen vermehrt seine Anwendung propagieren. Das Diaphragma wurde 1882 von dem Flensburger Arzt Mensinga eingeführt und hat lange Zeit sehr gute Dienste geleistet. Aber nur deshalb, weil es nichts Besseres gab. Bedenkt man, daß das Diaphragma in der Sicherheitstabelle an unterster Stelle steht, dann ist die Nennung als Alternative zu anderen Verhütungsmethoden mir völlig schleierhaft. Selbst wenn man noch zusätzlich eine Creme in die Scheide gibt, erreichen beide noch nicht die Sicherheit der anderen Verhütungsmittel.

Was soll also das ganze Gerede um den Wert des Diaphragmas als Verhütungsmittel? Am besten ist, man vergißt es!«

Niedergelassener Gynäkologe

Die Empfehlung verkennt nicht nur das wachsende Bedürfnis nach langfristig sicheren, selbstanwendbaren und ungefährlichen Verhütungsmethoden, sondern auch die Fähigkeit von Menschen, durch ihr Verhalten die Anwendung von Verhütungsmethoden überhaupt erst sicher zu machen. Mit der Ablehnung des Scheidenpessars steht die Mehrheit der Gynäkologen im Gegensatz zu dessen wachsender Bedeutung für immer mehr Frauen. (Lit. 59) Zulässig ist das Diaphragma jedoch für Gynäkologen aus medizinischen Gründen:

»Das Scheidendiaphragma ist wohl eine echte Alternative zur Pillenunverträglichkeit, auch wohl bei Unverträglichkeit der Kupfer-T-Spirale!«

Niedergelassener Gynäkologe, Norddeutschland

Vor allem ist es auch falsch, daß das Scheidenpessar unsicher sei. Keine Methode ist sicher, wenn sie falsch angewendet wird. Die Pille, die nicht rechtzeitig und regelmäßig eingenommen, das Schaumzäpfchen, das zu spät eingeführt wird, das Kondom, das falsch übergestülpt, und die Spirale, die vom Arzt falsch eingesetzt wird, sind unsicher.

Jede Verhütungsform setzt zuverlässiges menschliches Verhalten voraus. Aber auch wenn das gegeben ist, kommen als gesonderte Gefahrenquellen die Produktionsfehler der Verhütungsmethode hinzu. Gummi von minderer Qualität, mangelnde Produktionskontrolle, gewinnorientierte Zusammensetzung chemischer Substanzen, die auf Kosten der Zuverlässigkeit geht, und Gynäkologen, die unter Zeitdruck nachlässig arbeiten.

»Ich möchte ein Diaphragma.« Dr. N. zieht gereizt die Augenbrauen hoch. Dann, im Stenogrammstil, folgen einige ärztliche Aussagen: Das Diaphragma sei unsicher, es stinke manchmal (!), er sei gegen die Chemie dabei. Ich will es trotzdem.

Darauf er, höhnisch: »Na, dann wollen wir mal sehen, wie das Ihre Schwangerschaftsrate senkt.« Unwirsch weist er mich an. »Gehen Sie schnell in die Kabine und machen sich frei, schnell, bevor sie wieder besetzt ist!«

Dr. N. reißt die Tür auf, eilt vor mir her zum Stuhl: »Kommen Sie mal her.« Vor dem Stuhl tritt er dicht vor mich, schiebt mir wie ein routinierter Ehemann wortlos den Pullover und das T-Shirt hoch und öffnet meinen BH. Durch diese abrupte Geste bin ich peinlich berührt und verlegen, aber Dr. N. läßt sich gar nicht beirren, betastet geschäftig meinen Busen, drückt einen Thermographie-Apparat dagegen und läßt mich dann den Stuhl besteigen.

Rasche Untersuchung, gemurmelter Kommentar: »Das Ganze ist etwas nach links verrutscht.« Von einer Probeeinlage mehrerer Diaphragmenringe bemerke ich nichts. Dafür klopft mir Dr. N. lässig mit dem Handrücken auf den nackten Oberschenkel und sagt: »Sie können sich wieder anziehen.« Ich bekomme ein Rezept für das Diaphragma Größe 60 und »Patentex Gel« und die Anweisung, zur Einlage noch mal wiederzukommen. Ich gehe zur Apotheke.

10 Minuten später.

Ich warte wiederum ausgezogen in der Kabine. Dr. N. reißt die Tür auf, geht wortlos vor mir her zum Stuhl und hält seine Hand hinter sich: Ich soll das Diaphragma und die Creme reintun. Als ich das nicht gleich verstehe, winkt er ungeduldig mit der Hand: »Geben Sie her.« Während ich auf den Stuhl steige, fragt er mich streng, ob ich das Diaphragma schon angefaßt hätte. Ich verneine. Er zeigt mir das Beträufeln mit Creme, zieht sich einen Plastikhandschuh über, führt das Diaphragma in meine Scheide ein und sagt: »So nach oben drükken.« Ich will selber fühlen und strecke meine Hand aus. Die schiebt er heftig zur Seite und herrscht mich an: »Aber doch nicht so! Sie können doch nicht mit ungewaschenen Händen dort hineinfassen. Sie müssen Ihre Hände immer sorgfältig waschen, bevor Sie das machen!« Ich bin schon wieder beschämt. Er rennt zum Medikamentenschrank, gießt Desinfektionsmittel auf einen Wattebausch und reibt damit meinen rechten Zeigefinger ein. »So, jetzt können Sie.« Ich darf nun selbst hineinfassen, während er mir erklärt, daß das Diaphragma jetzt gut sitze. Ich könne es drinlassen, »bis die Menses kommen.« Ich: »Soll ich es die ganze Zeit drinlassen?« »Ja, es sitzt gut. Sie können nach der Periode wiederkommen, dann setze ich es Ihnen wieder ein.«

Der Besuch bei Dr. N. weist zwei Auffälligkeiten auf. Die eine besteht darin, daß er eine Vorsorgeuntersuchung auf Brustkrebs vornimmt, ohne zu klären, ob die Frau diese Untersuchung wünscht und ob möglicherweise eine solche Untersuchung bereits in den letzten Monaten vorgenommen wurde. Da er die Untersuchung an einer »privaten Patientin« vornimmt, dient die Untersuchung offensichtlich nur seiner privaten Bereicherung.

Die andere Auffälligkeit besteht darin, daß er das Diaphragma ohne Ringe anpaßt und die Methode damit unsicher macht und daß er vor allem ein eigentümliches Verhältnis zur Hygiene hat. Auf der einen Seite darf die Frau nach hygienischer Vorbehandlung ihres Fingers in ihre Scheide fassen, auf der anderen Seite rät er ihr zu einem höchst unhygienischen und wiederum gefährlichen Umgang mit dem Diaphragma. Er empfiehlt, das Diaphragma bis zur nächsten Regelblutung in der Scheide zu lassen. Diese unsinnige Empfehlung führt zu höchst unangenehmer Geruchsbildung, weil eine richtige Körperhygiene unmöglich wird und vor allem das spermizide Gel nicht mehr auf der Innenseite des Diaphragmas aufgetragen wird. Diese Empfehlung schafft Risiken, die ausschließlich dem Gynäkologen, nicht aber der Methode angelastet werden müssen.

Das gynäkologische Mißtrauen in die Verhütungsfähigkeiten von Frauen, deren eigene Mitwirkung Verhütung erst sicher macht, hat die Gynäkologen zu Befürwortern von Methoden gemacht, bei denen Frauen nur wenig an Mitwirkung abverlangt wird. Die in den Mund eingelegte und geschluckte Pille wird Frauen zugetraut, weil es eine lebensgeschichtlich für jeden übliche Handlung ist, wie das tägliche Essen, das Daumenlutschen in der Kindheit und die Aufnahme von Getränken.

Nicht zugetraut wird Frauen das erfolgreiche Manipulieren ihres Genitals. Auffällig bei der Beurteilung des Scheidenpessars sind die ärztlichen Aussagen deshalb, weil auch hier – wie bei der Pillenpause – Forschungsergebnisse nicht zur Kenntnis genommen werden, weil sie nicht in das vorgefertigte Bild vieler Gynäkologen passen.

In den letzten Jahren sind in verschiedenen Ländern Studien über die »Sicherheit des Scheidenpessars« angefertigt worden. Dabei hat es sich gezeigt, daß die Zahl der ungeplanten Schwangerschaften bei Anwendung dieser Barrieremethode zwischen 2 und 30 schwankt: Die Zahl 30 sagt aus, daß bei 100 Frauen, die das Pessar ein Jahr anwenden, 30 gegen ihren Wunsch schwanger werden. Damit wäre das Scheidenpessar unsicher und in seiner Verhütungswirkung mit der Kalendermethode und der Scheidenspülung nach dem Geschlechtsverkehr vergleichbar. Die Zahl von 2 ungeplanten Schwangerschaften macht die Anwendung des Scheidendiaphragmas zu einer effektiven Methode, die einem Vergleich mit der Pille standhält. (Lit. 76; Lit. 19, S. 2) Sie ist somit sicher und frei von den Gesundheitsgefährdungen der hormonellen Verhütung. Sie ist geringfügig besser als die Spirale und geringfügig schlechter als die Pille.

Ähnlich auseinanderweisende Ergebnisse gibt es auch in der Anwendung von Kondom und samentötenden Zäpfchen. Da es sich bei den günstigen Forschungsergebnissen nicht um Auftragsstudien der Hersteller handelt, sondern um wissenschaftliche Studien, die mit methodischer Exaktheit und im Interesse von Konsumenten an hoher Verhütungswirkung durchgeführt wurden, erfordern die auseinanderweisenden Ergebnisse der Diaphragmaverwendung eine Erklärung.

Da sowohl die Beschaffenheit des Pessars wie auch die Herstellung den Unterschied nicht erklären können, bleibt als Erklärung nur die Handhabung dieser Verhütungsmethode durch die Frauen und möglicherweise auch deren Partner. Es gibt also offensichtlich Frauen, die nur mit sehr geringem Erfolg Barrieremethoden anwenden können, während es andererseits Frauen gibt, die eine Verhütungssicherheit erreichen, die der Pille und der Spirale vergleichbar ist. Ob Barrieremethoden erfolgreich oder nicht angewendet werden, hängt jedoch nicht damit zusammen, ob Frauen ein hohes oder niedriges Bildungsniveau haben. Die Ursachen liegen, wie schon das Beispiel zeigt, auf anderer Ebene, nämlich mangelhafter Instruktion:

Frau: »Ja, und ein Diaphragma, wollte ich noch fragen!«
Arzt: »Ja, gucken Sie mal, das haben wir auch vor 20 Jahren schon gemacht. Das ist alles schön und gut, wenn das sitzen bleibt. Wenn ich jeden Abend mit Ihnen zu Hause nachprüfe, ob das sitzt – so'n Diaphragma sitzt hier so drauf. Und wenn da ein kleines Schlitzchen ist oder da oder da, dann kann das dünnste Samentierchen durch.«

Frau: »*Und das kann man nicht so groß machen, daß ...*«

Arzt: »*Diaphragma kann ich Ihnen zeigen. Legen Sie mal ab, ich will Sie bloß mal eben untersuchen.*«

(Untersuchung)

Arzt: »*Das ist ein Diaphragma. Nun muß das – das ist eins für eine Frau, die natürlich geboren hat, nicht. Nun muß das hier mit so einer chemischen Substanz – das ist etwas schmutzig, weil es alt ist – mit so einer chemischen Substanz beschmiert werden und so davorgelegt. Das ist natürlich am Muttermund. Aber können Sie sich vorstellen, daß durch so ein Schlitzchen, da kann ja was reinkommen, oder wenn ich Ihnen das so einsetze – oder 'ne Frau kann sich das auch selbst einsetzen – und das sitzt am Montagabend so, dann ist das schon Käse.*«

Frau: »*Aha, und warum ist dieses für eine Frau, die schon geboren hat?*«

Arzt: »*Die geboren hat. Weil's größer ist, nicht.*«

Frau: »*Ach so. Was ist denn das für eine Größe?*«

Arzt: »*Das liest man hier am Durchmesser. Das kann ich auch nicht sagen. Aber das ist ... ist ... Das wird so reingelegt, nicht, hier ist der Muttermund, so ein Querschnitt. Das Reintun lernt 'ne geschickte Frau selbst, aber die sind nur noch erwähnt so am Rande. Aber hier steht alles drin.*«

Bericht einer Hamburgerin

In einer großen Studie, die Anfang der siebziger Jahre von der Forschungsabteilung des Margaret-Sanger-Instituts in New York mit mehr als 2000 Frauen durchgeführt wurde, hat man eine große Verhütungssicherheit festgestellt. An der Studie nahmen junge Frauen teil, die nie zuvor schwanger, noch nie verheiratet waren und die das Diaphragma zuvor noch nicht benutzt hatten. (Lit. 43) Die Verhütungsberatung wurde den Frauen von einer Familienplanungseinrichtung zu günstigen Preisen angeboten. Die Studie wurde in Manhattans Lower Eastside durchgeführt, einem Stadtteil von New York, in dem arme Leute leben, Löhne niedrig und Arbeitslosigkeit hoch sind. Die Frauen gehörten dieser Schicht an.

Ein Versagen des Scheidendiaphragmas war nur bei 2,2 Frauen von 100 der Fall, die die Methode ein Jahr lang anwendeten. Die Verhütungssicherheit war also extrem hoch unter

Frauen, die weder Akademikerinnen waren noch sonst über Bildungsprivilegien verfügten.

Was waren aber die Voraussetzungen für die erreichte hohe Verhütungssicherheit?

Sie lag in der Gründlichkeit, mit der die Mitarbeiterinnen der Familienplanungseinrichtung den jungen Frauen alle verfügbaren Verhütungsmethoden vorstellten. Diese Einführung dauerte eine halbe Stunde. Die Frauen, die das Diaphragma als zukünftige Verhütungsmethode wählten, wurden an einem Modell des inneren Genitalbereichs über den richtigen Sitz aufgeklärt. Sie mußten dann an ihrem Körper durch Tasten die wichtigen Bereiche erkennen, die für den Sitz des Scheidenpessars entscheidend sind. Nachdem das Pessar angepaßt war, mußten die Frauen es einsetzen und auch die Herausnahme demonstrieren.

Wichtig in dieser Studie war auch, daß alle Mitarbeiter der Familienplanungseinrichtung diese Methode voll und ganz unterstützten. Nicht weniger ausschlaggebend war, daß die Mitarbeiter die Frauen nicht von einer Berührung ihres Genitals abhielten, sondern den selbstbewußten Umgang forderten.

Für das Erreichen der hohen Empfängnisverhütungssicherheit war es auch nicht unerheblich, daß die Ärzte und Schwestern das Einsetzen und Anpassen von Scheidenpessaren selber beherrschten und jeweils die richtige Wahl treffen konnten, die der körperlichen Beschaffenheit der Frauen entsprach. Das ist keine Selbstverständlichkeit, sondern das Ergebnis von sorgsamer Arbeit und vor allem der Anerkennung des Diaphragmas als einer sinnvollen Verhütungsmethode:

»Das Anpassen des Pessars wird von den allerwenigsten wirklich beherrscht. Es gibt bei uns wenige, die das wirklich können. Es gibt etliche, die das Diaphragma entweder zu groß oder zu klein anpassen. Es handelt sich dann um Abweichungen von drei bis vier Größen von der Größe, die die Frau wirklich benötigt. Zum Teil wird die Größe gar nicht mit Anpaßringen festgestellt, sondern nur über den Daumen gepeilt. Es wird eine Tastuntersuchung vorgenommen, und danach wird bestimmt, welche Größe wohl die richtige sei. Viele Ärzte wissen noch nicht einmal, daß es nicht nur drei Größen

gibt – eine große, eine mittlere und eine kleine –, sondern sehr viele Größen.

Manche Ärzte bestimmen, wie meine Erfahrungen zeigen, die Größe des Diaphragmas nach der Körpergröße der Frau. Die mittelgroße Frau erhält dann beispielsweise das mittelgroße Diaphragma eingesetzt ...

Bedenkt man, daß die Sicherheit dieser Verhütungsmethode davon abhängt, daß die richtige Größe jeder Frau individuell angepaßt wird und die Frau auch erfolgreich und selbständig diese Methode handhaben muß, dann leuchtet es ein, warum Gynäkologen von so großer Unsicherheit der Methode sprechen.«

Ärztin für Allgemeinmedizin, Pro Familie Bremen

Die Ablehnung dieser Verhütungsmethode zeigt sich nicht nur daran, daß Gynäkologen durch nachlässiges und inkompetentes Handeln zum Entstehen unerwünschter Schwangerschaften selbst beitragen, die sie dann zur Rechtfertigung ihrer ablehnenden Haltung heranziehen, sondern auch in dem Argument, daß sie diese Methode für unzumutbar für Männer halten.

»Ja, wollen Sie denn Ihrem Mann dieses Gefummel wirklich zumuten?«
»Das hält doch kein Mann aus!«
»Wollen Sie das wirklich, das Rein und Raus?«

Niedergelassener Gynäkologe, 35 Jahre

Es besteht durchaus die Möglichkeit, daß ein Mann das Einsetzen des Diaphragmas kurz vor dem Beischlaf als störend empfindet oder daß eine Frau ihre sexuelle Erregung nicht durch das Einsetzen des Diaphragmas unterbrechen will. Das sind aber individuelle Entscheidungen, die Frauen allein oder mit ihren Partnern treffen müssen. Es sind Entscheidungen, die der Gynäkologe nicht für andere treffen kann und die er auch nicht unter dem Vorwand, die Methode sei unsicher und problematisch, stillschweigend als seine »Verhütungsmoral« durchsetzen sollte. Vor allem sollten Ärzte ihre Entscheidungen darüber, was ihr eigenes Sexualverhalten offenkundig stört, nicht zum Maßstab von Verhütungsempfehlungen verallgemeinern. An diesem Beispiel zeigt sich abermals sehr anschaulich, daß gynäkologische Empfehlungen nur sehr wenig mit medizinischen Entscheidungen zu tun haben können, sondern vielmehr ein Vorwand zur Durchsetzung ganz anderer Bedürfnisse sind. Es muß deshalb wohl der Frage nachgegangen werden, warum Gynäkologen sich am »Raus und Rein« und am »Gefummel« so stören. Vielleicht handelt es sich bei der gynäkologischen Störanfälligkeit sogar um etwas, was viele Männer stört und was von Gynäkologen nur stellvertretend formuliert wird.

So will es die herrschende Sexualmoral, daß die Erektionsfähigkeit des männlichen Gliedes eine Selbstverständlichkeit ist und keiner besonderen Aufmerksamkeit und Zuwendung bedarf. Ein Mann muß »da« funktionieren. Die Automatik der Erektionsfähigkeit gehört zum Bild und wohl auch zum Selbstbild vieler Männer. So wie die Orgasmusfähigkeit des Mannes als die mechanische Ausstoßung des Samens beschrieben und praktiziert wird, so wird auch seine Erektionsfähigkeit als eine mechanisch eintretende Tugend und Verpflichtung verstanden und als eine Untugend und Pflichtvergessenheit, wenn sie ausbleibt.

Und Männer haben Angst davor, daß die Erektion nicht kommt, sondern ausbleibt und der aufrichtenden Hilfe durch die Partnerin bedarf. Aber die Angst der Männer wird noch dadurch geschürt, daß das Versagen der automatischen Aufrichtung von vielen Frauen als Kränkung empfunden wird und als eine stillschweigende Kritik an ihrer sexuellen Attraktivität. Das Versagen der Automatik ist dann für Frauen eine Beleidigung und ein Anlaß zum Rückzug.

Orgasmusschwierigkeiten von Frauen gehen im Selbstbewußtsein vieler Frauen und Männer zu Lasten eines männlich genitalen Egoismus, der darin besteht, so schnell wie möglich erfolgreich hinter sich zu bringen, was gefordert wird. Was als Rücksichtslosigkeit und egoistische männliche Kürze des Sexualverkehrs erscheint, könnte seinem Wesen nach ein Stück männlicher Angst sein, die Erektion nicht über die Runde zu schaffen.

Der schnell eintretende Schlaf, nachdem es vollbracht ist, wäre dann ein zügiger Versuch, schnell zu vergessen, was

zwar auch Spaß gemacht hat, aber auch mit viel Versagens-
ängsten verbunden war.

Das mechanisch Zwanghafte an der männlichen Erektionsfähigkeit wird durch das »Gefummel« und das zeitliche Ver-
zögern möglicherweise in seiner Gewißheit bedroht. Der
kürzeste und erfolgreichste, wenn auch nicht der lustvollste
Weg vom automatischen Auftreten der Erektion bis zum Beweis durchgehaltenen Standvermögens ist ein Sexualakt ohne
Störung.

Der Gynäkologe, der das Diaphragma als störend ablehnt,
formuliert stellvertretend für Männer eine Angst vor Beeinträchtigung ihrer automatischen Erektionsfähigkeit. Der
kürzeste Weg zwischen der Erwartung und Bewährung ist für
viele Männer mit der Verwendung des Diaphragmas dann
auch nicht mehr gegeben. Das Diaphragma stört, weil es Versagensängste aufkommen läßt. Der Gynäkologe kann diese
Verhütungsmethode deshalb nur dann empfehlen, wenn sie
ihm selbst keine Angst macht. Für den Gynäkologen gilt,
ähnlich wie für den Sexualpädagogen und Erzieher, daß er die
sexuelle Befreiung anderer nur soweit fördern und möglich
machen kann, wie sie ihm selbst möglich ist. Ein Gynäkologe, der gegen seine eigenen Ängste das Diaphragma anpaßt,
nur weil die Frau darauf besteht, wird – wie die Beispiele zeigen – Fehler machen, Falsches sagen und die Methode unzu-
verlässig gestalten.

Um die männliche Sexualität in ihrem Selbstverständnis
nicht zu gefährden, formuliert die Gynäkologie auch für das
Scheidendiaphragma ein Bild von richtiger weiblicher
Sexualität und richtigem Verhütungsverhalten. Das Diaphragma ist in der Zwischenzeit zu einem Symbol dafür
geworden, ob der Gynäkologe als Statthalter sexueller
Fremdbestimmung über den Körper der Frau und die Wahl
ihrer Empfängnisverhütung verfügt oder ob Frauen aus
einem neugewonnenen Selbstbewußtsein heraus es selbst tun.

Daß das Diaphragma bei uns entgegen der Entwicklung in
anderen Ländern totgeschwiegen oder lächerlich gemacht
wird, ist auch Ausdruck einer extrem konservativen Grundhaltung der Gynäkologie. Sie wehrt sich gegen alle Versuche
der Frauen, geschlechtspezifische Formen der Unterdrük-
kung und Diskriminierung aufzuheben.

Aus diesem Grunde halten es auch viele Gynäkologen für überflüssig, daß Frauen ihren inneren Genitalbereich mit Hilfe eines Spiegels beim Gynäkologen ansehen wollen.

»Es reicht doch, wenn ich das sehe; ich bin doch Ihr Arzt!«
Gynäkologe, 40 Jahre

»Ich bitte ihn um einen Spiegel, weil ich selbst einen Blick auf meinen Muttermund werfen will. Da wird er ganz ungeduldig: »Es ist nichts zu sehen, da ist alles ganz normal bei Ihnen. Wenn es etwas Abnormes zu sehen gäbe, hätte ich es Ihnen von mir aus gezeigt. Außerdem sind Sie ja wohl nicht zum ersten Mal beim Frauenarzt.« (In Ihrem Alter – das verkneift er sich.) »Und jede Frau weiß ja wohl, wie die weiblichen Geschlechtsorgane beschaffen sind!«
Journalistin, 35 Jahre

Die Beherrschung der weiblichen Sexualorgane, die Zuständigkeit darüber, was entfernt werden soll und was bleiben darf, ist natürlich zugleich auch Ausdruck der Herrschaft über die weibliche Sexualität. Frauen, die sich diesem Anspruch beugen, bestimmen nicht ihre Bedürfnisse, sondern akzeptieren, daß eine gynäkologische Moral ihr Selbstverständnis formt. Sexualität ist dann allerdings aus der vorherrschenden Sicht der Gynäkologen nur die Voraussetzung für das Gebären, Verhütung nur Gebärplanung, sexuelle Lust ohne Empfängnis eine Vorbeugemaßnahme gegen die Bereitschaft zur Abtreibung.

Mit dem Scheidenpessar vollzieht die Frau absichtsvoll und bewußt vor dem Beischlaf die Trennung von Kinderwunsch und dem Wunsch nach unbelasteter sexueller Lust. Für die erfolgreiche Anwendung des Diaphragmas ist die Fähigkeit der Frau, den Kinderwunsch von der sexuellen Lust erfolgreich zu trennen, die wichtigste Voraussetzung. Nur wenn das gelingt, ist die Verhütung erfolgreich. Diese Überlegung trifft auch auf den Erfolg des unterbrochenen Sexualaktes – coitus interruptus – durch den Mann zu. Was mit zeitlicher Verschiebung in der Vergangenheit mit der Pille unter gynäkologischer Aufsicht und Anleitung geschah, betreibt die Frau jetzt allein.

Die erfolgreiche Anwendung des Diaphragmas setzt nicht

nur den gynäkologischen Glauben an die Unfähigkeit der Frau zu eigenständiger Verhütung außer Kraft, es konfrontiert ihn auch mit der eigenen Angst vor dem, was Frauen tun könnten, wenn sie der gynäkologischen Kontrolle erst einmal entronnen sind.

Die gerade auch in der Gynäkologie weitverbreitete medizinwissenschaftliche Meinung, daß Frauen orgasmusunfähig seien, stellte im 19. Jahrhundert und weit in dieses Jahrhundert hinein, einen berufspolitischen Versuch dar, die Angst vor der weiblichen Sexualität zu bannen. Diese Ansicht der Gynäkologen war so stark verbreitet und als Gewißheit anerkannt, daß viele Frauen auch die Erfahrung mangelhafter Sexualbefriedigung als eine biologische Tatsache mehr oder weniger widerspruchslos als gynäkologische Aufklärung hinnahmen.

Die erfolgreichste Kontrolle weiblicher Sexualität war dann gewährleistet, wenn die Gynäkologen stellvertretend für die Frauen handelten und für sie Entscheidungen trafen.

Eine Frauenärztin, die in einer Familienplanungseinrichtung das Anpassen des Diaphragmas erlernte, beschreibt ihre Beobachtungen von Frauen:

»Ich bin erstaunt, wie anders sich Frauen hier in der Anpaß-situation verhalten. In der Klinik habe ich Frauen immer nur als angepaßte, verängstigte, schüchterne und unwissende Kinder erlebt.«

Hier sei ihr klar geworden, daß die Frauen sehr selbstbestimmt und klar ihre Interessen geäußert haben, daß sie mit einer Selbstverständlichkeit mit ihrem Körper umgegangen seien, die ihr sehr fremd sei; daß sie sich vor einer Ärztin in die Scheide faßten, um das Diaphragma einzuführen –
»das ist für mich eine Situation, die ich mir nicht vorstellen konnte.« Gynäkologin

Konservative Ärzte meiden diese Situation, indem sie Gespräche über das Diaphragma gar nicht erst zulassen. Die sexualpolitische Brisanz des Diaphragmas kommt deshalb meistens bei den Ärzten zum Vorschein, die das Diaphragma anpassen, um der Verhütungswahl der Frau zu entsprechen. Sie versuchen, das Mißtrauen aufzugeben, haben aber ihre Bedenken:

> *Ich kann oder muß einer Frau beibringen, wie man es richtig benutzt. Ich muß mich vergewissern, daß sie es richtig benutzen kann, aber dann muß ich sie sozusagen – in ihre Eigenverantwortlichkeit entlassen.«*
>
> Niedergelassener Gynäkologe, Bremen

Der ausgeprägte Wunsch selbst aufgeschlossener Ärzte, stellvertretend für die Frau zu deren Bestem zu handeln, verbirgt trotzdem den alten Wunsch, Frauen nicht selbst handeln zu lassen, weil sie Zweifel an deren Absichten hegen. Das Mißtrauen besteht weiter, wenn sie Frauen sozusagen in die Eigenverantwortlichkeit entlassen müssen. Formulierungen dieser Art erinnern an elterliche Resignation, die sich eines Tages schweren Herzens von den Kindern ablösen müssen, obwohl sie den Zeitpunkt immer noch für verfrüht halten.

Bei den Gynäkologen bleibt das Mißtrauen; es verdeckt die Angst vor den Frauen:

> *Ich habe bei einem Gynäkologen als Ärztin mitgearbeitet und auch das Diaphragma in sein Verhütungsarsenal eingeführt. Seine Mitarbeit war streng an den Gynäkologenstuhl gebunden. Mir fiel eines Tages auf, daß er nie anwesend war, wenn die Frauen vom Stuhl stiegen, um stehend das Diaphragma einzusetzen und den Sitz mit einem Finger zu testen.*
> *Später merkte ich, daß er immer just in diesem Augenblick dringende Verwaltungsarbeiten zu erledigen hatte, wenn die Frau den Gynäkologenstuhl verließ und in ihre Scheide griff.«*
>
> Ärztin für Allgemeinmedizin

Ein Gespräch sei hier wiedergegeben, daß ich mit einem schwedischen Sozialmediziner führte, der sehr engagiert auch für die unkonventionellen Verhütungsmethoden eintritt und selbstverständlich auch für das Diaphragma:

Arzt: *»Die Frauen melden sich an und erhalten einen festen Termin ohne Wartezeit.«*

Autor: »Und wo führen Sie das Gespräch?«

Arzt: »In der Klinik, aber in einem Raum, der freundlich ist und nicht klinisch bedrückend.«

Autor: »Sie informieren die Frauen aber nicht nur über das Diaphragma?«

Arzt: »Wenn die Frau sich dafür entschieden hat, dann nur darüber. Wenn das nicht der Fall ist, führe ich ein längeres Gespräch mit ihr über alle verfügbaren Methoden, Vor- und Nachteile.«

Autor: »Eine Frau hat sich für das Diaphragma entschlossen. Wie geht es weiter? Geben Sie ihr ein Rezept, und schicken Sie die Frau nach Hause?«

Arzt: »Nein, nein! Genauso läuft es eben nicht. Ich passe das Diaphragma an, suche die richtige Größe heraus und auch den richtigen Ring, damit die Spannung der Muskeln und des Rings zusammenpassen. Das findet in einem einfachen Untersuchungsraum statt – ebenfalls wenig klinisch in der Atmosphäre!«

Autor: »Aber die Frau weiß deshalb noch nicht, wie das Diaphragma einzusetzen ist.«

Arzt: »Völlig richtig, auch das lernt sie bei uns!«

Autor: »Und wie?«

Arzt: »Wie? Ich rufe die Schwester des Ambulatoriums. Die übt mit der Frau das Einsetzen.«

Autor: »Ihre Arbeit ist damit beendet?«

Arzt: »Ja!«

Autor: »Das verstehe ich nicht! Sie wollen ein Vertrauensverhältnis zu den Frauen, Sie wollen Offenheit zwischen Arzt und Patientin in dieser Beratungsstelle. Aber Sie weigern sich, das Diaphragma mit den Frauen einzusetzen, bis sie sicher sind und es können!«

Arzt: »Ja … das ist richtig!«

Autor: »Aber warum lassen Sie die Krankenschwester nicht von Anfang an das Diaphragma einsetzen und anpassen und die Übungen machen? Das wäre ja kein Problem!«

Arzt: »Das ist richtig, und das wäre auch möglich!«

Autor: »Sie muten der Patientin zwei Gesprächspartner zu; zweimal die Anstrengung, eine Arbeitsbeziehung herzustellen. Das strengt an, macht unsicher und ist bekanntlicherweise etwas, was Patienten als Belastung empfinden. Ich verstehe

Ihre Motive deshalb nicht mehr. Sie scheinen mir im Widerspruch zu Ihrer Absicht zu stehen, mit den Frauen ein Vertrauensverhältnis aufzubauen!«

Arzt: »Ja! Ich habe eigentlich das Üben immer als eine Sache zwischen Frauen angesehen.«

Autor: »Aber warum? Anpassen tun Sie das Diaphragma doch auch!«

Arzt: »Ich weiß es nicht ..., ich habe mir nie darüber Gedanken gemacht ... Mir scheint die Arbeitsteilung so selbstverständlich.«

Autor: »Liegt es vielleicht daran, daß das Anpassen die Frau zur Patientin auf dem Gynäkologenstuhl macht? Das ist eine alltägliche Situation für den Arzt!«

Arzt: »...«

Autor: »Könnten Sie sich vorstellen, daß Sie vor dieser Situation Angst haben, daß die Frau Ihnen als sexuelles Wesen gegenübertritt, in einer ungewohnten Situation, viel aktiver und selbstverständlicher, nicht so hilflos wie auf dem Gynäkologenstuhl erscheint?«

Arzt: »Ja, irgend so etwas muß es schon sein, eine andere Erklärung sehe ich auch nicht ...«

Recht geschieht ihr!

Am hellichten Tag wird eine junge Frau in ihrer Wohnung überfallen und schwer verletzt. Der Täter flüchtet. Die junge Frau wird in ein Krankenhaus eingeliefert und befindet sich in kritischem Zustand. Als sie aus der Ohnmacht aufwacht, teilt sie den Ärzten mit, daß sie schwanger sei und dringend einen Abbruch wolle.

Sie sagt, daß sie den Täter nicht kenne und ihn nie zuvor in ihrem Leben gesehen habe! Sie kann auch nicht mehr sagen, wie er aussah und wodurch er auffiel. Er hatte nur ein langes Messer in der Hand, mit dem er unentwegt auf sie eingestochen habe.

Den Ärzten erscheint alles seltsam. Ein Überfall ohne Grund – Körperverletzung ohne Grund –, sadistisch beides ausgeführt. Die Frau will einen Abbruch, ist schwanger und behauptet, den Vater des Kindes nicht zu kennen. Ein mißlungener Mordversuch ohne Beraubung. Auch die Polizei ist hilflos und hat keine Erklärungen. Gelegentlich trägt sie in Plastiktüten scheinbare Beweisstücke zu der verwundeten Frau, damit sie die Sachen identifiziere.

Vielleicht kennt die Frau den Täter doch. Die Ärzte vermuten eine Beziehung zwischen dem Täter und der Frau. Vielleicht war alles ein Anschlag auf ihren Lebenswandel. War sie nicht Krankenschwester? Die kennen die Ärzte doch zur Genüge. Sie machen den Nachtdienst mit Krankenschwestern. Sie kennen deren »lockere« Sitten.

Hat die Frau einen Mann enttäuscht, der sie ge-

schwängert hat und der die Abtreibung seines Kindes nicht wollte? Das wäre doch ein Motiv: Ein Mann rächt sich an der Frau, die sein Kind gegen seinen Willen abtreiben lassen will! Das kann einen Mann schon kränken, das können Ärzte nachvollziehen. Was der Mann getan hat, geht freilich zu weit, rechtens ist es nicht, was er getan hat, aber verstehbar ist es doch zumindest. Er wollte sie wohl nur zur Vernunft bringen. Er wollte sie wachrütteln, aber die verstockte Frau wollte ihren Willen durchsetzen. Da hat der Mann durchgedreht, hat die Selbstkontrolle verloren und nur noch zugestochen und zugeschlagen. Das gekränkte Ehrgefühl eines Mannes, der erfolgreich gezeugt hat und dann nicht mehr gefragt wird: Ein solcher Mann kann schon durchdrehen. Das können Ärzte verstehen!

Die Frau schweigt auch weiter; die Polizei kommt nicht voran. Die Frau gibt noch immer vor, den Mann nicht zu kennen. Vor allem die Ärzte haken nach, wo sich die Polizei vor dem bandagierten Kopf und dem Körper der Frau für sie zu rücksichtsvoll verhält, ungewohnt, wie es für die Beamten ist. Die Frau will den Täter decken. Sie verschweigt etwas. Die Ärzte untersuchen sie vaginal. Sie sind zwar keine Gynäkologen. Die Frau spürt, daß die Ärzte sie verhören. Sie hat den Eindruck, daß alle in sie hineinfassen, so als verdiene sie keinen Respekt; das sind keine Frauenärzte. Sie sind Spezialisten auf anderen Gebieten, die sich auf fremdem Terrain bewegen und in sie hineinfassen.

Nein, eine solche Frau sollte auch keine Kinder haben. Die wären bei solch einer Mutter nur zu bedauern.

Auch die Kripo kommt nicht weiter. Alles endet bei der Frau, die noch immer schweigt. Der Fall läßt sich nicht lösen, nur für die Ärzte wird alles klar. Die Frau ist wohl das Opfer ihres unsoliden Lebenswandels. Recht geschieht ihr ...!

Die Frau spürt die Klarheit im Denken der Ärzte. Sie registriert Verachtung und Abneigung, allein einige Schwestern machen nicht mit. Die Frau fühlt sich, wofür sie gehalten wird: als Prostituierte – rechtlos und nicht respektierbar.

Wie kann die Polizei den Täter finden, wenn die Frau beharrlich schweigt und Kenntnisse nicht preisgibt. Vielleicht sieht die Frau ihre Verletzungen als gerechte Strafe für ihren egoistischen Entscheid zum Abbruch an. Sie wird schon wissen, daß sie hoch gereizt hat und auch viel verlieren konnte.

Die Frau empfindet die Zeit in der Klinik als eine Qual. Wie soll sie unter diesen Bedingungen genesen, wie soll sie sich von dem Überfall seelisch erholen, wie soll sie außerhalb der Klinik leben, solange der Täter nicht gefaßt ist und sie täglich damit rechnen muß, daß er wieder auftaucht? Der Täter scheint den Ärzten gegenwärtiger und konkreter als das Opfer. Sie verstehen ihn, auch wenn sie ihn nicht entschuldigen. Der Täter ist das eigentliche Opfer, auch wenn er nicht straffähig zum Zeitpunkt der Tat war. Ein Richter wird das schon erkennen.

Die Frau mit dem zertrümmerten Schädel und den zahllosen Einstichen in ihrem Körper ist das Opfer. Frauen, die abtreiben, machen sich schuldig!

Als der Täter gefunden wird, kennt ihn keiner.

Keine Frau soll ein Kind gebären, wenn sie nicht will
oder: Alle Kinder haben ein Recht, erwünscht zu sein

Die Illegalität hat den Schwangerschaftsabbruch schrecklich gemacht. Sie war der Ausgangspunkt für körperliche und seelische Schäden und zahllose Todesfälle.

Die Liberalisierung des Schwangerschaftsabbruchs in den USA, England, Österreich und auch der Bundesrepublik hat zu einem weitgehenden Verzicht auf Freiheitsstrafen und andere Sanktionen vor allem für abtreibende Frauen geführt. In all diesen Ländern wurde auf Strafbarkeit meist verzichtet, weil die Frauen sich mit den Mitteln des Freiheitsentzugs oder der Geldstrafe nicht davon abhalten ließen, einen Schwangerschaftsabbruch durchführen zu lassen, den sie aus eigenen Gründen für notwendig hielten.

Aber die Befreiung von der Strafandrohung ist nicht gleichzusetzen mit der politischen und moralischen Anerkennung des Abtreibungswunsches nach Entscheidungsgründen der Frauen. (Lit. 51) Die Mißbilligung der Tat wird heute, wenn auch von Land zu Land verschieden, mit anderen Mitteln ausgedrückt. Wo vor der Liberalisierung Illegalität und Strafe waren, sollen heute unter dem Vorwand psychischer Krankheit und moralischer Abweichung Frauen daran gehindert werden, ihr eigenes Leben zu planen. (Lit. 42, S. 66 ff.) Die Strafen sind zwar meist abgeschafft, aber nicht die Mißbilligung. (Lit. 5) Die traditionellen Gegner der Abtreibung, wie die katholische Kirche und die Ärzteorganisationen, sehen in der Liberalisierung des Schwangerschaftsabbruchs eine Niederlage ihrer Politik.

Das Recht eines jeden Kindes, erwünscht zu sein, und das Recht der Frau, nicht gegen ihren Willen gebären und Kinder aufziehen zu müssen, hat die Gesetzgebung aber politisch anerkannt. Was bislang als Natur und Biologie der Frau von Kirche und gynäkologischer Tradition festgeschrieben war, löst sich auf und wird zusehends in soziale und individuell gestaltbare Lebensverhältnisse umgewandelt.

Die Freigabe der Abtreibung ist deshalb unendlich viel mehr als die Entleerung des Uterus auf Geheiß der Frau; es ist auch viel mehr als ein routinierter Eingriff für erfahrene Mediziner. Es ist die absolute Umkehrung des Verhältnisses von Gynäkologen und Frauen, denn alles Können von Gynäkologen gerät in den Verwertungszusammenhang selbstzubestimmender Lebensperspektiven von Frauen. Das gynäkologische Handeln folgt nicht mehr dem Selbstverständnis von Empfängnis, Schwangerschaft und Geburt als einer scheinbar mechanischen Biologie, sondern einem planbaren Prozeß, über dessen Verlauf Frauen selber bestimmen. Auch die Vorstellung von einem »Brutpflegeinstinkt«, der naturhaften Verlängerung der Gebärfreudigkeit in die soziale Lebenswelt, löst sich in die Entscheidung von Frauen auf, ob sie Lust haben zum Erziehen oder nicht.

Der Kampf der Gynäkologen und der katholischen Kirche (Lit. 22) gegen die Abtreibung wurde nicht geführt, um Gesundheitsschäden von Frauen abzuwenden. Er wurde einzig und allein geführt, um Veränderungen im Selbstverständnis und Selbstbewußtsein der Frauen zu verhindern, denen mit der Verfügung über ihre Gebärfähigkeit sich auch die erfolgreiche Gestaltung ihrer gesamten Lebensperspektive eröffnen könnte. Für die Kirchen und Gynäkologen ist deshalb nicht der Schwangerschaftsabbruch »unmoralisch«, sondern das Bewußtsein, mit dem Frauen ihn als Selbstverständlichkeit fordern. Schwangerschaftsabbrüche hat es schon immer gegeben, der einzige und zugleich wesentliche Unterschied bestand darin, ob Frauen ihn als etwas Verwerfliches und Unmoralisches an sich vornehmen ließen oder ob sie ihn als ihr Recht forderten. – Ob Ärzte in der Vergangenheit aus Bereicherungsgründen, aus Mitleid, Allmachtsgefühlen, unreflektierter Großzügigkeit oder politisch humanitärer Gesinnung Frauen halfen: es war immer unvermeidbar, daß Frauen in Dankes- und Schuldgefühle gerieten. Für ärztliche Hilfe dankten Frauen immer mit übergroßer Abhängigkeit.

Die reale Macht der Gynäkologen, unbesehen, ob sie gegen Frauen gerichtet war oder zu deren Hilfe eingesetzt wurde, hat sie zu Herrschenden über die Mütter gemacht. Sie waren die starken und zugleich gefürchteten Beziehungspartner, nicht die angetrauten Männer und Lebensgefährten. Die Gynäkologen waren es, die darüber entschieden, ob sich eine Familie gegen deren eigenen Wunsch vergrößerte oder ob es beim alten blieb. Der Gynäkologe war deshalb auch der Garant der Bevölkerungspolitik.

Aber dieses Verhältnis kann sich seit dem Ende der Strafbarkeit des Schwangerschaftsabbruchs ändern. (Lit. 4) Die alten Gesten der gynäkologischen Großzügigkeit und Herrschaft über die Frauen und Mütter beginnen ihre Grundlage zu verlieren. Frauen können fordern, was in der Vergangenheit nur als Gnade gewährt wurde. Die Liberalisierung der Abtreibung ist deshalb für die Gynäkologen eine kollektive Kränkung ihres Selbstbewußtseins, ihrer männlichen Identität und vor allem auch eine Einschränkung der konkreten Macht, die sie über Frauen in der Vergangenheit ausübten.

Aber das Verhältnis zwischen der Gynäkologie und den Frauen wird sich nicht ändern, nur weil der Schwangerschaftsabbruch durch Gesetzesänderung liberalisiert oder wie in anderen Ländern freigegeben wurde. Die Verfassungs- und Gesetzesänderungen sind lediglich Voraussetzungen, um unter günstigeren Bedingungen für die Realisierung selbstgesetzter Lebensperspektiven zu streiten. Die Nutzung der neuen Freiräume setzt Autonomie voraus und damit die Auflösung des eigentümlichen Beziehungsgeflechts, wie es zwischen gynäkologischen Männern und Frauen besteht. Die in der modernen Geschichte der Gynäkologie erzwungene weibliche Apathie mit dem verführerischen Recht, den Körper mit allen weiblichen Fähigkeiten dem Gynäkologen zur Beobachtung, Betastung (Lit. 33, S. 39 ff.) und apparativen Beherrschung – wie etwa in der Geburt – zu überlassen, muß in einem allmählichen Prozeß aufgehoben werden.

Mit der Freigabe des Schwangerschaftsabbruchs besteht die Möglichkeit, daß sich die Geschichte der Gynäkologie um ihre eigene Achse dreht und die Umkehr und Auflösung aller Abhängigkeitsverhältnisse beginnt.

Für die Gynäkologen besteht jedoch nicht nur das Problem, sich dem sichtbar sich wandelnden Selbstbewußtsein der Frauen anpassen zu müssen; sie stehen auch unter dem Zwang, eine glaubwürdige Erklärung für die Schwangerschaftsabbrüche abgeben zu müssen, die sie in der Vergangenheit illegal durchgeführt haben.

Gerade in unserem Land, in dem die Frage des Schwangerschaftsabbruchs Teil der faschistischen Bevölkerungs- und Frauenpolitik war, geht es nicht nur darum, die aktuelle moralische Ablehnung der Abtreibung zu begründen. Es geht bei der Prüfung gynäkologischer Glaubwürdigkeit auch darum, mit welchen Argumenten diese Fachrichtung der Medizin den Schwangerschaftsabbruch im Faschismus gutgeheißen und durchgeführt hat.

Die ärztliche Opposition gegen die Freigabe des Schwangerschaftsabbruchs (Lit. 52) ist wohl nicht zuletzt auch deswegen so verzerrt und übertrieben, weil sie insgeheim den Versuch darstellt, die Geschichte der Ärzteschaft bei der »Vernichtung unwerten Lebens« während des deutschen Faschismus ungesehen zu machen. Die ärztlichen Standesorganisationen lehnen heute den Schwangerschaftsabbruch ab, aber sie haben ihn während der faschistischen Diktatur hingenommen, geduldet, solange er an »unwertem Leben« vorgenommen wurde.

Es scheint nicht selten so, als ob den Gynäkologen die moralischen Kategorien fehlten, von denen sie erwarten, daß sie langfristig Gültigkeit haben und ihr Handeln auf sicheren Boden stellen.

Diese moralische Unsicherheit im ärztlichen Handeln kommt immer dann zum Ausdruck, wenn die Zählungen des Statistischen Bundesamtes die neuesten Zahlen durchgeführter Schwangerschaftsabbrüche öffentlich machen. Diese Zahlen führen zu quartalsmäßigen Entrüstungen. Dann ist die Rede von Mord, von Menschentötungen und Massenvernichtung, von faschistischem Handwerk und allgemeiner Barbarei. Plötzlich ist da eine Entrüstung, die sie zur Zeit des Faschismus nicht kannten. Sie ziehen Parallelen, ohne die Unterschiede zu sehen:

Im Faschismus wurden Frauen gegen ihren Willen sterilisiert oder zu Abtreibungen gezwungen. Die Gesetze waren barbarisch wie die Realität, weil sie gegen die Interessen der Frauen verstießen und sie zu Objekten staatlicher Politik degradierten. All das war nur möglich durch die Kooperation von Ärzten und deren standespolitischem Wohlwollen gegenüber der »völkischen Politik«.

Die heutige Legalität jedoch macht Frauen nicht zu Objekten, sondern zu selbständig entscheidenden Personen, die über ihren eigenen Körper und ihre eigenen Lebensperspektiven verfügen können.

Die faschistische Legalität war Fremdbestimmung, die heutige gibt die Chance zum freien, individuellen Entscheid. Warum sind diese Unterschiede für Funktionäre ärztlicher Standesorganisationen und viele Gynäkologen nicht nachvollziehbar?

Warum können und wollen sie den Unterschied nicht erkennen, der zwischen einer von oben verhängten faschistischen Legalität besteht und einer von den Frauen nach ihren eigenen Vorstellungen in zähen Kämpfen durchgesetzten Legalität? Vielleicht liegt es daran, daß vor allem viele Gynäkologen Frauen prinzipiell die Fähigkeit zu sinnvollen Lebensentscheidungen absprechen; gleich, ob es sich hier um die Wahl einer zuverlässigen Verhütungsmethode oder einen Schwangerschaftsabbruch handelt. Unter dieser Bedingung ist die Liberalisierung für diese Ärzte dann auch nie ein Zeichen politischer Fortschrittlichkeit.

Wer aber als Arzt Frauen mißtraut, und es von seinen beruflichen Entscheidungen abhängig macht, ob Frauen ihre »Gebärfähigkeit vernünftig« verwenden oder nicht, der kann auch nicht zwischen einem unterdrückenden und einem befreienden Gesetz unterscheiden. Für den haben Gesetze nur den Sinn, daß sie langfristig die ärztlich-gynäkologischen Entscheidungen selbst vor Strafbarkeit schützen, indem sichergestellt ist, daß die Gesetze langfristigen Bestand haben. Letztlich besteht in der Ärzteschaft ein Interesse daran, daß ihre Arbeit für das Bevölkerungswachstum durchgehend wohlwollend vom Gesetzgeber beurteilt wird und nicht im Nachhinein – wie nach dem deutschen Faschismus – in der Öffentlichkeit als zutiefst unmoralisch angesehen wird.

Es ist deshalb eine Eigentümlichkeit unserer Ärzte, daß sie nicht darüber beglückt waren, daß die Schwangerschaftsabbrüche, die sie auch in der Vergangenheit gesetzeswidrig durchgeführt haben, jetzt in aller Öffentlichkeit frei von Strafdrohung, Stigmatisierung und Kriminalisierung vorgenommen werden können. Die gesetzeskonforme Hilfe in aller Öffentlichkeit scheint viele unter ihnen mehr zu belasten als die Geheimhaltung und die Gefahren in der Vergangenheit. Es drängt sich der Eindruck auf, daß viele Gynäkologen mit der Illegalität der Vergangenheit, den damit verbundenen Gesundheitsschäden und Todesrisiken besser und ruhiger leben konnten und sich moralisch weniger belastet fühlten als durch die augenblickliche Straffreiheit und Rechtmäßigkeit von Schwangerschaftsabbrüchen. (Lit. 14)

Sie scheinen auch andere günstige Folgen der Liberalisierung nicht zur Kenntnis nehmen zu wollen. Die Möglichkeit von geplanten und gewollten Geburten, die ohne Zweifel eine Voraussetzung für eine emotional beschützte Kindheit in gesicherten Lebensbedingungen ist, scheint für sie beunruhigender als Geburten, die ungeplant und auch ungewollt sind und die die Möglichkeit der Kindesablehnung und Zurückweisung begünstigen. (Lit. 6) Eine Gynäkologie, die diese Unterschiede für das Wohl des Kindes, der Eltern und Geschwister nicht sieht, entsagt jeder planenden Vernunft in der Kindererziehung: sie ist inhuman und repressiv; sie ist Apparatur, Labor, Chemie, Technik und gefühlskalte Routine, die von der autoritären Fixierung der Frauen auf die Gynäkologen lebt.

Die moralische Entrüstung der Gynäkologen über die steigende Zahl der Schwangerschaftsabbrüche in der Gegenwart ist deshalb als ein Versuch zu sehen, die Mitwirkung an den illegalen in der Vergangenheit zu vertuschen. Die Statistik der legalen Abbrüche enthüllt nämlich lediglich, was Ärzte in der Vergangenheit bereits als strafbare Handlungen begangen haben. Das Verbot der Abtreibung war eine offizielle Moral, die dazu geschaffen war, daß sie systematisch, vor allem mit Hilfe der zuständigen Gynäkologen, übertreten wurde. (Lit. 57, S. 43; Lit. 15, S. 16) Die Übertretungen erfolgten zwar wählerisch nach den Gesichtspunkten der Gynäkologen, aber sie erfolgten erfreulicherweise nicht nur für das reiche Klientel. Bei wenigen Ärzten gab es auch Sozialtarife. Einen von ihnen kannte ich. Er lebte in Frankfurt; er hat vielen Frauen aus allen sozialen Klassen geholfen. Er wurde ermordet und seine Täter nie gefunden!

An der Zahl der Abtreibungen ändert sich mit der Liberalisierung vorerst einmal nichts. Es ändern sich nur die Bedingungen, unter denen Ärzte tätig werden und Frauen ihre Entscheidungen durchsetzen können.

So hat das Verbot der Abtreibung in der Vergangenheit immer sichergestellt, daß die Gynäkologen nur zu den Bedingungen tätig wurden, die ihren eigenen moralischen Standards entsprachen, so widersprüchlich diese auch in sich waren.

Für die meisten unter ihnen war wohl die wesentlichste Bedingung, daß die Frauen die »Verwerflichkeit der Tat« anerkannten, sich schuldig fühlten und Reue zeigten. Dem entsprach das Schweigen der Frauen gegenüber den eigenen Kindern, Ehemännern, Freunden und Bekannten. Viele Frauen haben erst im hohen Alter ihren bereits erwachsenen Kindern mit dem Ausdruck der Verlegenheit, aber unter dem Zwang, sich von der Last der Geheimhaltung endlich zu befreien, von einem Schwangerschaftsabbruch berichtet, der Jahrzehnte zurücklag. An dieser Fähigkeit zur Geheimhaltung läßt sich das Ausmaß der akzeptierten Schuld und der Scham ermessen, zu der die Illegalität führte, und vor allen Dingen der Hartnäckigkeit, mit der Gynäkologen ihre moralischen Forderungen durchsetzen.

Wenn das Verbot der Abtreibung eine offizielle Moral mit der ausdrücklichen Möglichkeit der Übertretung unter ärztlicher Kontrolle war, so bestand der entscheidende psychische Erfolg gynäkologischer Erziehung darin, daß die Abtreibung die unumgängliche Voraussetzung dafür war, daß Frauen sich nur als Gebärbiologie und gebärende Körper erfuhren. Die gesetzlich festgelegte Strafbarkeit der Tat war der Anlaß dafür, daß Gynäkologen Frauen demütigen, erniedrigen oder huldvoll unterstützen konnten. Sie stellten damit jene Schuldgefühle und Versagensängste erst her, mit denen anschließend bewiesen wurde, daß Frauen sich nicht an ihrer Gebärfähigkeit »versündigen« können, ohne gleichzeitigen Schaden an ihrer Seele zu nehmen.

Die verbotene und strafbare Handlung hatte auch gar nicht so sehr die Aufgabe, möglichst viele Frauen den Gerichten und einer gerechten Strafe zuzuführen. Zwar machten sich auch Gynäkologen strafbar, aber die Zahl der Verurteilten war nicht nennenswert. Die Standesorganisation zog es vor, allzu offen arbeitende oder pfuschende Kollegen standesintern zu disziplinieren und sie, wenn möglich, den ordentlichen Gerichten vorzuenthalten. Die wenigen von Gerichten geahndeten Fälle hatten nur symbolischen Charakter, der gelegentlich an die moralischen Grundfesten der Gesellschaft und ihr Verhältnis zum Schwangerschaftsabbruch erinnern sollte.

In den meisten Ländern dienten die gesetzlichen Abtreibungsverbote weitgehend dazu, das politisch gewollte »biologische Mißverständnis« immer wieder aufs neue festzuschreiben: daß Frauen zum Gebären geschaffen sind und daß sie diese Fähigkeit nur um den Preis schwerwiegender psychischer Schädigungen mißbrauchen können; eben dann, wenn sie die Nutzung der Gebärfähigkeit an individuelle oder soziale Überlegungen ihrer eigenen Lebensperspektive wie auch die der zukünftigen Kinder knüpfen.

»Im Jahre 1970 hatte ich eine Fehlgeburt und im Jahre 1972 eine Abtreibung.

Als ich in der Klinik wegen der Fehlgeburt war, wurde ich eigentümlicherweise wie eine Abtreiberin behandelt. Die konnten sich nicht vorstellen, daß mein Gebärmechanismus nicht vorschriftsmäßig arbeiten wollte.

Der Anästhesist war dermaßen aggressiv und unverschämt, daß mein Gynäkologe sich bei mir entschuldigte und seinem Kollegen massive Vorhaltungen machte. Aber auch die Krankenschwestern des Ev. Krankenhauses in Frankfurt gingen davon aus, daß ich abtreiben wollte und die Fehlgeburt nur einen Vorwand für ärztliche Hilfe leisten sollte. Allein, daß ich eine Fehlgeburt hatte, war denen schon verdächtig und ein Zeichen dafür, daß ich Kinder ablehnte. Obwohl ich damals schon ein Kind hatte.

Als ich dann aber zwei Jahre später zum Schwangerschaftsabbruch erschien, war das Verhalten von Ärzten und Krankenschwestern nicht weniger sonderbar. Allen in der Klinik war es klar, daß es um einen illegalen Schwangerschaftsabbruch ging. Jetzt wurde ich so behandelt, als hätte ich eine Fehlgeburt und müsse deshalb operativ versorgt werden. Die Schwestern redeten mit mir unentwegt über die schrecklichen Frauen, die keine Kinder wollten, die abtreiben ließen und deren Beweggründe so unmenschlich seien. Kinder seien doch etwas Schönes, nun, ich wüßte das ja, da ich schon eines hätte. Und abtreibende Frauen könnte ich sicher auch nicht verstehen. Ich schwieg und gab ihnen damit recht. Ich machte mich

zur anständigen Frau, indem ich mir ihre Verurteilung abtrei-
bender Frauen anhörte und nicht widersprach. Das machte
mich zur anständigen Frau, die auch noch um eine Fehlgeburt
trauerte. Die Botschaft war schon klar: Solange ich zum Kin-
derwunsch und zum Gebären stand, wollten sie mir aus einer
ungeplanten Schwangerschaft helfen, solange ich mich schul-
dig fühlte, machten sie den Schwindel mit der Fehlgeburt mit.
Ich war ja eine anständige Frau.«   39jährige Frau, Frankfurt

Freiheitsentzug und Geldstrafen für verurteilte Frauen hätten nie so gründlich die Erziehung der Frauen zu »gesunder
Weiblichkeit« leisten können, wie die alltägliche Praxis der
Gynäkologen. Sie konnten dieses Erziehungsziel erreichen,
weil sie bei Krankheiten auch erfolgreich Hilfe leisten konnten. Sie waren eben auch für eine positive Identifikation verfügbar. Ihr Verhältnis war nie ein ausschließliches Gewalt-
verhältnis. Zwischen ihnen und den Frauen gab es mannig-
faltige positive Beziehungen: Gynäkologie ist sowohl heilende Medizin wie unterdrückende männliche Berufspraxis.
(Lit. 9)

Das Strafgesetz war für die Frauenärzte nur ein sichtbares
Korsett in der Öffentlichkeit. Strafandrohungen konnten in
den siebziger Jahren das Abtreibungsverbot nicht mehr aufrechterhalten. Frauen verstießen massenhaft gegen Straf-
gesetze, und politische Massenbewegungen erzwangen in
vielen Ländern erfolgreich die Freigabe der Abtreibung.

Allerdings sind die Freiräume, die geschaffen wurden, sehr
uneinheitlich. Die USA haben eine klare und eindeutige Ent-
scheidungsautonomie für die Frauen in den ersten drei
Schwangerschaftsmonaten (Fristenlösung) eingeführt; aber
schon die italienische, österreichische und erst recht die bun-
desrepublikanische Gesetzesänderungen haben die Entschei-
dungsfreiheiten der Frauen stark beschränkt. Sie machen mit
unterschiedlichen Verbindlichkeiten Gespräche, Konsul-
tationen oder ärztliche Begutachtungen zur Voraussetzung für
den legalen Schwangerschaftsabbruch. Bei allen mehr oder
weniger schwerwiegenden Unterschieden, die auch noch
zwischen den drei europäischen Ländern bestehen, sind sie
alle dadurch gekennzeichnet, daß es ohne den Arzt zur Legalität nicht kommt. Dem Arzt ist vom Gesetzgeber die Auf-

gabe zugewiesen, die Entscheidungen von Frauen anzuerkennen oder zu verwerfen.

Das scheinbar Eigentümliche daran ist, daß die Mediziner als Angehörige einer extrem privilegierten Gruppe darüber entscheiden sollen, welche schweren Notlagen Frauen zuzumuten sind und welche nicht. Kraft Gesetzesauftrag befinden sie über die Zumutbarkeit von Notlagen, die sie weder aus eigener Erfahrung kennen noch nachvollziehen können.

Aber nicht allein diese Einkommensunterschiede (Lit. 20, S. 35), die in aller Regel zwischen Gynäkologen und Frauen unüberwindbare Barrieren schaffen, »qualifizieren« den Arzt für die strenge Auslese. Es kommt ein Verständnis über die Frauen »da unten« hinzu, das den Wunsch nach Schwangerschaftsabbruch bereits als etwas Verwerfliches in den Augen von Gynäkologen und in deren veröffentlichtem Selbstbewußtsein erscheinen läßt.

Es ist ärztliche Tradition, den Wunsch nach einer Abtreibung als Ausdruck von »Unlust, Bequemlichkeit, Indolenz, Mangel an Pflichtgefühl, Faulheit, Feigheit, Genußsucht, ja bloße Eitelkeit« einzustufen. (Lit. 35)

Dieses gynäkologische Klischee hat Tradition, die so alt ist wie die Opposition gegen den Schwangerschaftsabbruch und die Verhütung. Noch 1979 – drei Jahre nach Inkrafttreten des reformierten Abtreibungsgesetzes – hat der Präsident des Deutschen Ärztetages in Wahrung dieser Tradition die Frage gestellt, welches Elend in unserer Gesellschaft es denn eigentlich gäbe, daß so viele schwere Notlagen zum legalen Abbruch gerechtfertigt seien. Die Deutsche Gesellschaft für Sexualberatung und Familienplanung, Pro Familia Bremen, hat darauf in einem offenen Brief geantwortet:

»Sie stellten die Frage, wo denn unser Wohlstand sei, und ob es denn tatsächlich so viel Elend gebe, daß so viele soziale Notlagenindikationen gerechtfertigt seien.

Daß aus der Sicht des höchsten Funktionärs der Ärzteschaft die sinnliche Anschauung von Not und Elend eingeschränkt ist, dafür gibt es viele Erklärungen.

Daß Patienten im Durchschnitt nicht mehr als fünf Minuten in den Praxen der niedergelassenen Ärzte verweilen, dürfte das ärztliche Verständnis für die sozialen und psychischen Probleme kranker Menschen und ihrer Leiden nicht gerade fördern. Daß ländliche Regionen und Industriegebiete wie das Ruhrgebiet fachärztlich unterversorgt sind, weil nur wenige Ärzte dort arbeiten wollen, trägt sicher ebenfalls zum Unverständnis über die klassenmäßige Verteilung des gesellschaftlich produzierten Wohlstands bei.

Die Lebenswelt, aus der Ärzte ihre Wagen vorzugsweise in eine zentral gelegene städtische Praxis lenken, hat nur wenig Ähnlichkeit mit den Industrielandschaften und Siedlungen, in denen die Mehrheit der Krankenversicherten lebt.« (Lit. 34 u. 52)

Das Unverständnis der »Großen« für die Probleme der »Kleinen« ist sicher ein wirksamer Filter, in dem die Lebensinteressen der »Kleinen« hängenbleiben und untergehen. Aber nicht allein das »qualifiziert« die Ärzteschaft zur Begutachtung von Abtreibungswünschen. Es kommt noch ein anderes, nicht weniger traditionsreiches Denken vor allem in der Gynäkologenschaft hinzu. Es ist die Annahme, daß Abtreibungen psychische Schäden verursachen und daß eine Frau, die sich willentlich und vorsätzlich eine absehbare Schädigung zufügt, nicht vollständig urteilsfähig sei. (Lit. 57, S. 48) Es bedarf also einer Berufsgruppe, die sich mit Frauen auskennt und in der Lage ist, aus den selbstschädigenden, egoistischen Strebungen die wirklich unzumutbare soziale Notlage herauszufinden.

Es ist deshalb nur eine scheinbare Eigentümlichkeit, daß der Gesetzgeber die Ärzte mit der Begutachtung und Anerkennung schwerer Notlagen beauftragt und nicht etwa die Sozialarbeiter, die der Staat üblicherweise für die Beurteilung und Einschätzung gerade von individueller materieller Not heranzieht, um über die Berechtigung von Hilfeerwartungen zu befinden. Anders als bei Ärzten wäre von vielen Sozialarbeitern auch anzunehmen, daß sie sich mit dem Klientel in der Abtreibungsfrage solidarisieren und folglich die Ausfilterung von Abtreibungsansprüchen nicht mit der Unnachsichtigkeit betreiben, wie es die offizielle Moral erwartet.

Allerdings gibt es unter den Ärzten sichtbare Unterschiede bei der Beurteilung von Notlagen und der Art und

Weise, wie sie den Wunsch nach einem Schwangerschaftsabbruch anerkennen. (Lit. 13, S. 10)

Die Gynäkologen, die auch heute noch für die meisten
Frauen als die wichtigsten Ansprechpartner bei einer ungewollten Schwangerschaft gelten, sind wie die klinisch arbeitenden Ärzte am wenigsten geneigt, eine soziale Notlage als
Abtreibungsgrund anzuerkennen. Sie sind der biologischen
Festschreibung und dem gynäkologischen Erziehungspathos
für Frauen so stark verhaftet, daß soziale und psychische
Überlegungen in die Beurteilung ihres »Patientengutes« nur
sehr schwer Eingang finden.

Anders ist das Verhältnis des Hausarztes – des Arztes für
Allgemeinmedizin – zur schweren Notlage seiner Klientinnen. Er hat ein offeneres Ohr für die Ursachen und Hintergründe von Krankheitsbildern und Störungen und auch eine
lebhaftere Vorstellungskraft von den Belastungen, die sich
für eine Frau aus der erzwungenen Austragung einer
Schwangerschaft ergeben. Hausärzte sind deshalb bei der
Anerkennung von sozialen Notlagen stärker an den Lebens-
verhältnissen der Frauen orientiert als etwa Gynäkologen.
Sie machen Frauen in aller Regel deshalb das Leben in der
Situation der ungewollten Schwangerschaft nicht noch
schwerer.

Aus diesen Gründen waren es sowohl in Holland wie
auch in den USA Allgemeinmediziner, die Abtreibungskli-
niken aufgebaut haben und medizinisch schonende Behand-
lungstechniken entwickelten. Medizinische Standards für
den körperlich und seelisch nur wenig belastenden Schwangerschaftsabbruch sind bezeichnenderweise deshalb nicht
aus den Erfahrungen der gynäkologischen Praxis hervorgegangen, sondern aus einer humanen Motivation von Allge-
meinmedizinern. (Lit. 53, S. 199 ff.)

Was sind also letztlich die Gründe, die einen Gynäkologen oder einen anderen Arzt dazu motivieren, eine schwere
Notlage für so schwerwiegend zu halten, daß sie eine Abtreibung auch nach ihren eigenen Entscheidungskriterien für
gerechtfertigt halten?

Ärzte pflegen ihre Entscheidungen nicht anhand von Ein-
kommens- und Lohnzetteln ihres Klientels zu treffen. Ihre
Entscheidungen sind insofern willkürlich, als jeder Arzt

seine eigenen Entscheidungsgründe hat, die er auch von Fall zu Fall unterschiedlich handhabt.

Die schwerwiegende Notlage ist nicht das, was eine Frau vielleicht dafür hält, sondern das, was der Arzt aufgrund seiner persönlichen Wahrnehmung und aktuellen Stimmung als schwerwiegende Notlage akzeptiert. Die Entscheidungen sind nicht weniger willkürlich als in der Zeit der Illegalität. Entschieden wird nach ärztlichem Bereicherungsinteresse, Gefahreneinschätzungen und dem persönlichen Bedürfnis, einer Frau zu helfen.

Abgesehen von diesen ärztlichen Motiven ist außerdem auch das Verhalten von Frauen für seine Entscheidung sehr wichtig:

Typ 1:

Tritt eine Frau fordernd auf und vermittelt dem Arzt damit den Eindruck, daß sie ein formales oder moralisches Recht auf ihrer Seite sieht, so wird der Arzt blockieren. Er wird sich weigern, nur als Vollstrecker des Gesetzes aufzutreten. Dies würde seinem Autonomiestreben und seinen Machtphantasien entgegenstehen. Er möchte vielmehr in der Gewißheit handeln, daß er Herr der Lage ist und die Entscheidung von seiner persönlichen Einstellung und seiner Autorität abhängt. Der Autonomieanspruch der Frau, über ihren Körper und ihre Lebensperspektive frei nach eigenen Überlegungen zu verfügen, muß notwendigerweise mit den ärztlichen Machtphantasien kollidieren. Es kommt dann häufig zur Auseinandersetzung und möglicherweise auch zur Verweigerung der Genehmigung zum Schwangerschaftsabbruch.

Typ 2:

Tritt eine Frau hingegen bescheiden auf, signalisiert von Anfang an Unbehagen, Schuldgefühle und nennenswerte Selbstvorwürfe über das Mißgeschick, so kann sie damit rechnen, daß ihr geholfen wird. Der Arzt sieht sich in seiner Verfügungsmacht über die Frau bestätigt und kann ihr Hilfe für die Abtreibung anbieten, ohne daß dies das Verhältnis zu der Patientin verändern würde.

Typ 3:

Tritt eine Frau allerdings völlig zerknirscht, aufgelöst, verängstigt und orientierungslos auf, so kann ihr das durchaus zum Nachteil gereichen. Der Arzt sieht sich als Helfer, nicht als Tröster. Zwar ist das Denken unter Ärzten weitverbreitet, daß alle Frauen ›etwas hysterisch‹ seien, aber das heißt noch lange nicht, daß sie sich therapeutisch und verbindlich darauf einlassen wollen. Die Regeln der Kommunikation müssen eingehalten werden, denn nichts wirkt auf den Arzt verunsichernder als eine Zerstörung oder Infragestellung des prekären Gleichgewichts zwischen ihm und den Patientinnen. Eine starke emotionale Ergriffenheit würde die Distanz zur Patientin zerstören, weil der Arzt sich nicht mehr auf seine routinierten Umgangsformen stützen kann. Diese Situation würde ihn beunruhigen und selbst ängstigen. Es bestünde deshalb die Möglichkeit, daß er die Frau barsch zur Selbstbeherrschung aufruft, weil er sonst die Situation nicht beherrschen kann.

Allein am Beispiel dieser drei Verhaltensmöglichkeiten läßt sich bereits erkennen, daß die gynäkologischen Entscheidungen von Umständen abhängen, die selbst dem Gynäkologen nicht so ohne weiteres bewußt sind. Was etwa im Sinne des Gesetzgebers eine schwerwiegende Notlage ist, die zum Abbruch der Schwangerschaft berechtigt, läßt sich durch Dritte nicht feststellen; was für eine Frau tragbar und was unzumutbar ist, muß sie letztlich selbst entscheiden. (Lit. 5 u. 56)

In das Urteil des Arztes gehen deshalb notwendigerweise auch Überlegungen mit ein, die von den Eindrücken, die eine bestimmte Frau bei ihm auslöst, unabhängig sind. Viel entscheidender ist seine Grundhaltung zur Abtreibung; fühlt er sich als Mann von der Abtreibung und der Verweigerung der Mutterschaft bedroht oder nicht. Bei männlichen Gynäkologen spricht vieles dafür, daß diese Angst extrem stark ausgeprägt ist. Sie bewegen sich in einem medizinischen Bereich, dessen traditionelle Aufgabe es war, für Bevölkerungswachstum zu sorgen und eine möglichst reibungslose Nutzung der weiblichen Gebärfähigkeit sicherzustellen.

Gynäkologen haben geforscht, um Geburt und Empfängnis zu fördern. Die Empfängnis im Reagenzglas fasziniert sie nicht weniger als das Baby aus der Retorte. Sie wollen Kinder zur Welt bringen, wollen Empfängnis fördern, entbinden. Sie wissen wenig über Verhütung, und viele weigern sich, Abtreibungen vorzunehmen. Auch die Sterilisation bereitet ihnen Probleme. Alles das spricht eigentlich dafür, daß sie

Angst davor haben, daß Frauen sich weigern könnten, in Zukunft überhaupt noch zu gebären oder so hohe Forderungen für die Nutzung ihrer Gebärfähigkeit stellen und damit Bedingungen für die Kindererziehung festlegen, daß keine Kinder mehr geboren werden. Vielleicht werden Männer deshalb zu Gynäkologen, weil sie ihre Angst vor den Frauen, die sich weigern zu gebären, am besten mit den Mitteln der Gynäkologie glauben beherrschen zu können, und mit den Mitteln der Gynäkologie auch glauben, Frauen zum Gebären zwingen zu können.

Das Gespräch über einen Schwangerschaftsabbruch kann dann keine Diskussion über die berechtigten oder unberechtigten Gründe der Frauen sein. Es ist ein Gespräch darüber, ob die Frau sich überhaupt ihrer Gebärfähigkeit enthalten will und ob sie ihre körperliche Fähigkeit an die Erfüllung bestimmter günstiger Lebensbedingungen knüpfen will, ohne deren Erfüllung sie keinen Beitrag mehr zum Bevölkerungswachstum leisten möchte. Diesen Beitrag leistet jede Frau auch gerade dann, wenn sie das Kind gewünscht und geplant hat. Das individuelle Verhalten von Frauen und Partnern hat diese Konsequenz, ob ihnen das bewußt ist oder nicht. Auch der Gynäkologe sieht diese Konsequenz, nicht unbedingt mit den letzten Bevölkerungswachstumsraten im Kopf, aber mit dem angstvollen Gefühl, wie es weitergeht, wenn Frauen das Gebären als Machtmittel handhaben, um über Wachstum und Erhalt der Gesellschaft zu befinden.

Die Frauen machen in diesen gesetzlich vorgeschriebenen Indikations-Gesprächen den Versuch, über ihre Notsituationen Aussagen zu machen, während der Arzt sie nach anderen Symptomen abhört; ob sich nämlich ein offener oder nur zaghafter Gebärstreik abzeichnet. Gynäkologen haben mehr Angst als andere Männer, daß Frauen sich weigern könnten, Mutter zu werden. Ihr Kampf gegen die Abtreibung dient – wie die Zeit der Illegalität und besonders des deutschen Faschismus zeigte – weniger dem »Schutz des ungeborenen Lebens« als der Rettung der »natürlichen Mutterschaft«, der Gebär-Mutter, mit den Mitteln des Strafgesetzes.

Wenn Gynäkologen von der Naturhaftigkeit des Kinderwunsches und vom »Brutpflegeinstinkt« reden, dann wollen sie im wesentlichen davon ablenken, daß die von ihnen selbst verhängten Blockierungen und Erschwernisse beim Schwangerschaftsabbruch erst den Anschein herstellen, als sei Gebären und Erziehen etwas rein Naturhaftes. In Wirklichkeit ist das gynäkologische Blockieren der Familienplanung Ausdruck letztlich des gesellschaftlichen Interesses am Gebären, das so natürlich wie möglich erscheinen soll. Indem sie diesen Zusammenhang leugnen, müssen sie sich weder einzeln noch als Gynäkologenschaft mit der Möglichkeit auseinandersetzen, daß Frauen sich so verhalten könnten, wie sie es angstvoll befürchten: nämlich sich weigern zu gebären.

Der zähe Kampf darum, ob der Kinderwunsch ein Stück unveränderbarer weiblicher Natur ist oder eine lebensgeschichtlich immer wieder herzustellende Bereitschaft, die von Frauen und Männern auf ihre Realisierbarkeit geprüft werden muß, hat noch eine zusätzliche, an die Freigabe der Abtreibung gebundene Dimension. Wenn Frauen darüber bestimmen können, wann und ob sie schwanger werden wollen, so heißt das, daß sie sich die Schwangerschaft wünschen und zu einem bestimmten Zeitpunkt eben nicht wünschen. Nur so können Wunschkinder geboren werden.

Solange Frauen nicht abtreiben konnten, waren viele Schwangerschaften ungeplant und auch die Kinder unerwünscht, weil sie in die Lebenssituation der Eltern nicht paßten und diese Lebenssituation auch für die Kinder nicht günstig war. Es muß deshalb viele unerwünschte Kinder geben, die sich nicht darüber im klaren sind, ob sie gewünscht waren oder nicht. Da das Problem des unerwünschten Kindes keineswegs so einfach ist, wie Gynäkologen es sich vielfach machen, wonach Kinder geliebt werden, wenn sie erst einmal geboren sind, bleibt es für viele Erwachsene eine lebensgeschichtlich unbeantwortete, aber brisante Frage, ob sie gewollt und geliebt waren oder nicht.

Viele Erwachsene wagen es nicht, ihren Eltern diese Frage zu stellen, und viele Eltern wagen es nicht, mit ihren Kindern über die gemeinsame Vergangenheit zu sprechen. Die Angst, unerwünscht gewesen zu sein und als unerwünschtes Kind vielleicht vergeblich die elterliche Liebe ersehnt zu haben, und als Erwachsener das auch zu ahnen oder zu erkennen, ist so mächtig, daß viele Erwachsene es nicht wagen, ihre alten Eltern mit dieser Frage zu konfrontieren. Was ist die Folge, wenn die Mutter sagt: »Ich habe dich nicht gewünscht und konnte dich deshalb nicht lieben«?

Solange der Kinderwunsch, das Gebären und die Kindererziehung für die Gynäkologen ein Stück unbeeinflußbarer Natur darstellen, solange können sie auch nicht das Problem der unerwünschten Kinder und die Probleme, die sich für die Kinder aus der Unerwünschtheit – etwa der emotionalen Zurückweisung und körperlicher Mißhandlung – ergeben, nachvollziehen. (Lit. 6, 24, S. 245; Lit. 50, 8 u. 62) Zwar gibt es in der Zwischenzeit umfangreiche Untersuchungen über das Schicksal unerwünschter Kinder, deren Mütter zur Austragung ungewollter Schwangerschaften gezwungen wurden. Aber es scheint so, als wollten die Gynäkologen diese Einsicht nicht zur Kenntnis nehmen, wenn in deren Folge der Abbruch einer Schwangerschaft gerechtfertigt wäre. Auch hier scheint die Angst vor verweigerter Mutterschaft und »falsch genutzter Gebärfähigkeit« größer zu sein als die Einsicht in die Folgen der Unerwünschtheit von Kindern. Sie kümmern sich mehr um die Pflicht der Frauen zu gebären als um das Schicksal der geborenen Kinder. Verweigerte Mutterschaft scheint schwerer zu wiegen als psychisch geschädigte Kinder. Eine Position, mit der die Gynäkologie die Tradition der katholischen Gebärmoral ungebrochen fortsetzt, wie auch deren rein biologischen Lebensbegriff.

Diese Angst der Gynäkologen vor ungenutzter, brachliegender oder vorsätzlich verweigerter Gebärfähigkeit findet Eingang in die Gespräche mit Frauen. Dabei ist es unerheblich, ob dieses Gespräch eine besondere Bedeutung hat oder nicht. Die Ängste der Gynäkologen vor dem heimlichen oder offenen Gebärstreik leiten die ärztlichen Motivationen:

Ist sie verheiratet, hat sie bereits Kinder, wechselt sie häufig den Partner, hat sie verhütet, nimmt sie eine sichere Methode oder eine von den riskanten, hat sie ihre Gebärpflicht schon erfüllt, oder hat sie den Kinderwunsch nur hinausgeschoben? Ist die Frau nett oder nicht, mütterlich oder hart, selbstbewußt oder anschmiegsam? (Lit. 47)

Werden die Ängste eines Arztes im Verlauf des Gesprächs aktualisiert, weil die Frau in keiner festen Beziehung lebt, häufig den Freund wechselt und dann auch keine kontinuierliche Verhütung betreibt, so wird das Gespräch für die

Frau wenig erfreulich und die Ausstellung der Abtreibungs-
genehmigung schwierig werden.

Entspricht die Frau dagegen heimlichen ärztlichen Phantasien von einer emanzipierten Lebensgefährtin oder Freundin,
die sich als Kontrast zur eigenen wenig glücklichen Beziehung darstellt, so mag die Frau ohne Schwierigkeiten ihre Genehmigung erhalten, unverkennbar darin vielleicht die stille
Sympathie des Arztes.

Wichtig ist für Gynäkologen auch, daß Frauen zuverlässig
verhüten. Das Mißlingen ist nicht so erheblich, allein die gute
Absicht reicht. Die Genehmigung der Abtreibung wird dann
zur Belohnung für ordentliche Verhütung. Besonders wohlwollend sind Ärzte, wenn sich das Ganze auch noch in einer
festen Beziehung abspielt.

Die Abtreibung als Belohnung einer guten, wenn auch er-
folglosen Absicht hat dem Gesetzgeber bei der Einführung
der schweren Notlage als Abtreibungsgrund nicht vorge-
schwebt. Aber das hindert Gynäkologen nicht daran, das
Strafgesetz für die ›gynäkologische Pädagogik‹ nutzbar zu
machen:

»Den betroffenen Frauen bleibt hier ein erheblicher Vorwurf
nicht erspart, und sie müssen bedenken, daß eine noch größer
werdende Sorglosigkeit die liberalen Tendenzen hinsichtlich
des § 218 gefährden könnte. Wenn der Schwangerschaftsabbruch in etwa eine Alternative werden sollte zu den ›Mühen‹ einer sorgfältigen Empfängnisverhütung, dann würde
die Situation unhaltbar werden.« (Lit. 58, S. 93)

Dieser Extrakt gynäkologischer Erziehungsweisheit enthüllt
eine bemerkenswerte Annahme. Sie geht nämlich davon aus,
daß die »Mühen« einer sorgfältigen Verhütung wesentlich
größer und belastender seien als die Lasten, die auf eine Frau
zukommen, wenn sie sich einem Schwangerschaftsabbruch
unterzieht. Diese Annahme ist insofern verblüffend, als sie in
offensichtlicher Verkennung der Schwierigkeiten formuliert
wird, die in unserem Land zu überwinden sind, bis es zu
einem legalen Schwangerschaftsabbruch kommt; Schwierigkeiten, die in aller Regel die Ärzte schaffen oder verschärfen.

Zum anderen wird angenommen, daß Frauen den Schwangerschaftsabbruch körperlich wie psychisch als eine Bagatelle empfinden und ihn als Verhütungsmethode einsetzen. Gynäkologen sind der Ansicht, daß der Abbruch eine schwere psychische Traumatisierung ist. Gerade deshalb ist es verwunderlich, daß sie angesichts der vermuteten psychischen Beeinträchtigung Frauen unterstellen, sie würden genau das tun, was sie in die Traumatisierung treibt. Entweder glauben die Gynäkologen selbst nicht so recht an die Traumatisierung, die dann weniger Realität denn gynäkologisches Wunschdenken wäre, oder sie unterstellen, daß Frauen wirklich nicht zu ihrem eigenen Besten handeln und entscheiden können. (Lit. 63)

Wenn der kühne ärztliche Entwurf von der zukünftigen Abtreibung anstelle der Verhütung das vorherrschende Motiv unter Frauen wäre, dann müßte unter den schwierigen und teils offen inhumanen Abtreibungsbedingungen, wie sie für viele Frauen noch bestehen, folgerichtig geschlossen werden, daß Frauen sich selbst schaden wollen. Sie wären nachlässig bei der Vermeidung körperlich und seelisch belastender Schwangerschaftsabbrüche; sie würden eine schwer nachvollziehbare Neigung zu absehbaren Belastungen zeigen. Es könnte ihnen zu Recht das Interesse abgesprochen werden, alles Erforderliche zur Erhaltung ihrer körperlichen und seelischen Unversehrtheit zu tun.

Wäre diese gynäkologische Phantasie Wirklichkeit, dann wäre es aber auch unsinnig, mit der Drohung der Gesetzesverschärfung auf sorgsame Verhütung drängen zu wollen. Das mangelnde Interesse an körperlicher Unversehrtheit hätte dann fast schon etwas Triebhaftes, oder zumindest wäre es doch Ausdruck einer als krankhaft zu bezeichnenden Selbstschädigung.

Es bliebe dann nur noch der Weg, den die Gynäkologie seit ihrem Bestehen als moderne Frauenheilkunde eingeschlagen hat: Sie muß entscheiden, was für die Frauen gut ist und was nicht. Der einzelne Gynäkologe muß die Verantwortung für das Verhütungsverhalten wie auch mögliche Abtreibungen übernehmen. Als Lösung von »Frauenproblemen« taucht auch hier wieder die gynäkologische Behauptung auf, daß Gebären, Verhüten, Schwangerschaft und Kontrolle der Gebärorgane nicht den Frauen überlassen werden kann. Die Fähigkeit zur eigenständigen Entscheidung wird ihnen abgesprochen.

Fast scheint es so, als sei das falsche Bild, das sich die Gynäkologen von den Frauen machen, eine Voraussetzung dafür, daß ihr eigenes ärztliches Verhalten als richtige Berufsausübung überhaupt erst erscheinen kann. Gynäkologen unterstellen Frauen beim Umgang mit dem Schwangerschaftsabbruch eine Selbstschädigungsneigung. Andererseits wird den Gynäkologen in der Presse wie auch durch die Frauenbewegung vorgeworfen, daß die Art und Weise, wie der Schwangerschaftsabbruch durchgeführt wird, quälerisch und technisch nicht auf dem Stand der letzten Forschung sei. Hier ist vor allem an die Verwendung jener Schmerz auslösenden Präparate zu denken, die in vielen Kliniken zur Einleitung des Schwangerschaftsabbruchs verwendet werden und die den Eingriff zu einer körperlich-seelischen Tortur machen (siehe auch Kapitel über den Schmerz). Die Traumatisierungen, die hier entstehen, sind nicht weiblicher Selbstschädigung zuzuschreiben, sondern gynäkologischem Handeln. Frauen wird Selbstschädigung unterstellt, wo sie in Wirklichkeit Opfer gynäkologischer Entscheidungen sind.

Gynäkologen reden von Schäden und Belastungen, aber die wenigsten scheinen sich zu fragen, ob es vermeidbare Schäden und überflüssige Belastungen sind, die sie selbst verhindern können. Bereits der Verzicht auf inquisitorische Vernehmungen, überflüssige körperliche Untersuchungen, diskriminierende Bemerkungen und unnütze Medikamentenverwendung würde viel von den psychischen Belastungen beseitigen, die heute in zahlreichen Kliniken routinemäßig Tag für Tag hergestellt werden.

Wenn viele Frauen auch heute noch am Schwangerschaftsabbruch leiden und die Erfahrung aus ihrer Erinnerung verdrängen, dann leiden sie in erster Linie an der gynäkologischen Peinigungsabsicht und fragwürdigen medizinischen Standards. In zweiter Linie sind es lebensgeschichtlich bedingte Konflikte, die auch trotz eines noch so schonenden und human durchgeführten Schwangerschaftsabbruchs ausgelöst werden können. In keinem Fall aber leidet die Frau, weil sie sich gegen ihre vermeintliche Gebärbiologie »versündigt«. Sexualität, Schwangerschaft, Verhütung und Geburt haben zwar biologische Voraussetzungen, aber diese sind durch frühkindliche Erfahrungen und sich anschließende soziale Lebensbedingungen entscheidend bestimmt und existieren immer nur in Verbindung mit einem lebenden Wesen; als reine Biologie existieren sie weder bei der Frau noch bei dem Mann.

Die Hartnäckigkeit, mit der die meisten Gynäkologen eine Diskussion ihrer menschlichen und medizinischen Umgangsformen in der Öffentlichkeit verweigern, erweckt den Eindruck, als wollten sie allein in den hermetisch abgeriegelten Zirkeln von Berufskollegen festsetzen, was für Frauen tragbar ist und was nicht. Es entsteht der Eindruck, als sei es für Frauen völlig unerheblich, wie Gynäkologen handeln und denken; so als seien Frauen lediglich hochdifferenzierte Zellbündel, deren Gebärfähigkeit und Sexualität allein auf medizinische Eingriffe reagiert, aber für emotionale und andere menschliche Eindrücke blind ist.

Vielleicht ist die gynäkologische Phantasie von der Frau, die zu »selbstschädigendem« Handeln neigt, nichts anderes als eine Rechtfertigung für die Fremdbestimmung durch die sich als zuständig erachtenden Gynäkologen. Vielleicht auch sind die bewußten und unbewußten Quälereien von Frauen durch ihren Frauenarzt nur eine Rechtfertigung dafür, daß keine Frau sich ungestraft von ihrer Aufgabe an Heim, Herd und im Kindsbett entfernen darf.

Der Gynäkologe oder
Der überforderte Mann

Die Geschichte der Gynäkologie ist einer Geschwulst vergleichbar, die sich unaufhaltsam über alle Lebensbereiche von Frauen und Mädchen erstreckt. Sie will alle Lebensbereiche von Frauen und Mädchen erfassen, will festlegen, was krank, was gesund, was sittsam, unziemlich, weiblich, normal, was anstößig und was für Männer abträglich ist. Unter allen Fachrichtungen der Medizin ist sie eine der expansionistischsten und ragt weit in den individuellen und sozialen Alltag aller Frauen hinein. Sie ist allgegenwärtig, weitgehend unsichtbar, aber ihre Meinung läßt nichts aus.

Sie fühlt sich zuständig für alles: Für die Verhütung, für die Wahl der Methode, für die Methodenpausen, für die Bestimmung von sicheren und unsicheren Methoden, für den Beginn der Verhütung und für deren Ende. Sie entscheidet, ob Sexualität in der Schwangerschaft vonnöten ist und wann sie nach der Geburt wieder aufgenommen werden darf; sie legt fest, ob Geburten sanft oder unsanft, zu Hause oder in der Klinik, unter Narkose oder bei Bewußtsein, spontan oder programmiert stattfinden; sie entscheidet, ob die Brust ganz oder teilweise abgenommen wird, ob dies ein psychisches Problem ist oder keines, ob die Gebärmutter entfernt, die Vagina verjüngt, die Blase gehoben wird; sie entscheidet, ob eine unerwünschte Schwangerschaft abgetrieben, der Eingriff schonend oder schmerzvoll, ambulant oder stationär, auf Krankenschein oder Privatrechnung, in der Legalität oder Illegalität vorgenommen wird. Sie legt fest, ob es den weiblichen Orgasmus gibt, ob die Frau im ehelichen Verkehr unbedingt darauf bestehen sollte, ob er klitoral oder vaginal empfunden werden kann oder nur am Ohrläppchen! Sie befindet darüber, ob der Damm bei der Geburt einreißen darf oder eingeschnitten wird. Sie ist auch der Meinung, daß Männer natürlich altern, keine Wechseljahre haben, Frauen aber krankhafte Veränderungen durchlaufen und ärztlicher Aufsicht bedürfen. Sie verwandelt die Wechseljahre in einen anerkannten Krankheitszustand der Frau. Sie beschließt, daß alle sexuell aktiven Mädchen zweimal jährlich kontrolliert werden müssen, weil die früh einsetzende Sexualität ohne eheliches Fundament zur Krebskrankheit führe!

Die Reichweite der Gynäkologie scheint unbeschränkt, ihr Zugriff auf Verhaltensweisen von Frauen grenzenlos und von Frauen doch noch geduldet. Dem außenstehenden männlichen Beobachter stellt sich die Gynäkologie wie ein separates Gebilde dar, das nach eigenen Gesetzen und Maßstäben handelt, die dem Nicht-Gynäkologen verschlossen und unerreichbares ›Fachwissen‹ bleiben. Als medizinischer Block scheint sie auch von allen größeren gesellschaftlichen Zusammenhängen entkoppelt, unbeeinflußbar von allen Bewegungen außerhalb der Frauenheilkunde.

In Wirklichkeit jedoch ist die Gynäkologie kein separates Gebilde, das sich nach medizinischen Erkenntnissen bewegt. Die Männer und Frauen, die in ihr arbeiten, setzen Tag für Tag mit ihren Behandlungen, Operationen und Beratungen die allgemeinen Vorstellungen über wünschenswerte Weiblichkeit durch, formen und bestätigen aber auch damit das Selbstbild von Frauen, die die gynäkologischen Methoden immer noch weitgehend ohne Widerspruch – wenn auch erduldend und leidend – hinnehmen.

Ein typisches Beispiel ist die Ansicht von Männern, daß Verhütung Frauensache sei. Das gynäkologische Handeln bestätigt diese Ansicht und zementiert sie immer wieder aufs neue.

Unverkennbar ist jedoch, daß die Gynäkologie sich seit Jahren mit dem eigenen Klientel immer wieder in Krisen und Kämpfe verwickelt. Weil sie wie keine andere medizinische Fachrichtung davon lebt, alltägliches Leben medizinisch zu verwerten und in Krankheitszustände umzuwandeln, gehört sie fast überall zu der am heftigsten kritisierten Medizin. Sie ist erfolgreich in die sozialen Lebenszusammenhänge von Frauen vorgestoßen. Aber sie kann das Terrain vor der politischen Kritik nicht bewahren. Wo keine Krankheit ist, hat die Medizin ihren Sinn verloren. Wo sie dann trotzdem noch ist, will sie kontrollieren.

Die Gynäkologie bewegt sich heute unsicher, und ihr Umgang vor allem mit den jungen Frauen wird zusehends problematischer. Damit gerät sogar die klassische gynäkologisch medizinische Hilfe ins Zwielicht, und ihre Behandlungsformen werden abgelehnt. Es wird immer schwerer zu sagen, was in der Gynäkologie unumstritten medizinische Hilfe und was soziale und psychische Kontrolle im Mantel gynäkologischer Autorität ist.

Die Kritik an der Gynäkologie versucht, die beiden Bereiche voneinander zu trennen. Aber das Auffinden der Trennungslinie ist für Frauen nicht weniger anstrengend als der Kampf gegen die etablierte Gynäkologie. Denn für viele Frauen ist mit der Zeit die medizinische Hilfe als Einmischung in die privaten Lebensräume nicht weniger selbstverständlich geworden als den Gynäkologen ihr eigener Herrschaftsanspruch über diese Lebensbereiche.

Noch ist es eine weitgehend ungeklärte Frage, wie es der modernen Gynäkologie in den letzten 100 Jahren gelungen ist, bei Frauen Anerkennung als Helfer und Ratgeber auch in sozialen Lebensfragen zu finden, obwohl das neue Terrain der Gynäkologie die Vernichtung autonomer Alltagsstrukturen und Formen der Selbsthilfe zur Voraussetzung hatte, die Frauen in die Abhängigkeit der Gynäkologen führte. Diese Abhängigkeit ist soweit entwickelt, daß die Gynäkologie heute auf politisch-parlamentarischer Ebene befragt wird, wenn die von ihr kontrollierten Lebensbereiche der Frauen gesetzgeberisch geändert werden sollen. Die Gynäkologie ist zur negativen Lobby für Frauenangelegenheiten geworden! Beispielhaft ist die Diskussion über den Schwangerschaftsabbruch: Was Leben ist, legen Mediziner fest und nicht Frauen, die Lebensentwicklung in sich vollziehen.

Wie scharf und vernichtend die Kritik an der Gynäkologie auch formuliert wird, so kann doch unterstellt werden, daß das gegenseitige Vertrauen nicht auf nackter Gewalt aufbaut. Frauen haben der Preisgabe autonom gehandhabter Lebensbereiche zugestimmt und einen Fortschritt in der Abtretung ihrer Probleme an den Gynäkologen gesehen. Wie anfällig das gegenseitige Abhängigkeitsverhältnis auch für Drehungen in die nackte Gewalt und Unterwerfung ist, vermag nicht über das Ausmaß der freiwilligen Delegation von Verhütung,

Geburt und Sexualität an die Gynäkologenschaft hinwegzutäuschen. Das Verhältnis der Frauen zu den Gynäkologen ist von großen Erwartungen und auch von Vertrauen geprägt. Auch wenn das Vertrauensverhältnis nicht mehr vorbehaltlos ist und vielleicht auch nie so recht war.

Weitreichend, wie die Erwartungen der Frauen sind, muß der Gynäkologe geradezu ein allmächtiger, allwissender, fast weiser Mediziner und idealer Mann sein. Er müßte in der Wirklichkeit so ideal und brillant sein, wie seine Vorbilder in den wöchentlich in millionenfacher Auflage erscheinenden Frauenarztromanen. Er müßte vor allem besser als der Partner der Frauen sein, wollte er den Erwartungen genügen.

In einem Frauenarztroman sagt Frau Heyms zu ihrem Gynäkologen:

»Halten Sie mich nicht für undankbar. In Ihrer Nähe geht es mir gut, aber sobald Sie weg sind und das Baby nicht mehr in meiner Nähe, wird mir unbehaglich.«

Der Ehemann von Frau Heyms, im Gespräch mit dem Gynäkologen auf der Geburtsabteilung nach der Entbindung seiner Frau:

Heyms eben noch gerötetes Gesicht wurde blaß.

Herr Heyms: »Das Kind hat einen Namen?«

Dr. Anders: »Ja. Ihre Frau bestand darauf, ihm meinen Vornamen zu geben«, antwortete Dr. Anders lächelnd.

»Sie verstehen sich überhaupt sehr gut mit Frau Heyms, nicht wahr?« fragte Cora, die Begleiterin von Herrn Heyms.

Ohne Zweifel ist der Gynäkologe hier bereits an die Stelle des Ehemannes getreten. Nach der Tradition, daß der Sohn den Vornamen des Vaters erhält, erhält er hier den Vornamen des Gynäkologen, den die Frau sich wohl als den Vater ihres Kindes wünscht und auch phantasiert.

Die Phantasien und Hoffnungen vom allwissenden und alles heilenden Gynäkologen haben allerdings sachliche Grenzen in seiner fachlichen Ausbildung. Er kann die Frauen nur aus einem Punkt kurieren: mit dem Messer, mit dem er schneidet, entfernt und korrigiert, und mit Medikamenten, die er verordnet und weitergibt. Sein Zielpunkt sind die weiblichen Sexualorgane, die inneren wie die äußeren. Er ist Organmediziner und bleibt es auch gerade dann noch, wenn er moralische Vorstellungen mit seinem ärztlichen Handeln durchsetzen will oder moralische Urteile von ihm erwartet werden. All sein Handeln bezieht sich auf die weiblichen Sexualorgane, und all seine Moral soll Frauen lehren, sich ebenfalls nur über ihre Organe zu begreifen. Das ist die traditionelle Ansicht der Gynäkologie vom »Wesen des Weibes«! Vieles davon müssen Frauen sich auch zu eigen gemacht haben. Wäre dies nicht so, könnten Frauenarztromane nicht Woche für Woche erfolgreich in hohen Auflagen verkauft werden.

Die offenen und geheimen Erwartungen an den Gynäkologen haben seine Bereitschaft zur Herrschaft und Anleitung der Frauen beflügelt. Seine Allmachtsgesten entsprechen seinen Wünschen, aber wohl auch den Erwartungen der Frauen.

Wenn Frauen fremde Männer um Rat bemühen, so sollen die Ratgeber stark und zuverlässig sein; sie müssen vielversprechend sein. Sie müssen Gewißheit ausstrahlen, daß sie besser als die durchschnittlichen Männer sind und daß Vertrauen und hohe Erwartungen in sie gerechtfertigt sind. Sie müssen groß und allmächtig erscheinen, damit Frauen sich nichts vergeben, wenn sie sie um Rat angehen. Wenn der Gynäkologe allerdings nicht hält, was er leichtfertig verspricht, sind Wut und Enttäuschung groß.

Der Gynäkologe ist demnach ein Mann, der sowohl offen wie auch anfällig für übergroße Erwartungen von Frauen ist. Wie viele andere Männer fühlt er sich geschmeichelt, wenn Großes von ihm erwartet wird. Und offensichtlich erwarten Frauen von Gynäkologen auch bei der Lösung von Sexualproblemen mehr als von ihren eigenen Partnern. Die Krise der Gynäkologie wäre dann zu einem Teil auch das Scheitern von großen männlichen Versprechungen auf große weibliche Erwartungen, deren Erfüllung sich Gynäkologen auch zutrauen, an denen sie aber scheitern müssen.

Aber welche Entwicklungen und, vor allem, welche Traditionen in der Gynäkologie ermutigen Frauen, beim Gynäkologen Rat zur Lösung ihrer Sexualprobleme einzuholen? Ist nicht gerade deren Umgang mit weiblicher Sexualität ein bedrückendes Dokument der Ignoranz und der Verleugnung weiblicher Sexualität? Ist es nicht ein Stück unbegriffener eigener Geschichte, wenn Frauen ihre Sexualprobleme einer

Medizinergruppe vorlegen, die weibliche Sexualität weitgehend aufs Gebären reduziert hat?

So empfahl die Medizin im 17. Jahrhundert:

»Worauff man, wofern anderst das erwünschte Ende, nemlich die Empfänguß erfolgen soll, in Verrichtung deß ehlichen Werckes sonderlich Achtung zu geben und zu sehen habe«

»Furs erste soll der Mann, so da mit seinem Weibe der Liebe zu spielen gedeucht, dieselbige, eher er sich in ihren Schoß begibt, mit allerley Freundlichkeit und lieblichem Gespräche anreden, und sie bevorab, wenn er sie zu solchem Handel etwas langsam und kalter Natur seyn weiß, zuvor in seine Arme nemmen, freundlich umbfassen, erwärmen, begütigen und mit aller Holdseligkeit hin und wider kitzeln, und nicht also gehlingen, so bald ihn die Begierde ankommen, sich deß Kampffs und Anlauffs unterstehen, sondern etliche liebliche und bülerische Küß, gleich wie die Täublin, lassen vorher gehen, die Brüstlin und anders betasten, und nochmals den Handel antretten.« (Lit. 49, S. 757)

Im 19. Jahrhundert erging es den Frauen, die sexuelle Probleme hatten, kaum viel besser. Dazu etwa zwei Beispiele zur Behandlung des Scheidenkrampfes:

»Ein Arzt narkotisierte seine Patientin und überließ sie dann dem Ehemann, der in größter Gelassenheit mit ihr kohabitierte; aber er konnte den Akt nicht wiederholen, wenn die Frau sich nicht im Ätherrausch befand. Glücklicherweise war der Zeitpunkt jedoch gut gewählt, so daß der einmalige Akt der Kopulation schon zur Empfängnis führte.«

»... wurde es zur Aufgabe des Arztes, sich regelmäßig zur Residence des Paares zu begeben, zwei- oder dreimal in der Woche, um die arme Ehefrau zu ätherisieren für den Zweck, wie er angedeutet wurde!« (Lit. 10, S. 113)

Der Gründer der Amerikanischen Gynäkologischen Gesellschaft, J. Mario Sims, behandelte den Scheidenkrampf chirurgisch, indem er das Hymen entfernte, wo es ihm wichtig erschien, oder er schnitt die Vaginaöffnung ein und dehnte sie anschließend mit geeigneten Keilen. (Lit. 10, S. 114)

Die barbarischen Bekehrungsformen zu einer funktionierenden weiblichen Sexualität, die unmißverständlich signalisierten, daß es keinen Zweck hat, sich dem männlichen Sexualwunsch zu entziehen, scheinen fürs erste nicht mehr üblich.

Aber ist die Entfernung der Gebärmutter mit dem Ziel einer jederzeit verfügbaren, wartungsfreien und pflegeleichten Sexualität wirklich weniger barbarisch? Oder unterscheidet sie sich nur vom alten Stil der Behandlung, daß sie in eine entwickelte Medizintechnologie, medikamentösen Fortschritt und die verselbständigte Routine des Krankenhausalltages eingeordnet ist?

Da Angst vor Frauen unter Gynäkologen weit verbreitet ist, liegt es keineswegs nahe, daß sie ihre Vorstellungen von weiblicher Sexualität ins Psychische und Soziale verlängern. Gerade die Eingrenzung auf das Organische macht sie überblickbar und mit den Mitteln von Skalpell und Medikamenten kontrollierbar.

Auch das 20. Jahrhundert hat da keine bemerkenswerten Veränderungen gebracht. Die Ansicht von Ärzten, die der Meinung sind, daß die Fortpflanzung die Hauptfunktion der weiblichen Sexualität sei:

»... Wenn die Frauen in die Wechseljahre kommen und über Libidoverlust klagen, dann sag ich denen, ›wissen Sie, die Natur hat die Fortpflanzungspflicht mit einem Bonbon versüßt, und wenn diese Pflicht von Ihnen genommen wird, dann wird auch manchmal dieses Bonbon wieder einkassiert ...‹, also, ... wenn man als Biologe so antworten soll, das ist eine der Einrichtungen der Natur, die der Erhaltung der Art dienen ...«

Gynäkologe, 40 Jahre

Die Meinung von Gynäkologen, die der Ansicht sind, daß die Patientinnen der Sexualität zuviel Bedeutung beimessen:

»... nein, durch die Massenmedien wird die Sexualität überbewertet, dadurch werden die Leute krank. Ich sage, man soll möglichst darüber schweigen, dann klappt es am besten ...«

Gynäkologe, 60 Jahre

»... Es könnte ja auch sein, daß den Patienten durch Zeitschriften, Fernsehen usw. viel geboten wird, daß dadurch das Verlangen so groß wird. Es ist ja praktisch eine ganze Industrie, die sich damit beschäftigt ... Das erweckt natürlich ein unnatürliches Verlangen –, also in meinen Augen unnatürliches Verlangen, ja, nach den Dingen.« (Lit. 60)

Gynäkologe, 38 Jahre

»Das stimmt allerdings, das liegt viel an der Regenbogenpresse. Jede Frau muß dreimal am Tag einen Orgasmus haben, so ungefähr, das wird wirklich übertrieben. Daß Frauen, die jahrelang keinen Orgasmus hatten, trotzdem glücklich sind...« (Lit. 60)

Gynäkologe, 39 Jahre

Um so erstaunlicher ist es, daß trotz dieses organischen Sexualitätsverständnisses Frauen so überaus große Erwartungen an Gynäkologen bei der Behandlung sexueller Probleme hegen. In einer großen Umfrage meinten 84% der befragten Frauen, daß man auch mit einem Arzt über sexuelle Probleme reden können sollte. (Lit. 17, S. 102) Offenbar werden diese Erwartungen nicht durch die bedrückende Erfahrung des gynäkologischen Umgangs mit der weiblichen Sexualität beeinträchtigt. Obwohl die Geschichte der Gynäkologie letztlich die individuellen Erfahrungen sind, die Frauen mit ihr machten und die die Mütter an ihre Töchter überlieferten.

Hat die Blindheit der Frauen gegenüber den Traditionen der Gynäkologie ihre Wurzeln möglicherweise in der Beziehung zum eigenen Partner? Ist die weitgesteckte Erwartung gegenüber den Gynäkologen vielleicht nur ein Zeichen für den Überdruß an der eigenen Beziehung und ihren zahllosen Konflikten? Möglicherweise sind die Erwartungen an den Gynäkologen nichts anderes als die frustrierten Bedürfnisse in der eigenen Beziehung.

Der Gynäkologe würde dann stellvertretend für enttäuschende Partner tätig werden müssen. Die Frau wendet sich von ihrem Partner ab, ohne ihm untreu zu werden, indem sie zum Gynäkologen geht.

Viele Frauen kritisieren die abwehrende Müdigkeit ihrer Partner, wenn es um Sexual- und Beziehungsprobleme geht. Sie kritisieren auch die Gynäkologen wegen deren nicht geringer Sprachlosigkeit. Aber trotzdem soll der Gynäkologe freier im Umgang mit seinen eigenen Gefühlen als Gynäkologe und freier auch im Verhältnis zu seiner eigenen Partnerin sein. Beides würde ihn in der Tat erst zum kompetenten Gesprächspartner machen. Aber beides trifft nicht zu. Was ist das Eigentümliche am Gynäkologen und was am partnerschaftlichen Mann, daß die Frauen auf den ersten Mann ihre ganze Hoffnung setzen und am eigenen zu verzweifeln neigen? Im Hinblick auf den gynäkologischen und den gemeinsamen Mann gibt es keine Unterschiede. Aber Frauen sehen einen Unterschied, den sie auch für wahr halten. Worin besteht dieser Unterschied?

Im Rahmen einer Untersuchung für die Weltgesundheitsorganisation in Europa habe ich zahlreiche Direktoren von Universitätsfrauenkliniken interviewt. Ich wollte wissen, womit Gynäkologen die Fähigkeit erwerben, auch psychische und soziale Aspekte von Krankheiten und Störungen richtig zu beurteilen. Nicht wenige Mediziner haben Zusatzausbildungen für dringend erforderlich gehalten, aber die meisten waren doch der Ansicht, daß Zusatzausbildungen nicht erforderlich seien, weil die allgemeine Lebenserfahrung der Gynäkologen immer noch die beste und zuverlässigste Grundlage für die Beurteilung der psychischen und sozialen Belange im Verhalten der Patientinnen sei.

Aber was macht die allgemeine Lebenserfahrung von Gynäkologen so wertvoll und zuverlässig, und wodurch unterscheidet sie sich vor allem von den Lebenserfahrungen der anderen Männer? Sind die gynäkologischen Lebenserfahrungen, die sich auf Frauen beziehen, etwa weniger naiv und unreflektiert, weniger patriarchalisch als die von gewöhnlichen Männern?

Gynäkologische und nicht-gynäkologische Lebenserfahrungen von Männern bei der Behebung und Auseinandersetzung mit gestörter weiblicher Sexualität seien deshalb miteinander verglichen:

Gynäkologe: *»Ich verordne Ihnen das männliche Hormon Testoviron, das dreimal zu je 100 mg gespritzt werden muß. Das wird Ihre Libido steigern und auch Ihre Klitoris vergrößern. Das wird dann wohl helfen!«*

Partner: »*Es ist doch wohl dein Problem, daß du keinen Orgasmus hast. Mach mich doch nicht dafür verantwortlich. Schließlich kann ich doch nichts dafür!*«

Gynäkologe: »*Nehmen Sie vor dem Beischlaf ein bis zwei Schnäpse zu sich. Das wird Sie lockern, und sicher haben Sie dann auch einen Orgasmus. Was anderes fällt mir nach dem Mißerfolg mit den Hormonen auch nicht mehr ein!*«
Partner: »*Knall dir einen, dann läuft die Sache schon!*«

Gynäkologe: »*Lesen Sie einen Porno!*«
Partner: »*Lies einen Porno!*«

Gynäkologe: »*Hm … hatten Sie Geburten, vaginale Probleme, Operationen, sonstige körperliche Auffälligkeiten?*«
Partner: »*Ich hatte einen schweren Tag im Betrieb!*«

Die Art und Weise, in der Sexualstörungen von Frauen zu ihren persönlichen Problemen stilisiert werden, scheint eine Gemeinsamkeit männlicher Alltags- und Lebenserfahrung zu sein. Der Gynäkologe unterscheidet sich durch nichts vom gewöhnlichen Mann. Der Unterschied besteht darin, daß die Äußerungen des Partners als Zeichen der Verständnislosigkeit heftig kritisiert werden und den Besuch beim Gynäkologen auslösen.

Der gynäkologische Ratschlag von gleicher Qualität bleibt vom Zweifel unberührt, genießt volles Vertrauen und wird dem Partner als Beweis für die Dringlichkeit der Arztkonsultation vorgehalten. Ob die Verdoppelung der Erfahrung mit dem Partner durch den Gynäkologen Sexualstörungen heilt, wurde bislang nicht bewiesen, aber vielleicht ist das auch gar nicht ihr Zweck. Sie verschafft der Frau lediglich die Genugtuung, daß ein vermeintlich besserer Mann dem eigenen schlechten ein vermeintliches Unvermögen vorhält und ihr Leiden für wahr erklärt.

In der Auseinandersetzung mit dem Partner hat ihr der Gynäkologe zu einem Sieg verholfen, bei der Lösung des Problems aber alles beim alten gelassen. Dem kleinen Mann wurde von dem großen eine Lektion erteilt, ohne daß die Frau davon größer geworden wäre.

Wenn Frauenarztromane die geheimen Phantasien von Frauen richtig beschreiben, dann sind die Gynäkologen die idealisierten Ehemänner, die es in der Wirklichkeit nicht gibt und die die Frauen deshalb auch in ihren Partnern nicht zu erkennen vermögen. Der gewöhnliche Mann im Gynäkologen muß für alles in der Phantasie von Frauen herhalten, was sie an Männern sich wünschen, was die eigenen nicht hergeben und bei näherem Hinsehen auch dem Gynäkologen nicht abverlangt werden kann.

Die Machtkämpfe zwischen Männern und Frauen lassen sich auch nicht dadurch lösen, daß sich die Frauen auf die Seite idealisierter Männlichkeit in Gynäkologengestalt schlagen.

Das Verhältnis der Männer zum Frauenarzt

Daß Männer über Gynäkologen sprechen, ist höchst ungewöhnlich. Was in der gynäkologischen Praxis geschieht, interessiert die meisten nur wenig. Ihre Distanz bestätigt das allgemeine Bild von der Gynäkologie als einer exklusiven Beziehung von Frauen zu besonders qualifizierten Männern. Sie bleibt der Öffentlichkeit weitgehend verborgen. Selbst unter Beziehungspartnern steht sie nur selten zur Diskussion. Nicht-gynäkologische Männer haben zu ihr keinen Zutritt. Aber es scheint, als wünschten sie ihn auch nicht.

Das männliche Desinteresse ließe sich damit erklären, daß in vielen Partnerschaften über Sexualität und Sexualorgane nicht geredet wird. Das allgemeine Sexualtabu erfaßt demnach auch den Gynäkologenbesuch und stellt eine schwer bezwingbare Barriere dar.

Vieles spricht für diese Vermutung. Aber es gibt auch Partnerschaften, in denen frei über Sexualität gesprochen wird. Doch auch hier werden nur wenige Worte über den letzten oder den anstehenden Besuch beim Gynäkologen verloren.

Angesichts der Bedeutung, die viele Frauen dem gynäkologischen Rat und der gynäkologischen Behandlung beimessen, besteht zwischen den Partnern eine augenfällige Ungleichheit an Interesse und Neugier. Das ist besonders in jenen Partnerschaften verwunderlich, in denen ein aufgeklärtes Verhältnis zur Sexualität und alltäglichen Erfahrung besteht. Diese Widersprüchlichkeit bedarf der Erklärung. Es muß gewichtige und weitreichende Gründe für das männliche Desinteresse geben: Aber auch für die Bereitwilligkeit der Frau, den Partner hinter den beziehungsüblichen Austausch von Erfahrungen zurückfallen zu lassen.

Welche Gründe lassen sich für die männliche Desinteressiertheit am Gynäkologenbesuch nennen?

Naheliegend ist die Erklärung, daß Männer sich weder um

die Kindererziehung, die Hausarbeit noch Schulangelegenheiten noch Verhütung, Schwangerschaft und Geburt kümmern, daß ihr Desinteresse deshalb nur allzu folgerichtig ist und darin gipfelt, die Frau mit der Empfängnisverhütung, den Folgen unerwünschter Schwangerschaft und der möglichen Abtreibung zu belasten. Frauen werden alleine gelassen und suchen die Hilfe bei Männern, die einen professionellen Ersatz für den versagenden Partner bieten.

Diese Erklärung ist falsch und richtig zugleich. Sie beschreibt exakt ein Erscheinungsbild, aber sie erklärt es nicht.

Nicht weniger unproduktiv ist die Mutmaßung, daß es sich um ein Beispiel männlicher Kumpanei handele: Dem gynäkologischen Mann soll nicht ins Handwerk gepfuscht werden, weil er in einer vermeintlichen Loyalität mit seinen Geschlechtsgenossen schon nichts Männerfeindliches veranlassen werde. Auch wenn innerhalb von Partnerschaften über die Gynäkologie nicht gesprochen wird, so ist sie doch in den letzten Jahren zum Gegenstand öffentlicher Erörterungen geworden. Und diese Erörterungen waren weitgehend gynäkologiekritisch.

Öffentliche Diskussion in fast allen Tageszeitungen und Magazinen konfrontieren selbst den desinteressiertesten Mann mit fragwürdigen und inhumanen Praktiken der alltäglichen Gynäkologie.

Öffentlich kritisiert wurden ihre repressive Handhabung des strafgesetzlich liberalisierten Schwangerschaftsabbruchs, die Erniedrigungen, die sie Frauen zufügen, die bedrückenden Folgen der programmierten Geburt für Kinder und Frauen. Auch der augenblickliche Begeisterungstaumel der Frauenheilkunde für künstliche und Reagenzglasbefruchtungen hat zu öffentlicher Kritik am ärztlichen Technikfanatismus geführt. Die Folgen der unkontrolliert verfahrenden Gynäkologie gehören inzwischen nicht nur zur Erfahrung von Frauen. Sie greifen unmittelbar in den Alltag von Beziehungen und Familien ein, wenn Frauen unter sorglosen Pillenverordnungen leiden, unter Folgen sinnloser Organentfernungen oder medikamentös gesteuerter und eingeleiteter Geburten oder Schwangerschaftsabbrüche. In nicht wenigen Fällen führt das gynäkologische Handeln unmittelbar zu Belastungen von Familien und Beziehungen.

Es mangelt Männern also nicht an Erfahrungsmöglichkeiten mit dem Gynäkologenalltag. Um so mehr verwundert es dann, daß Männer der Gynäkologie ausweichen. So steht auch die Forderung von Männern nach Humanisierung und Freigabe des Schwangerschaftsabbruchs in krassem Widerspruch zu ihrer alltäglichen Desinteressiertheit. Sie proklamieren ein politisches Freiheitsrecht, dessen Verwirklichung sie durch ihr Verhalten unterlaufen.

Mit dem Hinweis auf das allgemeine Sexualtabu und auf Männerkumpanei von patriarchalischem Zuschnitt ist das grobe Mißverhältnis von Erfahrungsmöglichkeit und Desinteressiertheit an einer problematisch gewordenen Gynäkologie nicht hinreichend erklärt. Solche Erklärungen bleiben letztlich oberflächlich; sie setzen sich zudem dem Verdacht aus, durch schnelle Schuldzuweisungen, die sie auch immer offen oder versteckt enthalten, Veränderungen ausweichen zu wollen.

Viel aufklärungsträchtiger scheint mir hingegen ein direkter Blick auf das Verhältnis des gemeinen Mannes zum gynäkologischen Mann. Hier vermute ich Erkenntnismöglichkeiten und Einsichten, die Aufschluß über die eigentümliche Desinteressiertheit, ja die Erfahrungsverweigerung des Mannes geben können.

Diese Blickrichtung scheint fürs erste abwegig, da der gynäkologische und der gemeine Mann nichts miteinander zu tun haben. Sie kennen sich nicht, sie sehen sich nicht, und von den medikamentösen Verordnungen und Behandlungen ist der gemeine Mann ebenfalls nicht direkt berührt. Obwohl ihre sozialen Beziehungen absolut anonym sind, gehen sie doch auch als Unbekannte eine höchst innige Beziehung ein. Es bedarf nämlich nicht unbedingt eines Kontaktes von Angesicht zu Angesicht, um zu einer anderen Person in ein sehr enges Verhältnis zu treten.

Das Bild des gemeinen Mannes vom gynäkologischen Mann wird deshalb in den meisten Fällen auch nur ein Phantasiegebilde sein und seine individuelle Verarbeitung des Besuchs seiner Partnerin beim Gynäkologen darstellen. Aber solche Phantasiegebilde sind real, und vor allem führen sie auch zu realen Folgen. Ich behaupte, daß die Desinteressiertheit des Mannes an der Gynäkologie eine Verarbeitung seiner

Phantasien über die Beziehung der Partnerin zu ihrem Gynäkologen ist.

Demnach wäre die männliche Desinteressiertheit also nicht ein Faktum, das sich nicht weiter auflösen ließe, sondern letztlich doch noch als Ergebnis eines Erfahrungsprozesses zu sehen.

Wie dieser aussieht und wie er strukturiert ist, muß erst noch entwickelt werden. Auf jeden Fall verzichtet dieser Erfahrungsprozeß weitgehend auf soziale Kontakte zwischen Männern und Gynäkologen.

Trotz der Sprachlosigkeit unter Beziehungspartnern über den Gynäkologen ›begreift‹ der Mann mehr von dem Besuch der Frau bei ihrem Arzt, als er zugibt und in Worten auszudrücken vermag. Aber dieses Begreifen geschieht offenbar sprachlos. Es spielt sich unterhalb der sprachlich vermittelten Kommunikation der Beziehungspartner ab. Entgegen allem Anschein ist die Desinteressiertheit, die sich geradezu durch Inaktivität und Verhaltenheit darstellt, in Wirklichkeit ein sehr lebendiger Erfahrungsprozeß, der allerdings ohne Sprache auszukommen scheint und im Innern des Mannes eingekapselt ist. Seine interessenlose Starrheit scheint eher auf ein lebendiges Interesse hinzuweisen. Eines, das jedoch mit großer Ängstlichkeit besetzt ist und nur verdeckt unter Inaktivität seinen lebendigen Ausdruck hat.

Diesen Überlegungen kann ein Mann eigentlich nur folgen, wenn er sich selbst dabei ›ertappt‹ hat, daß er nach der Rückkehr der Partnerin vom Gynäkologenbesuch gegen alle sonstigen Gewohnheiten der Partnerin sein Interesse entzogen und sich anderem, vermeintlich Wichtigerem zugewandt hat. Diese eigentümlich inaktive Beflissenheit muß ein Mann an sich bemerken, um die Besonderheit seines Verhaltens anläßlich der Rückkehr der Partnerin vom Gynäkologenbesuch wahrnehmen zu können. Nur eine solche achtsame Geste gegenüber dem eigenen Verhalten und seinen eigenwilligen Brüchen bietet den Schlüssel zur Überwindung vordergründiger Gleichgültigkeit, die ohne Zweifel nicht nur vereinzelte Männer betrifft, sondern die sich als charakteristisches Merkmal von Männern bezeichnen läßt.

Bevor ich mich diesem Merkmal ›moderner Männer in hochindustrialisierten Gesellschaften‹ zuwende, scheint mir ein Hinweis auf eine verborgene Arbeitsteilung zwischen gemeinem und gynäkologischem Mann angebracht.

Der gynäkologische Mann widmet sich der Einleitung und dem Ablauf von Geburten. Ebenso der Schwangerschaft, ihrer Verhütung und ihrer Überwachung, aber auch dem Sexualverhalten von Frauen. Im weitesten Sinne verwaltet er das Gebären und versucht es zu regulieren. Damit hat er auch Einfluß auf den Erhalt der menschlichen Gattung. Der gynäkologische Mann versteht es, Frauenkrankheiten zu heilen. Aber darüber hinaus nimmt er auch Einfluß auf Frauen. Er kontrolliert sie in feiner Weise und steuert ihren Lebenswandel – zumindest versucht er es.

Der gemeine Mann hingegen hat sich weitgehend von diesen Bereichen zurückgezogen und deren Behandlung dem gynäkologischen Mann Schritt für Schritt überlassen. Diese Arbeitsteilung wurde nie vereinbart. Sie hat sich allmählich vor allem mit der Entwicklung der modernen Gynäkologie in den letzten Jahrzehnten durchgesetzt. Der gemeine Mann hat damit auch seinen eigenen Zeugungsanteil und seinen Kinderwunsch weitgehend instrumentalisiert und die psychische Dimension seiner Sexualität auf genitale Minimallust eingegrenzt.

Wenn die Wegwendung des gemeinen Mannes von Zeugung, Verhütung, Kinderwunsch, Schwangerschaft und Geburt nicht ebenfalls vorschnell durch moralische Schuldzuweisung als patriarchalische Gewalt gegenüber Frauen klassifiziert wird, dann bleibt die Frage offen, warum der gemeine Mann diese »Arbeitsteilung« hat einreißen lassen und warum er seine eigene produktive Zeugungspotenz in so auffälliger Weise, wie auch den Kinderwunsch, vernachlässigt?

Eine mögliche Antwort auf diese Frage könnte der Hinweis auf eine Rivalität unter Männern sein. Die eigentümliche Arbeitsteilung zwischen gemeinem und gynäkologischem Mann könnte das Ergebnis einer Konkurrenz sein, aus der der gemeine Mann lädiert und geschwächt hervorgegangen ist. Da Rivalitäten in aller Regel auch ausgetragen werden, verwundert es, daß diese Rivalität nirgendwo beobachtet werden kann. Die Gleichgültigkeit gegenüber der Gynäkologie betrifft ja nicht nur die Partnerin, sondern vielmehr auch deren Gynäkologen. Es gibt aber keine aktuellen noch historisch feststellbaren Hinweise auf solche Rivalitäten. Andererseits aber gibt es zwischen Männern Rivalitäten, die sehr wohl beobachtbar sind.

Trotz dieser Vorbehalte und fehlenden Hinweise will ich an dem Gedanken einer fundamentalen Rivalität zwischen dem gemeinen und dem gynäkologischen Mann festhalten. Daß sie nicht beobachtbar ist, stellt offenbar ihre besondere Eigenart dar. Ist sie vielleicht so schmerzhaft und kränkend für Männer, daß sie die Rivalität mit dem Gynäkologen nicht auszutragen wagen, ja, sie geradezu verleugnen? Ihre Desinteressiertheit und Gleichgültigkeit wäre dann die allgemeine Form, in der der gemeine Mann die Rivalität durchsteht. Er erträgt sie nur deshalb, weil er so tut, als bestünde sie nicht.

Diese Einsicht, die manchem Leser die weitere Lektüre erschweren mag, macht weitere Erklärungen erforderlich.

Wenn ich an einer fundamentalen Rivalität festhalte, dann unterstelle ich gleichzeitig, daß die Partnerin die Person ist, um die rivalisiert wird. Anlaß gibt die besondere Beziehung, die sie in Fragen von Sexualität, Schwangerschaft, Geburt, Verhütung und Abtreibung mit dem Gynäkologen eingeht.

Die besondere Art ihrer Beziehung habe ich in einem früheren Kapitel ausführlich dargestellt. Diese Beziehung beeinträchtigt maßgeblich das Selbstverständnis von Männern. Vor allem ihre Sexualität und deren produktive Potenz werden dadurch verändert: Die genitale Sexualität des Mannes und sein Selbstwertgefühl werden durch die Rivalität mit dem gynäkologischen Mann in schmerzhafter Weise berührt!

Hinter der Mitgefühl und Nachsicht wenig förderlichen Fassade von Gleichgültigkeit, Desinteresse und Abwendung beginnt also ein lebensgeschichtlich bedeutsames Thema jeder männlichen Entwicklung aufzuscheinen: die Entwicklung zur erwachsenen genitalen Sexualität. Diese Voraussetzung zum »Sexualakt« hat eine Kehrseite, die vor Einblicken geschützt wird. Die Gleichgültigkeit ist gewissermaßen ein Paravant, hinter dem sich sehr sensible, schmerzhafte und bedrückende Erfahrungen individueller männlicher Erziehung verbergen.

Hinter dem Anspruch einer ›allseitig entwickelten erektiven Tüchtigkeit‹ liegt eine Dimension von Wünschen und Phantasien, die hinter einem technischen Funktionsgebot nach befriedigungsfähiger männlicher Sexualität zurückgetreten ist.

Das erektive Tüchtigkeitsgebot läßt sich nicht auf eine simple Ursache oder auf die Nachfrage (Erwartungshaltung der Frau) allein zurückführen. Es ist das Ergebnis einer veränderten Sozialisation von Männern, die hier nicht entfaltet werden kann.

Aber es gibt einige kulturelle Ereignisse der jüngsten Geschichte, denen in dieser Entwicklung eine besondere Bedeutung zukommt und die ich skizzieren möchte. Ich denke hier vor allem an die Wirkung der hormonellen Verhütung auf das Selbstbewußtsein und die Sexualität von Männern. Eine Folgewirkung, die bislang nicht in Betracht gezogen wird, geschweige denn diskutiert worden ist.

Soweit die hochtechnologischen Verhütungsformen nicht ohnehin nur unter dem Aspekt der Schwangerschaftsverhütung gesehen wurden, so sind doch allein die psychischen Folgen für Frauen, wenn auch erst viele Jahre nach Einführung der »Pille«, diskutiert worden; nicht nur im Sinne psychischer Belastungen durch die Einnahme (wie Verstimmungen, Stimmungsschwankungen, Gewichtsveränderungen), sondern auch im Hinblick auf ihr Selbstverständnis und ihre Existenz: ihre Weiblichkeit und Mütterlichkeit.

Entsprechende Überlegungen sind für Männer nicht angestellt worden. Die hormonelle Verhütung wird auch heute noch für sie als uneingeschränkt befreiende Entwicklung der pharmazeutischen Industrie gesehen. Daß Frauen die körperliche Belastung der hormonellen Verhütung zu tragen haben, sollte nicht den Blick dafür verstellen, daß auch für Männer ohne diese Belastung die Freisetzung von der Angst vor der ungewollten Zeugung nicht nur eindeutigen Fortschritt verkörpert.

Männer müssen offensichtlich wesentlich kompliziertere Anpassungsprozesse an die von Zeugungsangst befreite Sexualität leisten, als bisher angenommen wurde.

Die Einführung der hormonellen Verhütung nur als Erleichterung ›männlicher Penetrationsabsichten‹ zu werten, trivialisiert die Psyche des Mannes, indem sie ihm das Unterstellte nur um den Preis der ›allseitig verfügbaren erektiven Tüchtigkeit‹ gestattet. Sexualität verändert sich dann zur gegenseitigen Instrumentalisierung der Geschlechter! Welche psychische Bedeutung kommt nun aber dem kulturellen Ereignis der hormonellen und anderen hochtechnologischen Verhütungstechniken für das männliche Bewußtsein zu?

Die modernen Verhütungsformen haben Männer weitgehend von eigenen Verhütungsbeiträgen befreit; gleichzeitig aber auch von den Folgen unterlassener oder fahrlässiger Verhütung. Damit wurde aber auch die generative Produktivität aus der Sexualität des Mannes Schritt für Schritt ausgegrenzt. Durch die Verhütungstechniken der Frau wurde die männliche ›Gefährlichkeit‹ ausgeschaltet. Zeugende Produktivität wird dann nur noch durch die Frau beim Absetzen ihrer Produktivitätskontrolle möglich; nämlich dann, wenn sie die hochtechnologische Verhütungsmethode ihrer Wahl beendet.

Diese These ist weitreichend. Sie wird ganz wesentlich auch dadurch gestützt, daß Fragen der Lebensentstehung oder deren Blockierung durch Schwangerschaftsabbruch sowohl im Strafrecht wie auch in moraltheologischen Erörterungen der Kirchen zur § 218-Politik nur an Frauen festgemacht werden. Da diese Einrichtungen nur der *Inhalt* der Gebärmutter interessiert, werden der Zeugungsanteil des Mannes und die Folgen seiner körperlichen und psychischen Potenz, die sich in der Schwangerschaft darstellen, geleugnet. Männliche Sexualität hat dann wirklich nur noch sexualinstrumentelle Aufgaben zu erfüllen. Die Folgen dieses kulturellen Ereignisses will ich noch präzisieren. Ich behaupte, daß die pharmazeutisch-industrielle und gynäkologische Eingrenzung von Verhütung auf die körperlichen Abläufe der Frau nur zu einem negativ bestimmten männlichen Zeugungsanteil geführt hat; nämlich als zu verhütendes Unglück einer unerwünschten Schwangerschaft oder einer automatisch sich einstellenden Befruchtungskapazität.

Die Trennung von Sexualität und Zeugung beim Mann scheint eine prinzipielle geworden zu sein und keine mehr der Kurzfristigkeit und Planung, die einem Verhütungszweck dient.

Auch wenn die psychosexuelle Identität von Männern sehr individuell ausfällt, so läßt sich mit einiger Berechtigung annehmen, daß Männer eher darunter leiden, daß ihre erektive Funktionstüchtigkeit nicht reflexartig arbeitet und sie zur sexuellen Befriedigung von Frauen nicht fähig sind, als daß Sexualität für sie selber unbefriedigend und zwanghaft ist.

Sie beziehen ihr sexuelles Selbstverständnis und ihren Lustgewinn mehr aus der Anerkennung der Partnerin als aus ihrem eigenen unmittelbaren Sexualerlebnis.

Diese Vermutung wird auch dadurch bestätigt, daß die Gynäkologie bis in die Gegenwart die Zeugungsunfähigkeit von Paaren vorwiegend bei Frauen gesucht hat. Neuere Forschungen, die allmählich in den allgemeinen Kenntnisstand der Gynäkologie eingehen, haben aber gezeigt, daß die Ursachen der Zeugungsunfähigkeit recht gleichmäßig auf Frauen und Männer verteilt sind.

Die erfolglose Behandlung einer vermeintlich ausschließlich weiblichen Zeugungsunfähigkeit hat nebenbei dazu geführt, daß männliche Zeugungsfähigkeit nicht mehr als selbstverständlich unterstellt und daß erkannt wird, daß diese für physische und psychische Beeinträchtigungen nicht weniger anfällig ist als die von Frauen.

Für die Mehrheit der Männer dürfte jedoch eine große Kluft zwischen dieser Erkenntnis und dem Selbstbewußtsein von der generativen Produktivität ihrer Sexualität bestehen. Diese Kluft ist das Ergebnis männlicher Sozialisation in einer sich verändernden Kultur. (Die Einflüsse sind sehr mannigfaltig und weisen in jedem Fall auch auf die Struktur und Erwartungen des beruflichen Alltags hin.) Nicht unerheblich hierfür ist jedoch auch die Entwicklung der modernen Verhütungsformen.

Welche Bedeutung kommt aber der Frauen-Gynäkologen-Beziehung im Hinblick auf die sexuelle Entwicklung von Männern zu und in welcher Form knüpft sie an die vorhandenen Erfahrungen von Männern an?

Bislang habe ich die Gynäkologie weitgehend als eine exklusive Zweierbeziehung zwischen einer Frau und einem Gynäkologen vorgestellt. Ich habe damit dem allgemeinen Verständnis Rechnung getragen, daß andere Männer in dieser

Beziehung keine Rolle spielen und von ihr ausgeschlossen bleiben.

So gibt es nur wenige Hinweise darauf, daß Gynäkologen bei der Stellung von Diagnosen und bei der Behandlung von Patientinnen auf Partner oder deren gemeinsame Beziehung Wert legen. Sie sehen wie die gesamte Medizin die Krankheiten und Probleme der Patientinnen als organische und biomedizinisch benennbare Störungen. Und diese Störungen werden am Symptomträger behandelt. Wer das Symptom hat, der verursacht es auch. Dieses typische Krankheitsverständnis der modernen Medizin kennt folgerichtig nur den Symptomträger. Alle anderen Menschen haben mit der Krankheitsentstehung so wenig zu tun wie die Umwelt. Aus diesem Grund wird auch der Partner aus der gynäkologischen Beziehung der Frau ausgeschlossen. Kontakt zwischen dem gemeinen und dem gynäkologischen Mann gibt es auf dieser Ebene nicht.

Trotz dieser eindeutigen Grenzziehung zwischen den drei Beteiligten verdient diese Beziehung weitere Aufmerksamkeit. Es liegt nämlich die Vermutung nahe, daß zwischen dem offiziellen Erscheinungsbild der Zweierbeziehung von Gynäkologe und Patientin und der Wahrnehmung durch den Lebensgefährten der Frau ein nicht unerheblicher Unterschied besteht. Fraglich ist nämlich, ob er deren Beziehung so neutral und entemotionalisiert empfindet und sieht, wie die Beziehung sich offiziell gibt.

Da die Gleichgültigkeit des Mannes sich als eine ängstliche Abwehr sehr beunruhigender Gefühle dargestellt hat, stellt sich die Frage, was das mit der verschwiegenen Beziehung der beiden Männer zu tun haben kann, die sich die Frau teilen: einmal als Patientin und zum anderen als Lebensgefährtin – ohne erkennbare Rivalität!

Aber ist es überhaupt möglich, die Frau unter diesem Gesichtspunkt zu sehen? Vielleicht stellt sich gerade das als eine bedrückende Vision sowohl für den Gynäkologen wie den Lebensgefährten der Frau heraus.

Sinnvoll ist es, sich vor Augen zu halten, daß der abwesende Partner in der Gynäkologen-Klientin-Beziehung stillschweigend immer vorausgesetzt wird – und damit anwesend ist.

So unterstellt die gynäkologische Verhütungsmedikation eine beabsichtigte Sexualbeziehung oder eine bereits bestehende; die Heilung einer Geschlechtskrankheit setzt den infizierenden Sexualakt voraus; die Abtreibung einen Miterzeuger, der auf Verhütung verzichtete; die Geburt einen Partner und potentiellen Vater; die künstliche Besamung einen zeugungsunfähigen Partner.

Der zweite Mann oder der verschwiegene Dritte in der Gynäkologietriade ist in aller Regel der wichtigste Mann im Leben der Frau. In der Gynäkologietriade geht er jedoch unter. Er wird unter den eigentümlichen Formen von Kommunikation zwischen Gynäkologe und Frau verleugnet. Wer das von beiden veranlaßt oder ob beide sich darauf unausgesprochen einigen, ihn zu verleugnen, kann hier vernachlässigt werden. Der wichtigste Mann im Leben der Frau ist die dritte Person in der Gynäkologietriade; diese Person wird verleugnet und für die Zweierbeziehung von Gynäkologe und Frau unwichtig gemacht.

Daß diese Vermutung zutrifft, bestätigt der Lebensgefährte. Um nämlich die Beziehung der Partnerin zum Gynäkologen ertragen zu können, tut er das, was ihm bereits angetan wurde. Er verleugnet, daß er in der Gynäkologenbeziehung bereits verleugnet und unwichtig gemacht wurde. Seine Gleichgültigkeit und sein Desinteresse sind also die Verleugnung seiner eigenen Verleugnung durch die Partnerin und deren Gynäkologen.

Die Erfahrung lehrt, daß die Verleugnung von Unangenehmem dem Zwecke dient, großes Unbehagen und große Angst zu vermeiden. Es ist aber gleichzeitig eine Art, mit der Wirklichkeit umzugehen, in der auch wichtige und positive Teile der eigenen individuellen Geschichte und der lebensgeschichtlichen Gemeinsamkeiten mit der Partnerin untergehen und unwiderruflich vernichtet werden. Hier sei deshalb nochmals an das verschüttete Zeugungsbewußtsein moderner Männer erinnert. Daß diese Aussage aber für das gesamte Gleichgültigkeitssyndrom von Männern gegenüber den Gynäkologieerlebnissen der Partnerin zutrifft, will ich beispielhaft am Schwangerschaftsabbruch darlegen, weil hier eindeutiger und zwingender als etwa in der Schwangerschaftsbetreuung meine These sich überprüfen läßt.

Daß es zu einer Schwangerschaft kommt, sei sie erwünscht oder nicht, setzt mindestens eine Sexualbeziehung, als Optimum eine Liebesbeziehung voraus. An der Zeugung sind beide Partner zu gleichen Teilen beteiligt. Die Schwangerschaft ist also das Ergebnis der physischen und psychischen Produktivität des Paares.

Die Abtreibung ist hingegen primär ein Eingriff in die Physiologie der Frau, aber zugleich auch ein Eingriff in die gemeinsame Produktivität, die sich eben nicht in der Verschmelzung von Ei und Samen und anschließenden Zellteilungsprozessen erschöpft. Die Zeugung ist eine gemeinsame körperlich-seelische Produktivität, wie zufällig, flüchtig oder sorglos sie auch zustande kam. Sie ist also nicht der tierischen Sexualität vergleichbar. Selbst in den flüchtigsten Beziehungen ist das sexuelle Vergnügen immer auch eine Identifikation mit dem anderen und somit immer mehr als nur etwas Technisches und rein Biologisches.

Ein Aspekt der Alltäglichkeit des Schwangerschaftsabbruchs ist es, daß viele Männer keine entsprechende Erfahrungsfähigkeit für ihren eigenen Zeugungsanteil haben oder sie hinter Gleichgültigkeit verbergen. Der Schwangerschaftsabbruch ist für sie – wie im übrigen auch für die meisten gynäkologischen Männer – ein physiologischer Eingriff in einen physiologischen Veränderungsprozeß innerhalb der Physiologie der Frau.

An diesem Aspekt ›männlicher Gleichgültigkeit‹ orientiert sich auch das Strafgesetz. Es nimmt den Schwangerschaftsabbruch in einer durchgängigen Tradition aus den Überlegungen des Partners heraus und siedelt ihn unter der Aufsicht von Ärzten im Strafgesetzbuch an. Das strafgesetzlich reglementierende ärztliche Milieu bringt Frauen damit in die Abhängigkeit von anderen Männern, wenn sie über die partnerschaftliche Produktivität verfügen wollen. Das ist heute nicht anders als in der Vergangenheit, als die Abtreibung strengen Strafen unterworfen war. Der Arzt wurde zum strafgesetzlich vorgesehenen Retter und Entscheidungsbefugten in einer Situation, die ein anderer Mann verursacht hatte.

Die Liberalisierung des Schwangerschaftsabbruchs im Jahre 1976 hat dieses Abhängigkeitsmilieu nicht beseitigt, sondern nur verändert. Wie diese Veränderung aussieht und welche Bedeutung sie für den gemeinen Mann hat, will ich zeigen.

Trotz Liberalisierung stehen auch weiterhin dem betroffenen Paar nicht das Recht und die Möglichkeit zur eigenen Entscheidung über die gemeinsame Produktivität zu. Im Gegensatz zur Illegalität gibt es heute bei der strafrechtlich vorgesehenen Abwicklung eines Schwangerschaftsabbruchs eine Reihe von Formalitäten zu erfüllen. Sie bestehen im wesentlichen aus Beratungsgesprächen, Gewissenserforschungen und Gewissensappellen an die Frau. Ob die Schwangerschaft abgebrochen wird oder nicht, entscheidet prinzipiell und ohne Ausnahme auch weiterhin ein Arzt. Die Aufgabe der Frau ist es, sich vor ihm zu rechtfertigen. Sie muß Gründe finden, die ihn geneigt machen, die Abtreibung zu genehmigen. Die Dimension der Willkür und der Irrationalität, die sich hier für Ärzte eröffnet, habe ich bereits ausführlich auf S. 173 ff. dargestellt.

Die unerwünscht schwangere Frau und der Gynäkologe gehen im Legalisierungsprozeß des Schwangerschaftsabbruchs einen Einigungs- und Verständigungsprozeß ein. Trotz der strafgesetzlich verfügten Fremdbestimmung kommt es zu einer gemeinsam erreichten Übereinkunft zwischen Gynäkologe und Frau. Dieser Verständigungsprozeß kann zärtlich-fürsorglich bis aggressiv-bevormundend sein.

Im Hinblick auf das Einigungsgespräch zwischen den beiden kann man, abgesehen von den strafgesetzlichen Pflichten, die ärztliches Handeln bestimmen, sagen, daß der Gynäkologe sich so aufführt und so engagiert, als müsse er seinen eigenen Zeugungsanteil vor der Abtreibung durch die Frau bewahren. Der Gynäkologe verhält sich so, als habe er als zeugungsbewußter Mann seine generative Produktivität an dieser Klientin bewiesen, deshalb habe er auch ein Recht, über das Schicksal seines Produktivitätsanteils zu entscheiden. Angesichts der Hartnäckigkeit, mit der viele Gynäkologen sich dem Willen der Frau entgegenstellen und auf Austragung einer unerwünschten Schwangerschaft drängen, hat diese Überlegung eine nicht zu unterschätzende Plausibilität. Dieses strafgesetzlich vorgeschriebene Einigungsgespräch hat aber noch eine andere Eigentümlichkeit.

Bedenkt man, daß viele Frauen, die den Schwangerschaftsabbruch wünschen, sich durch die gynäkologische Erlaubnis und Anerkennung ihrer Absicht eine zusätzliche Rechtfertigung und Beschwichtigung ihrer widersprüchlichen Gefühle und moralischen Skrupel holen, dann läßt sich folgender Schluß ziehen: Durch den strafgesetzlich vorgeschriebenen Einigungszwang zwischen beiden wird die Abtreibung zu deren gemeinsamem Lebensentscheid. Die Schwangerschaft wird von beiden in Übereinstimmung beendet. Ist sie also in Wirklichkeit gar nicht mit dem Lebensgefährten der Klientin zustande gekommen?

Daß die Gleichgültigkeit des Partners gegenüber der unerwünschten Schwangerschaft und damit gegenüber der Partnerin diese emotionale Übereinkunft zwischen Gynäkologen und Frau noch fördert, liegt auf der Hand. Sieht der Lebensgefährte die Schwangerschaft als Teil seiner eigenen körperlich-seelischen Generativität, so schwindet unter der augenblicklichen Handhabung des Schwangerschaftsabbruchs dieser Anteil an der Zeugung.

Andererseits macht ihn der Einigungszwang zwischen seiner Partnerin und dem Gynäkologen klein, unendlich bedeutungslos und seine eigene generative Produktivität zur Bagatelle. Für die Entstehung von Lebensmöglichkeiten – wie die Beendigung eines möglichen Lebenswerdungsprozesses – ist er unerheblich und überflüssig. Zwar ist er ein erwachsener Mann, aber in dieser Situation ist er es auch wieder nicht. Er ist ein Mann mit der Bedeutung eines kleinen Jungen, der von der Entscheidung zweier Erwachsener ausgeschlossen ist. Er glaubt zwar, gezeugt zu haben, aber irgendwie scheint das nicht zu stimmen: Seine Frau verhandelt mit einem anderen Mann. Er selbst ist nicht gefragt. Ihm werden nur Ergebnisse und Veränderungen mitgeteilt. Daß das Gespräch strafgesetzliche Vorschrift ist, tritt hinter die eigene gefühlsmäßige Interpretation und Erfahrung dieses Vorgangs bei vielen Männern wohl gänzlich zurück. Der Partner ist ausgeschlossen. Ein anderer Mann, viel mächtiger und einflußreicher als er selbst, trifft Entscheidungen an seiner Stelle mit seiner Partnerin.

Was er für seine eigene sexuelle und generative Produktivität gehalten hat, stellt sich als eine nicht ernst zu nehmende

Phantasie dar. Zwar hat er ein Kind mitgezeugt, aber ein anderer Mann entscheidet, was mit dem Zeugungsanteil geschehen soll. Läßt der andere Mann die Abtreibung zu, so entscheidet er über die Vernichtung dieses eigenen Zeugungsanteils. Diese Machtlosigkeit ist angsterregend.

Ich habe das Beispiel des Schwangerschaftsabbruchs gewählt, weil es in krasser Form die besondere Eigentümlichkeit der modernen Gynäkologie sehr genau vorzuführen vermag: Sie ist eine politisch gewollte, aber auch den einzelnen Gynäkologen willkommene Verfügung und Autorität über die generative Produktivität fremder Männer. An dieser Stelle wird abermals nachvollziehbar, daß der repressive Charakter der Gynäkologie sich keinesfalls als Zeichen einer sprachlos zustande gekommenen Kumpanei unter Männern auf Kosten von Frauen beschreiben läßt. Die Repression ist unmittelbar auch gegen Männer gerichtet.

Diese Erkenntnis habe ich am Beispiel des Schwangerschaftsabbruchs entwickelt. Sie gilt selbstverständlich auch für alle anderen Bereiche des gynäkologischen Handelns wie Verhütungsberatung, Sexualbelehrung oder Organentfernung. Maßgeblich ist dabei nicht nur, daß ein Gynäkologe dies tut, sondern vor allem auch, wie und warum er es tut. Seine Motive machen die Handlung erst angsterregend für Männer und zerstörerisch für Frauen.

Ich glaube, daß diese Überlegungen einige recht wichtige Hinweise darauf geben, warum Männer sich von der Frauen-Gynäkologen-Beziehung abwenden und ihre angsterregenden Erfahrungen und Phantasien hinter einer Mauer von Gleichgültigkeit verbergen. Sie tun es, weil sie diese Beziehung als eine extreme Form der Hilflosigkeit, der Zurücksetzung und der Entwertung ihres Selbstwertgefühls erfahren.

Sie haben sich bedeutsam in der Beziehung zur Partnerin gewähnt, aber sie haben Kleinheit und Bedeutungslosigkeit erfahren. Ihre Erfahrung überführt sie der Selbstüberschätzung. Sie haben zwar mitgezeugt, aber ein anderer, viel wichtigerer Mann für die Partnerin entscheidet letztlich über die Zukunft ihrer generativen Produktivität. Fast droht die Vorstellung vom eigenen Beitrag zur Zeugung sich in eine selbstüberschätzende Phantasie aufzulösen, die geleugnet werden muß oder von einem anderen Mann durch seine Machtfülle beseitigt wird.

Aus der historischen Perspektive der Entwicklung der modernen Frauenheilkunde läßt sich die individuelle Erfahrung von Männern folgendermaßen formulieren:

Die Macht der gynäkologischen Medizin über die Frauen ist die Ohnmacht der Männer über die generative Produktivität in der Partnerschaft. Die Verleugnung der generativen Produktivität von Männern führt zu ihrer Entseelung und folgerichtig zur Stilisierung männlicher Sexualität zur ›allseitig entwickelten erektiven Tüchtigkeit mit hoher Befriedigungskapazität für Frauen‹!

Zeugung, Schwangerschaft und Geburt gehen in die Macht und zeugungsgesättigte Beziehung der Partnerin mit dem Gynäkologen ein.

Die Verstimmung und Gereiztheit, die provozierende Gleichgültigkeit von Männern, mit der sie Problemen wie Verhütung, Geburt und Kindererziehung begegnen, basiert auf ihrer Ohnmacht und Hilflosigkeit. Sie ist demnach etwas wesentlich anderes als Boshaftigkeit und Verweigerung.

Völlig zu Recht kann deshalb die moderne Gynäkologie mit ihrer charakteristischen Vorherrschaft von Kontrolle gegenüber der Heilung als ein Ergebnis der Rivalität von Männern begriffen werden.

Aber was ist das Ergebnis dieser Rivalität und wo wird sie erkennbar ausgetragen?

Ein fast banal zu nennendes Ergebnis ist die Tatsache, daß die Frau weder dem gemeinen noch dem gynäkologischen Mann so ganz richtig angehört. Weder der gynäkologische noch der gemeine Mann könnte von sich sagen, daß die Frau ganz zu ihm gehöre: daß sie sich für diesen oder jenen ›entschlossen‹ habe. Die Frau ist aufgeteilt, die Männer teilen sie sich untereinander auf.

Der Gynäkologe hat sie als Klientin mit ihren Sexualorganen und deren Gebärfunktion. Aber er hat nicht den bewußten, emotionalen Teil, den hat der gemeine Mann.

Der gemeine Mann hat zwar die Liebe, aber nicht die Herrschaft über die gemeinsame generative Produktivität. Der eine hat die Organe, der andere die Gefühle! Jeder tritt einen Teil an den anderen ab, oder anders gesehen: er hat nur einen

Teil erhalten, und beide leiden an der Unvollkommenheit der Beziehung. Und trotzdem gibt es keine offene Rivalität, keinen Kampf, der sich beobachten läßt.

Aus dem Leid über die Aufteilung flüchtet sich der gemeine Mann in die Angst verringernde Gleichgültigkeit, weil er nur durch diese Flucht glaubt, es ertragen zu können, daß der gynäkologische Mann mit seiner Machtfülle über die Gebär- und die Sexualorgane – ja die Phantasien seiner Partnerin und seiner selbst – verfügt.

Der gynäkologische Mann hingegen läßt die Frau auf Gebärorgane schrumpfen. Er schützt sich obendrein vor den Folgen der Teilung, indem er als Gynäkologe außermedizinische Vormundschaft über sie zu gewinnen versucht. Seinen Niederschlag findet das in der öffentlich geäußerten Kritik an der gynäkologischen Grobheit, der Medikalisierung weiblicher Sexualität, verlegenem Gerede mit Therapieanspruch und Organzerstörung als Strafe für Ausbruchsversuche aus der Vormundschaft.

Auch auf diese Entwicklung habe ich bereits eingehend hingewiesen.

Daß Männer über Frauenärzte sprechen, ist höchst unwahrscheinlich. Ihr Wissen über die Frauenheilkunde ist gering, und selbst der Witz scheint ihnen nicht einmal geeignet, sich damit auseinanderzusetzen – ein Mittel, daß oft eingesetzt wird, um über einen bedrohlichen Zustand lachend hinwegzuhelfen. Der Gynäkologe als Vorstellung männlicher Macht in Vatergestalt ist so bedrohlich, daß man sich ihm witzelnd nicht einmal zu nähern wagt. Die Gleichgültigkeit ist eine Mauer, die besser schützt.

Die Männer, die sich selbst erforschen, stellen mit Erstaunen fest, daß die Beziehung ihrer Partnerin zum Gynäkologen sich ihrem Bewußtsein und ihrer Wahrnehmung völlig entzogen hat. Sie haben diese Beziehung aus ihrem Bewußtsein exiliert.

Die Selbsterforschung zeigt ihnen jedoch, daß diese Beziehung sie nicht nur auf dem Umweg über die Partnerin, sondern unmittelbar berührt. Allerdings zwingen der Selbsterforschungsprozeß und die Neugierde erst einmal dazu, die bislang hinter der Gleichgültigkeit verborgenen Phantasien und Ängste über die eigenartige Beziehung der Partnerin zum

Gynäkologen zuzulassen. Die damit verbundene Beunruhigung, Aggression und Angst sind ein Indiz dafür, daß der beschwerliche Weg der Selbstreflektion betreten ist.

Die Auseinandersetzung mit den Phantasien vom fremden Mann, der die eigene Frau in seiner Gewalt hat und einen selbst machtlos und gleichzeitig wehrlos macht, ist beschwerlich.

Ein falscher Weg wäre die Verwandlung der latenten Rivalität in einen offenen Kampf, oder noch einfacher und noch erfolgloser wäre die identifikatorische Übernahme der Kritik von Frauen oder der Frauenbewegung an einzelnen Gynäkologen. Die Gleichgültigkeit gegenüber der Gynäkologie gehört zum Mann. Er muß sie selbst als einen Lebensstil bewältigen. Denn die Gleichgültigkeit ist mehr als eine Informationslücke oder Mangel an Engagement für die Interessen von Frauen. Sie ist eine Weigerung, in eine Auseinandersetzung mit einer mächtigen Machtidee im Mann selbst einzutreten, die durch die Gynäkologie verkörpert und geschürt wird.

Diese Weigerung läßt sich weder durch die Übernahme wutlindernder Parolen noch durch Schuldzuweisungen an Gynäkologen überwinden. An die Stelle der problematisch gewordenen Gleichgültigkeit träte dann nur eine tiefe Empörung über das, was Frauen dort angetan wird, aber nicht, was dem männlichen Partner dabei gleichzeitig widerfährt.

Die Überwindung von Gleichgültigkeit und Desinteresse zielt auf die Männer selber. Sie müssen ein neues Verhältnis zu ihrer zeugenden Produktivität und zu ihrem Wunsch nach Kindern gewinnen. Diese Vorstellung als etwas Gewolltes und Beabsichtigtes ist für viele Männer heute unbekannt.

Wie ungewohnt in unserer industriellen Kultur eine solche Vorstellung ist, zeigt sich auch daran, daß die Gynäkologie den Kinderwunsch als exklusives Bedürfnis allein von Frauen kennt. Hat eine Frau keine Kinder, so leidet sie an ihrem unerfüllten Kinderwunsch. Hat der Mann keine, so spielt das keine Rolle, denn der Wunsch nach Kindern gehört nicht zu seinem Wesen. Sein Leistungsfeld ist der Beruf!

Zeugt der Mann ein Kind, so ist das ein mechanisches Nebenergebnis einer allein als Entspannung und Regeneration verstandenen instrumentellen Sexualität; eben als ›allseitig entwickelte erektive Tüchtigkeit mit Befriedigungskapazität für Frauen‹! Das Ende der Gleichgültigkeit kann deshalb gleichbedeutend mit der Wiedergewinnung des Wunsches nach Kindern und des Bewußtseins der eigenen Gefährlichkeit sein. Das ist aber die Voraussetzung für die Bereitschaft, auch Empfängnisverhütung zu betreiben, also Zeugung zu unterlassen. Dieser Weg wird jedoch nicht beschritten mit Informationen darüber, was ihn blockiert hat. Dies wäre sicher ein Trugschluß.

Dieser Weg ist – bildhaft gesprochen – auch deshalb so beschwerlich, weil er nicht leicht zu finden ist. Er ist streckenweise nur schwer zu erkennen, weil er überwachsen ist und dem Blick verborgen. Er verläuft unter der Oberfläche.

Die schwer erkennbaren Strecken reichen in frühe Lebensphasen des Mannes zurück. Es sind Wege der Kindheit und jene Lebensabschnitte, in denen der erwachsene Mann während seiner Kindheit all seine Zuneigung, sein Streben und seine sexuellen Phantasien auf die Mutter gerichtet hatte. Er wollte so groß und so mächtig, so einflußreich wie der eigene Vater sein, der sogar mit ihr ein Kind zeugen konnte.

Daß der Knabe unter dem strengen Auge des Vaters und Ehemannes der Mutter diese Phantasie und diese Leidenschaft für seine Mutter aufgegeben hat, war seine Rettung. Nicht nur, daß die Erfüllung seiner Leidenschaft ihn zerstört und überfordert hätte, sie hätte ihn auch daran gehindert, erwachsen zu werden und seinen Wunsch nach einem Kind dann mit einer fremden Frau zu erfüllen.

Das Bedrohliche an der Gynäkologen-Männer-Beziehung scheint nun gerade darin zu bestehen, daß das Verhältnis des Gynäkologen zur Partnerin die alte Rivalität mit dem eigenen Vater während der frühen Kindheit in der Gefühlswelt des erwachsenen Mannes wieder auferstehen läßt.

Ich habe auch deshalb das Beispiel der Abtreibung gewählt, weil hier aus der Sicht des männlichen Partners von einem sehr mächtigen und einflußreichen Mann etwas rückgängig gemacht wird, was diesem nicht gehört und woran er auch keinen zeugenden Anteil hatte. Der Eingriff des Gynäkologen ähnelt deshalb in vielem der väterlichen Autorität und deren selbstbewußtem Handeln gegenüber dem kleinen Jungen.

Die Partnerin einigte sich mit dem Gynäkologen unter

Ausschließung des Partners, daß da »etwas eingetreten« ist, was im weitesten Sinne nicht wünschenswert sein kann und deshalb rückgängig gemacht werden muß. Der strafgesetzlich vorgeschriebene ärztliche Entscheid ist so gesehen eben nicht nur eine strafrechtliche Formalie, sondern auch ein Stück Wiederkehr von männlichen Ängsten vor dem großen Vater, der mit der Mutter letztlich doch wiederum ›die Dinge ins Lot‹ bringt. Der heutige Ehemann erfährt das Abtreibungsgespräch als Wiederholung einer wilden Phantasie, die nicht Wirklichkeit werden darf. Der Entscheid des Gynäkologen macht ihn deshalb klein und schrecklich unbedeutend. Als Kind hatte der Mann dieses Bedürfnis, mit der Mutter ein Kind zu zeugen. Er hat diesen Wunsch nicht aus Einsicht aufgegeben. Es war die grauenhafte Angst, daß der Vater ihn kastrieren würde, wenn er an seinem Wunsch festhielte.

Der Schwangerschaftsabbruch ist aus diesem Grunde für Männer eine große Quelle der Angst. Wie groß sie ist, läßt sich an der kaschierten und Angst abwehrenden Gleichgültigkeit erkennen.

Daß die moderne Gynäkologie für viele Männer etwas Bedrohliches hat, wird sich auch nie ganz abstellen lassen. Aber es ist gerade der Kontrollaspekt – nicht der Heilungsaspekt – der Gynäkologie, der immer wieder Angst bei Männern auslöst, denn die Fremdherrschaft über ihre Partnerin ist eine Einschränkung ihrer eigenen Autonomie.

Der gemeine Mann hat in dieser Situation ein sehr unmittelbares und unteilbares Interesse an einer Humanisierung der Gynäkologie. Wird sie erreicht, so wird er nicht ständig mit angstbesetzten Szenen seiner frühen Kindheit konfrontiert.

Männer werden die Humanisierung der Gynäkologie auch deshalb betreiben müssen, weil sie nicht mit ihren Müttern verheiratet sind, sondern mit fremden Frauen, die sie beim Erscheinen einer Vater-Imago nicht aufgeben können und wohl auch nicht aufgeben wollen. Sie wollen schließlich die Beziehung weiterführen, denn sie lieben ihre Frauen.

Die Mutter konnten sie in ihrer Kindheit aufgeben. Es blieb ihnen auch nichts anderes übrig. Heute jedoch können sie gegen Verhältnisse ankämpfen, die sie wieder in kindhafte Umgangsformen mit der eigenen Partnerin zwingen wollen.

Da die Gynäkologie eine Verkindlichung von Männern und Frauen gleichermaßen erzwingt, haben beide aus unterschiedlichen Interessen eine Gemeinsamkeit: Sie müssen beide die Gynäkologie bekämpfen, aber gleichzeitig auch diese Auseinandersetzung mit sich selbst und ihren lebensgeschichtlichen Erfahrungen führen. Es ist ein Stück Selbstaufklärung über selbstverschuldete Unmündigkeit!

Eine Gynäkologie, die heilt
und nicht kontrolliert

In den letzten 100 Jahren hat die Gynäkologie fast alle Lebensbereiche von Frauen in irgendeiner Form unter ihre Kontrolle gebracht. Zur Zeit wird durch die Einführung einer Kindergynäkologie der Versuch unternommen, die frühen sexuellen Äußerungen von heranwachsenden Mädchen ebenfalls der ärztlichen Kontrolle zu unterwerfen.

Das Terrain der Gynäkologie ist heute in allen hochindustrialisierten Ländern umfassend. Aber sie hat zunehmend Schwierigkeiten, das Terrain zu bewahren, das sie sich angeeignet hat. Sie kann ihre Heils- und Hilfeversprechen für alle Lebenslagen nicht annähernd erfüllen. Zwar halten sich viele Gynäkologen auch für fähig, zu erfüllen, was sie versprechen und was von ihnen erwartet wird. Aber was nutzt solche Gewißheit, wenn immer mehr Frauen die Gynäkologie als ein mächtiges Instrument der Beherrschung und Kontrolle ihrer Lebensbereiche zurückweisen. Weil der Vorstoß der Gynäkologie in die Lebensbereiche von Frauen so erfolgreich war, sind die Auseinandersetzungen so heftig, denn vieles haben die Gynäkologen an Einfluß zu verlieren und auch an Einkommen; denn das Terrain, das sie sich angeeignet haben, ist zu einer mächtigen Quelle ständigen Einkommens geworden.

Der Gynäkologe als Kleinunternehmer

Wie alle anderen niedergelassenen Ärzte ist auch der Gynäkologe ein Kleinunternehmer, dessen Praxis eine Investition von mehreren hunderttausend Mark darstellt. Wer aber viel investiert, hat viel Schulden abzutragen; der muß seine tägliche Arbeit so gewinnbringend wie möglich organisieren. Denn je früher die Schulden abgetragen sind, um so schneller erhöht sich, was für den privaten Konsum übrigbleibt.

Ob ein Gynäkologe freundlich ist, kurz angebunden oder

gesprächsbereit, hängt deshalb auch von seinen Schulden ab. Der Gynäkologe, der sich niederläßt und eine Praxis eröffnet, wird sich in der Anfangszeit viel Mühe um die Kundschaft geben. Solange das Wartezimmer noch leer ist, hat er auch hinreichend Zeit. Die ausführlichen und interessierten Gespräche, die die etablierten Kollegen schon lange nicht mehr führen, geben ihm einen unverkennbaren Marktvorteil. Er bietet Frauen, was sie bei den etablierten Gynäkologen nicht erhalten und deshalb ständig kritisieren: Gespräche über Probleme – menschliche Kommunikation!

Das spricht sich im Stadtteil herum, und manche Frau wendet sich vom routiniert arbeitenden »Fünf-Minuten-pro-Patientin«-Gynäkologen ab und versucht es bei einem Neuling. So füllt sich allmählich dessen Praxis, und sein Name hat einen guten Klang im Quartier. Aber je mehr Frauen zu ihm kommen, um so knapper wird auch bei ihm die Zeit. Kehrt sich erst einmal der gute Ruf (über eine Zeitspanne von ein bis zwei Jahren) in sein Gegenteil um, dann hat der Neuling in der Gynäkologie die Gewißheit, daß auch er jetzt – wie seine Kollegen – finanziell auf seine Kosten kommt. Die erfolgreiche Praxis ist eine Praxis ohne Zeit für die Klientinnen.

Als Kleinunternehmer, dessen jährliches Durchschnittseinkommen bei DM 150000,– liegt und damit im Vergleich der Ärzteeinkommen anderer europäischer Länder extrem hoch ist, (Lit. 20) wird er seine Praxis nach betriebswirtschaftlichen Gesichtspunkten organisieren. Er wird all das tun, was gewinnträchtig ist, und all das unterlassen, was zeitaufwendig ist und verhältnismäßig wenig »bringt«. Zwar muß er sich an Richtlinien halten, die sein Gewinnstreben in halbwegs geordnete und vertretbare Bahnen lenken, aber die Richtlinien sind so angelegt, daß sie zum Wohle des Arztes ausfallen und zur finanziellen Belastung der Versicherten.

Ein Gynäkologe, der beispielsweise ein Ultraschallgerät anschafft, das in einfacher Ausfertigung ca. DM 40000,– kostet, will das Gerät so oft wie möglich einsetzen, da der Maschineneinsatz von den Krankenkassen – über die Gebührenordnung – höher bezahlt wird als ein Gespräch mit der Patientin. Der Eigentümer des Gerätes wird dann schon öfter

Komplikationen während der Schwangerschaft mutmaßen, die den Geräteeinsatz zulassen, als der Kollege, der nicht über ein solches Gerät verfügt.

Der Gynäkologe hingegen, der ein solches Gerät nicht sein eigen nennt, wird eine notwendige Untersuchung unterlassen, weil er fürchtet, seine Patientin durch die Überweisung an einen Kollegen »mit Gerät« verlieren zu können. Je geringer die Zahl von Patientinnen pro Gynäkologe bei der steigenden Gynäkologenzahl in unserem Land wird, um so mehr muß damit gerechnet werden, daß solche unternehmerischen Überlegungen auch die Qualität der Behandlung und der Diagnose bestimmen.

Für die schwangere Frau kann es bedeuten, daß notwendige Ultraschalluntersuchungen unterbleiben oder überflüssigerweise vorgenommen werden. Die überflüssigen Untersuchungen haben zur Folge, daß die Frau öfter in die Praxis »einbestellt« wird. Sie wird sich ängstigen, eine gestörte Schwangerschaft und eine schwere Geburt befürchten. Schlimmstenfalls wird sie sogar Symptome entdecken, die sie gar nicht hat, die aber die überflüssigen Untersuchungen in ihrer Phantasie auslösen und sie damit rechtfertigen.

Eines ist in dieser Beziehung zwischen dem Gynäkologen und der schwangeren Frau jedoch gewiß: daß der Gynäkologe seine Apparate unternehmerisch wirksam, d. h. gewinnbringend, zum Einsatz bringt.

Wenn in den alljährlichen Verhandlungen mit den Krankenkassen der Umfang der Leistungen erhöht wird, so heißt das abermals, daß z. B. im folgenden Jahr noch mehr Frauen mit dem Ultraschallgerät behandelt werden dürfen, obwohl sie keine Beschwerden haben und auch sonst kein Anlaß im Interesse der Frauen besteht. Diese unternehmerischen Überlegungen gelten im Prinzip für alle gynäkologischen Diagnosen und Behandlungen. Sie herrschen allerdings besonders stark bei der gewinnträchtigen Anwendung von Maschinen und Laboreinrichtungen vor.

Eine Frau, die angebbare Beschwerden hat oder die sich entsprechend den gesundheitspolitischen Empfehlungen zu einer routinemäßigen Schwangerenvorsorgeuntersuchung in die gynäkologische Praxis begibt, wird in aller Regel Schwierigkeiten haben, wenn sie herausfinden will, ob sich der Arzt in ihrem Interesse an einer problemlosen Schwangerschaft und komplikationslosen Geburt orientiert oder an der Heilung ihrer Störung, oder ob er allein seinen Einkommensinteressen folgt.

Für die Patientinnen eines Gynäkologen bedeutet das in mehr Fällen als für möglich gehalten wird: Solange sie sich nicht als Opfer kleinunternehmerischer Absatzleistungen begreifen, was sicher im Widerspruch zu dem geforderten und notwendigen Vertrauensverhältnis zwischen Arzt und Kunden steht, müssen sie im Extremfall zu eingebildeten Kranken werden, die dem Gynäkologen zuliebe an sich alle möglichen Krankheitssymptome entdecken. Erst die eingebildete Krankheit macht das Arzt-Patient-Vertrauensverhältnis für die Frau nachvollziehbar. Dieses Verhältnis beraubt die Frau jedoch ihrer eigenen Urteilsfähigkeit und des Vertrauens in die Zuverlässigkeit ihrer eigenen Auffassung und Körperbeobachtung.

Die Gewinnorientierung des gynäkologischen Kleinunternehmers – gekoppelt mit den vorherrschenden Vorstellungen von der Frau als Gebär-Mutter – machen das Verhältnis zwischen Gynäkologen und Frau irrational und repressiv und für die Versicherten kostspielig. Dieses Arzt-Patient-Verhältnis stellt die »unmündige Patientin« erst her; auf weite Strecken muß sogar davon ausgegangen werden, daß die unmündige Frau eine Voraussetzung – und zwar eine unerläßliche – für das Funktionieren einer an möglichst vielen Erkrankungen und Scheinproblemen interessierten Gynäkologie ist.

Was kann die Konkurrenz zwischen Ärzten
für die Gesunderhaltung der Menschen leisten?

Nur weitreichende Eingriffe in das Terrain der Gynäkologie können sie wieder in eine heilende Medizin verwandeln, die die Kontrolle weiblicher Sexualität, Gebärfähigkeit und Lebensverhältnisse aufgibt. Die entscheidende Frage ist jedoch, wie solche Eingriffe durchgeführt und von wem sie erwartet werden können. In erster Linie haben wohl Frauen ein Interesse daran, eine Trennung zwischen medizinischer Hilfe und gynäkologischer Kontrolle herbeizuführen. Ist die Gynäkologie möglicherweise selbst fähig, auf die immer schärfer werdende Kritik der Frauen durch selbsttätige Veränderung der gynäkologischen Alltagspraxis zu reagieren?

Ohne Zweifel gibt es heute auch innerhalb der Gynäkologenschaft Unbehagen und sogar weitreichende Kritik an der vorherrschenden ökonomischen Orientierung und vor allem auch an dem biologistischen Frauenbild, das entwürdigend und diskriminierend ist. Aber die Kritiker in den eigenen Reihen haben einen schweren Stand, denn jede öffentliche Kritik eines Gynäkologen, die über die fachinterne Öffentlichkeit hinausgeht und in einen Dialog mit den Kundinnen oder der Frauenbewegung eintritt, wird als unkollegiales Verhalten scharf verurteilt und mit den Mitteln der Standesgerichtsbarkeit auch disziplinarisch geahndet. Der wesentliche Vorwurf ist dann immer, daß öffentlich geäußerte Kritik das Arzt-Patient-Verhältnis nachteilig beeinflusse und daß dies der Berufsausübung der Gynäkologen schade.

So wie die Gynäkologie arbeitet und denkt, sei das in der Praxis des niedergelassenen Arztes oder in der Klinik, fungiert das Arzt-Patient-Verhältnis als notwendiger Schleier, der dem Patienten die Sicht raubt auf das, was mit ihm passiert und was an ihm mit welchen Mitteln verdient wird. Werden kritische Fragen von außerhalb der Gynäkologie gestellt, dann weigert sich so mancher Ordinarius, Rede und Antwort zu stehen zu dem, was in seiner Klinik mit Frauen geschieht. Die Frage, ob das »wilde Schneiden« an den Sexualorganen der Frau willkürlich und abträglich, human oder inhuman ist, wird dann zu einer medizinischen Nachfrage stilisiert, die Nicht-Mediziner nicht beantworten können. – Die Gynäkologie scheint wenig gewillt, Fragen nach ihrer Humanität oder Inhumanität in der Öffentlichkeit zu diskutieren. Sie bevorzugt den heimlichen Diskurs in den Enklaven gynäkologischer Standeszirkel, von denen bekannt ist, daß sie wie Taucherglocken nach außen hermetisch abgeschlossen sind.

Wenn dieser Schleier von einigen wenigen mutigen Gynäkologen auch nur stellenweise gelüftet wird, so droht er gänzlich zu zerreißen. Die Standesorganisation zieht es deshalb vor, jeden Versuch schon im Keim zu ersticken. Da die öffentlich geäußerte Kritik auch mit dem Entzug der Berufserlaubnis – nämlich der Approbation – geahndet werden kann, bedarf es beachtlichen Mutes, jenen Schleier zu lüften, der andererseits, wenn er akzeptiert wird, ein Garant für ein gesichertes Einkommen und die loyale Abwehr von Patientenklagen ist. Selbstkritik, die die herrschende Gynäkologie nennenswert verändern würde, ist aus ihr selbst deshalb nicht zu erwarten.

Charakteristisch für die standesinternen Zwangsverhältnisse ist zweifellos auch, daß alle Gynäkologen und Gynäkologinnen, mit denen ich sehr offene und kritische Gespräche über den Stand ihres Fachgebietes führte, die Bitte äußerten, namentlich nicht genannt zu werden oder ihre Diskussionsbereitschaft an die Auflage knüpften, anonym bleiben zu können. Dabei war es völlig unerheblich, ob meine Gesprächspartner leitende Ärzte in einer Klinik oder freipraktizierende niedergelassene Ärzte, Ordinarien oder Studenten der Gynäkologie waren.

Da die Strukturen innerhalb der Gynäkologie sehr starr sind, werden Veränderungen wohl außerhalb der Gynäkologie ausgelöst werden müssen. Einen gewissen Zwang zur Veränderung erstarrter Strukturen üben zur Zeit lediglich die ökonomischen Verhältnisse aus. Sowohl der Zwang, kostensparend und effektiv zu arbeiten, wie auch die steigende Zahl der Gynäkologen mit einer kleiner werdenden Patientenzahl pro Gynäkologenpraxis bringen einen Hauch von Konkurrenz.

So wie der niedergelassene Neuling durch seine Aufgeschlossenheit, ob er es will oder nicht, dem Kollegen »Patientengut« abjagt, so zwingen Kostendruck und »sich verknappendes Patientengut« zu verändertem Verhalten in der Praxis. Eine Ärztin berichtete mir von ihren Interviewerfahrungen mit niedergelassenen Gynäkologen. Ihr war dabei die unverkennbare Tendenz aufgefallen, daß die Ärzte den Wünschen von Frauen in der Praxis zwar entsprechen, daß sie deren Ansichten und Motive aber keineswegs teilen.

Als Beispiel nannte sie Ärzte, die Indikationen für den Schwangerschaftsabbruch stellen, obwohl sie prinzipiell gegen den Schwangerschaftsabbruch eingenommen sind. Auch werde die Pille Heranwachsenden verschrieben, weil bei einer Weigerung nicht nur das Abdriften dieser Jugendlichen zu einem Kollegen befürchtet werde, sondern daß das Verhalten des Arztes sich unter Klassenkameradinnen herumspreche und somit zum Verlust ganzer Schulklassen führe. Ähnlich verhält es sich auch mit der Einstellung der interviewten Gynäkologen zur Hausgeburt. Sie wird akzeptiert, aber aus medizinischen Gründen weiterhin für unvertretbar gehalten.

Die Konkurrenz wäre demnach durchaus geeignet, vordergründige Verhaltensänderungen unter Gynäkologen auszulösen. Sie vermag allerdings nicht, eine gewandelte und aufgeschlossenere Einstellung zu Frauen hervorzubringen. Wenn durch Standespolitik – Begrenzung oder Erschwerung der Niederlassung – die Konkurrenz für junge Gynäkologen abgestellt ist, und darum bemühen sich zur Zeit die Standesfunktionäre, dann gibt es keine Barriere mehr für die Rückkehr zu den alten konservativen Ansichten und Behandlungsmethoden.

Dabei darf jedoch nicht übersehen werden, daß diese Veränderungen nur dort stattfinden, wo sich ansatzweise eine Verdrängungskonkurrenz unter Gynäkologen abzeichnet. Das werden in erster Linie die städtischen Ballungsgebiete sein. Ländliche Regionen, die traditionell unterversorgt sind, werden deshalb von dieser Liberalisierung überhaupt nicht oder nur sehr eingeschränkt profitieren. Erst eine langfristig steigende Gynäkologenzahl in den städtischen Regionen kann dazu führen, daß so mancher Gynäkologe sich auf dem Land oder in Industrieregionen niederläßt, weil er die Risiken eines Konkurses in den städtischen Regionen meiden will.

Auch die Geburtshilfeabteilungen der Kliniken sind in den Sog der milden Konkurrenz geraten. Durch eine frauen- und kinderfreundliche Gestaltung des Geburtsvorgangs und des Klinikaufenthalts versuchen sie, Schwangere bereits lange vor der Geburt ihres Kindes durch öffentlichkeitswirksame Marktpflege für ihre Geburtsabteilungen zu gewinnen. Das Gefälle zwischen humanen und inhumanen Geburtsabteilungen ist in manchen Städten unter Frauen so gründlich bekannt, daß einige wenige Kliniken bereits die Grenzen ihrer Kapazität erreicht haben, während andere Geburtshilfeabteilungen leerstehen. Wo die Konkurrenz zwischen Hausgeburt und Klinikgeburt sehr groß ist, bieten Kliniken jetzt bereits eine ambulante Geburt an, um sich gegen die Hausgeburt zur Wehr zu setzen. Einige wenige Fälle sind auch bekannt, wo klinisch tätige Gynäkologen an Schwangerschaftsbetreuungsgruppen niedergelassener Gynäkologen teilnehmen, um für die Geburt in ihrer Klinik zu werben.

Vergleichsweise günstige Auswirkungen zeigt die Konkurrenz auch im Bereich des Schwangerschaftsabbruchs. In den halbwegs gut versorgten Stadtstaaten Bremen und Hamburg, dem Rhein-Main-Gebiet und Köln ist es für die Gynäkologen während der letzten Jahre fast unmöglich geworden, körperlich und psychisch belastende Abbruchmethoden mit dem unverkennbaren Vorteil erhöhter Einnahmen zu praktizieren. Für gut informierte Frauen besteht in diesen Gebieten die Möglichkeit, zwischen gut und human arbeitenden Ärzten einerseits und weniger gut arbeitenden andererseits zu wählen.

Wo die Versorgung jedoch mangelhaft ist, können vor allem die klinisch tätigen Gynäkologen den Frauen belastende Operationsmethoden unwidersprochen aufzwingen, und niedergelassene Gynäkologen können in aller Ruhe »durch Selbstschulung« die Qualifikationen zum Schwangerschaftsabbruch erwerben, was in den gutversorgten Gebieten durch zeit- und daher kostenaufwendige Zusatzausbildung vor Beginn der Arbeitsaufnahme geleistet werden muß.

Die Konkurrenzverhältnisse bestimmen natürlich auch darüber, ob Gynäkologen zusätzlich zu den Kassenleistungen noch weitere Zahlungen von Frauen fordern können oder nicht. Entsprechend sind auch in den Regionen mit wenigen gynäkologischen Leistungsanbietern beträchtliche Zusatzzahlungen an der Tagesordnung, während in Gebieten mit Konkurrenz die Gynäkologen sich mit der Honorierung ihrer Leistungen im Rahmen der niedrigeren Gebührenordnung bescheiden müssen.

Vom Gesichtspunkt der Frauen aus – den Konsumentinnen gynäkologischer Leistungen – hat der Hauch von Konkurrenz das gynäkologische Verhalten und Behandeln vorteilhaft beeinflußt. Wenn aber bedacht wird, daß viele Änderungen nur auf opportunistische Wandlungen ohne langfristigen Bestand beschränkt sind, dann bleibt doch die Frage, ob der Mechanismus der Konkurrenz die richtige politische Verfahrensweise ist, um die Gynäkologie wieder in eine heilende Medizin umzuwandeln und humane Behandlungsstandards zu sichern.

Die Erhaltung der Gesundheit und die Heilung von Krankheiten muß durch planvolles politisches Handeln betrieben werden und durch eine tiefgreifende Erforschung eines jeden Gynäkologen in seine geheimen Berufsmotive und Phantasien über Frauen.

Die Bewegungen des Marktes sind chaotisch und zufällig, und letztlich bleiben die Inseln der gynäkologischen Konkurrenz Reservate einer ansonsten konkurrenzlosen und daher sich monopolistisch gebärdenden Gynäkologie. Veränderungen in der Gynäkologie werden auch in Zukunft nicht durch den Markt herbeigeführt werden, von dem angenommen wird, daß er selbstregulierend das Überleben der Gynäkologie gegen ihre Kritiker gewährleistet. Es wird die Bewegung für eine alternative Medizin sein, die Frauenbewegung wie die individuell in der Zweisamkeit des Gesprächs in der Praxis sich wehrende Frau, die die Gynäkologie verändern und aus ihrem Terrain entfernen werden, was dort nicht mehr hingehört. Sie muß nicht nur menschlich werden, sie muß wieder Medizin werden.

Die Beschränkung des gynäkologischen Terrains

Es entspricht einer mächtigen Tendenz in den modernen Industriegesellschaften, die keineswegs nur in der Gynäkologie anzutreffen ist, immer mehr Lebensbereiche der ärztlichen Aufsicht und medizinischen Behandlung zu überantworten. Dem entspricht auch die Neigung des Menschen, dem Arzt alle erdenklichen Probleme vorzutragen, sich Heilung von ihm zu versprechen, um selbst keine Gedanken an die Entstehung der Probleme verwenden zu müssen.

Wenn sich immer mehr Kinderärzte für die Behebung von Schulproblemen empfehlen, dann setzt das Eltern voraus, die sich selbst nicht darum kümmern wollen und den Medikamenten für ihre Kinder mehr zutrauen als ihrer eigenen Fähigkeit, Schule durch gemeinsames elterliches Handeln wieder kinderfreundlich zu gestalten. Nicht viel anders verhält es sich mit der aufstrebenden Kindergynäkologie, die sich für die Durchsetzung »gesunden und anständigen Sexualverhaltens« empfiehlt. Auch sie hat nur Entwicklungschancen, wenn Eltern und vor allem Mütter an die Gynäkologie delegieren, was eigentlich zum Besten der Mädchen nur zwischen

Eltern und Tochter geklärt werden kann, auch wenn das die Eltern noch so viel Anstrengungen kostet und Auseinandersetzungen mit der eigenen Sexualität.

In diesen Beispielen drückt sich die Tendenz der Medikalisierung des sozialen und psychischen Lebens aus. Sie läßt sich nur rückgängig machen, wenn im Bereich der Gynäkologie Frauen gemeinsam mit ihren Männern Probleme selbst lösen wollen, die bislang dem Gynäkologen abgetreten wurden; seitens der Frauen geschieht das in der Hoffnung, daß der Gynäkologe besser sein werde als der eigene Mann, und seitens der Männer in der Hoffnung, daß der Gynäkologe die Frauen nicht gegen sie aufbringen werde.

Die Gynäkologie ist wie alle anderen medizinischen Richtungen an der Ausweitung der Medikalisierung interessiert. Je mehr soziale Lebensbereiche sie beherrscht, um so mehr Herrschaft kann der einzelne Arzt über Menschen ausüben. Und mit dem Zuwachs an Macht wächst auch das ärztliche Einkommen. Die Medizin wird somit zu einem Kontrollapparat, der sich der Kontrolle durch die Menschen immer wirkungsvoller entzieht. – Es werden deshalb die Opfer des medizinischen Machtapparates sein, die die medizinische Versorgung nach ihren Wünschen neu modellieren werden. Für eine solche Entwicklung gibt es in den meisten entwickelten Industriegesellschaften viele Anzeichen.

So gibt es ausgeprägte Tendenzen, die gesamte Verhütungsberatung aus der gynäkologischen Versorgung auszugrenzen. Diese Entwicklung entspricht der zunehmenden Kritik der eigentümlichen Fixierung der Gynäkologie auf die hochtechnologischen Verhütungsformen wie Pille und Spirale. Auch die Sterilisation kann aus der klinischen Atmosphäre mit ihrer meist verängstigenden Diskriminierung herausgenommen werden. Sterilisationstechniken sind heute soweit entwickelt und beherrschbar, daß der große Klinikaufenthalt und -apparat in aller Regel nicht mehr erforderlich sind. Sterilisationen sollten deshalb in Zukunft in Einrichtungen vorgenommen werden, wo hochmotivierte Ärzte arbeiten, die Frauen wegen des Sterilisationswunsches nicht diskriminieren und frei von Einkommensinteressen über medizinische Fragen entscheiden. Das gilt auch für den Schwangerschaftsabbruch.

Für die Qualität gynäkologischer Behandlungen ist nicht

zuletzt ausschlaggebend, ob der Arzt eine Arbeit widerwillig ausführt oder hochmotiviert. Mangelnde Motivation und fehlende Übereinstimmung mit den Entscheidungen der Patientinnen sind die Voraussetzung für schlechte Behandlungsergebnisse.

Das Angstsyndrom gegenüber Frauen macht das gynäkologische Frauenbild konservativ und duldet keine autonome Existenz von Frauen. Da die Veränderungsmöglichkeiten von Gynäkologen in ihrem Verhalten zu Frauen sehr beschränkt sein dürften, wäre es sicher wünschenswert, wenn die vereinfachten Techniken der Sterilisation oder auch des Schwangerschaftsabbruchs von anderen Berufsgruppen der Medizin erlernt würden, die der weiblichen Sexualität und Autonomie weniger angstvoll gegenüberstehen. Holland und die USA zeigen, daß eine solche Verlagerung möglich ist. Vor allem Ärzte für Allgemeinmedizin scheinen sich für die Übernahme dieser Behandlungsbereiche zu interessieren und zu qualifizieren.

Die Erfahrungen der Frauenbewegung in Frankreich und den USA zeigen auch, daß Hebammen und Krankenschwestern mit einer Zusatzausbildung ebenfalls sehr erfolgreich Behandlungen durchführen können, deren Auslagerung aus dem medizinischen Apparat der Gynäkologie bislang unvorstellbar schien. Das hochspezialisierte Wissen der Gynäkologen steht dann nur noch als Sicherheitsgarantie für Notfälle und vorhersehbar komplexe Probleme zur Verfügung.

Wie sehr die Medikalisierung unserer Lebenswelt fortgeschritten ist, zeigt sich daran, daß solche Veränderungsvorstellungen Angst auslösen. Aber diese Ängste sind kulturell bestimmt, schon die Unterschiede zwischen europäischen Nachbarstaaten sind bereits beachtlich.

In den Ländern wie der Türkei oder auch Algerien ist die Hinzuziehung von Hebammen und Krankenschwestern jedoch nicht das Ergebnis politischer Kämpfe gegen das Großterrain der Gynäkologie. Es ist allein Ausdruck des Ärztemangels. Aber das Entscheidende ist die vergleichbare Güte der Behandlungs- und Beratungserfolge. In der Verhütungsberatung ist das nichtärztliche Personal – auch beim Einlegen von Spiralen – erfolgreicher als Gynäkologen.

Verkleinerungen des gynäkologischen Terrains werden jedoch nicht nur durch die Einkommensinteressen der Gynäkologen allein behindert, sondern vor allem auch durch die auftretende Angst der Frauen, wenn sie bewußt verantworten müssen, was sie bislang dem Gynäkologen überantwortet haben. Die Rückeroberung von Lebensbereichen ist ein Stück allgemeiner Emanzipation. Ob Sterilisation, Routineuntersuchungen, Schwangerschaftsabbruch oder Verhütung außerhalb des etablierten gynäkologischen Betriebes stattfinden, ist deshalb nicht nur eine organisatorische Frage. Sie setzt vielmehr einen politisch-kämpferischen Prozeß voraus, in dem Frauen einzeln oder kollektiv und gemeinsam mit Männern eigene Vorstellungen und Maßstäbe davon zu entwickeln haben, was für sie gut ist: an Verhütungsmethoden, Untersuchungsformen, Medikamenten, Geburts- oder Abtreibungsmethoden; gut im Sinne ihres körperlichen und psychischen Wohlbefindens, ihrer Autonomie wie vor allem ihrer Bedürfnisse, Lebensperspektiven selbst zu bestimmen.

Die Herrschaft der Gynäkologie über viele Lebensbereiche von Frauen ist das Ergebnis ihrer Standespolitik, ihres Handelns und Denkens in Übereinstimmung mit bevölkerungspolitischen Vorgaben, aber nicht minder ihrer Angst vor den Gebär-Müttern, die sie durch gynäkologisches Helfen unter ihre Herrschaft und Kontrolle bringen wollen. Das scheint eines der wesentlichsten Motive ihrer Berufswahl wie auch der beruflichen Praxis zu sein. Es gibt den psychischen Motor ab, der die Bereitschaft zur Mitarbeit an der »Erfüllung von bevölkerungspolitischen Wachstumszielen« hervorbringt.

Für Frauen bedeutet die Auflösung dieses Zwangsverhältnisses deshalb notwendigerweise politische Auseinandersetzung, um rückgängig zu machen, was sich über die gynäkologische Berufsmotivation zu politisch repressiver Struktur verhärtet hat.

Für den Gynäkologen bedeutet die Auflösung in den meisten Fällen eine psychisch veränderte Einstellung zu den Gebär-Müttern und damit der weiblichen Sexualität. Wenn es einem Gynäkologen gelingt, ein neues Verhältnis zu Frauen zu gewinnen, wird sich das langfristig daran zeigen, ob sein Rat gefragt ist oder nicht, ob die Praxis voll oder leer ist und er als Geburtshelfer empfohlen wird oder nicht.

Auch für den Bereich der Geburt müßte ein grundsätzlich

verändertes psychisches Verhältnis zu den Frauen zur Anerkennung der weiblichen Gebärfähigkeit führen.

Ohne Zweifel setzen sich im instrumentell-medikamentösen Geburtenmanagement die Interessen der Pharma-Industrie wie auch der Elektroindustrie durch, die mit allerlei Gratifikationen zur Verwendung ihrer Produkte ermuntern. Aber durchsetzbar sind diese Profitinteressen an der medikamentös-instrumentellen Eroberung der weiblichen Gebärfähigkeit nur unter der Voraussetzung, daß die Gynäkologen es für sinnvoll halten, die Frauen von der Gebärfähigkeit so weit wie möglich zu entbinden und sich selbst als Garanten einer sicheren und programmgemäßen Geburt zu inthronisieren. Der Versuch, an manchen Kliniken die programmierte Geburt als »Regelgeburt« einzuführen, scheint jenen Traum Wirklichkeit werden zu lassen, in dem die Frau schmerzfrei und genußvoll einen Apfel ißt und neben und unter ihr der Gynäkologe hart arbeitend und schwitzend ein Kind zur Welt bringt.

Ein von den Zwangsverhältnissen seiner Person und seines Berufes sich befreiender Gynäkologe muß psychisch fähig sein, auf medizinische Apparate, Medikamente, rigides Entbindungsregiment und Meßgeräte zu verzichten, die der Frau die Gebärfähigkeit zunächst streitig machen, um sie ihr wegnehmen zu können, und statt dessen den Gynäkologen als den besseren Gebärer einzuführen!

Die Verdrängungskonkurrenz, die sich hier abspielt, ist ein Ausdruck der Ängste und des Neids gynäkologischer Männer auf die weibliche Gebärfähigkeit. Es ist diese grundlegende Psychologie, die es Gynäkologen so schwermacht, Frauen zu »dienen« und dafür gelobt zu werden. Diese Psychologie macht es auch unwahrscheinlich, daß sich viele Gynäkologen schnell ändern werden. Und wenn sie es tun, werden sie nicht nur ihre berufliche Praxis grundlegend ändern, sie werden auch freiwillig auf ihr Terrain verzichten, weil sie erkennen werden, daß es sie selbst fesselt, wenn sie sich mit Problemen beschäftigen, die Frauen selbst lösen müssen; sie werden Terrain abtreten, das sie heute noch zäh verteidigen und das sich Frauen nur kämpfend aneignen können.

Erstaunlicherweise besteht in der Gynäkologenschaft ansatzweise die Bereitschaft, Arbeitsgebiete auszugrenzen. Im Jahre 1980 und 1981 habe ich für die Weltgesundheitsbehörde im europäischen Bereich eine Studie durchgeführt, die die unterschiedlichen Vorstellungen von Familienplanung ergründen sollte. Zu diesem Zweck habe ich mit einer Reihe von Medizinordinarien an universitären Ausbildungskliniken für die Gynäkologie ausgiebige Gespräche geführt. Darüber hinaus wurden die Direktoren von 70 Universitätskliniken für Gynäkologie schriftlich befragt. Als ein wesentliches Ergebnis fiel auf, daß von vielen Hochschullehrern für Gynäkologie recht unverhohlen eingestanden wurde, daß die Qualität der Ausbildung in Verhütungsfragen keineswegs zufriedenstellend ist.

So gibt es auch in den meisten europäischen Ländern erst seit wenigen Jahren Vorschriften, die die Unterweisung von Medizinstudenten über Verhütungsfragen verbindlich und vom Belieben der Hochschullehrer unabhängig macht. In der Vergangenheit haben sich interessierte Gynäkologen ihre Kenntnisse für diesen wichtigen Bereich der alltäglichen Berufspraxis weitgehend aus Büchern und ohne Diskussionsmöglichkeit mit ihren Ausbildern aneignen müssen. Selbst dann bildeten Pille und Spirale den Schwerpunkt ihrer Kenntnisse.

Die befragten Professoren der Gynäkologie plädierten nicht nur dafür, andere Berufsgruppen – wie Krankenschwestern, Sozialarbeiter und Hebammen – für die Verhütungsberatung heranzuziehen. In begrenzter Zahl sprachen sie sich sogar dafür aus, daß Hebammen die Pille verordnen und auch die Spirale einsetzen sollen. In Schweden gehört es bereits zu den Aufgaben der Hebammen, im Gespräch mit Frauen über die psychische und körperliche Verträglichkeit der Pille zu entscheiden und die Pille zu verordnen. In England, Norwegen, Belgien und den Niederlanden wird von einigen Hochschullehrern eine solche Aufgabenabtretung ebenfalls ins Auge gefaßt.

Probleme wirft diese Veränderung nicht auf. Hebammen können erfahrungsgemäß sich entsprechende Fähigkeiten schnell erwerben. Ihre Begeisterung für diese Tätigkeit wird ebenfalls groß sein, denn die Verhütungsberatung gibt ihnen Aufgaben zurück, die ihnen die Gynäkologie weggenommen hat. Die Qualität der Verhütungsberatung würde sicher auch besser werden.

Die Zahl der Universitätslehrer für Frauenheilkunde, die diese Entwicklung begrüßen, ist zwar noch klein, aber als Ausbilder zukünftiger Gynäkologen stellen sie einen neuen Trend der Selbstbescheidung innerhalb der Gynäkologie dar.

Da frei praktizierende Gynäkologen im Gegensatz zu den Klinikern an der Verhütungsberatung viel verdienen, werden sie sich der Ausgrenzung von Spirale und Pille aus ihrem Terrain entgegenstellen. Sie werden – wie in der Vergangenheit – die Arbeit der Hebammen diskreditieren und darauf bestehen, daß die Medikalisierung der Verhütung – und darum handelt es sich hier – weiterhin bestehenbleibt. Hier bricht die alte Konkurrenz zwischen Hebammen und Gynäkologen wieder auf. Sie werden nicht nur wegen ihrer geschlechtsspezifischen Nähe und möglichen Vertrautheit zu den Frauen mit Argwohn gesehen, sondern als Konkurrentinnen im Bereich der Verhütung und vor allem auch der Geburt und Geburtsvorbereitung.

Die machtvolle Lobby der frei praktizierenden Gynäkologen wird sich dieser Entwicklung entgegenstellen, da sie nicht nur beachtliche Einkommenseinbußen erzeugt, sondern auch eine Einschränkung gynäkologischer Kontrolle über Frauen. Nicht weniger abweisend werden sie der politischen Perspektive entgegentreten, die auf die Einrichtung von Familienplanungszentren zielt. Diese Zentren sollen leicht zugänglich sein für die Öffentlichkeit und frei vom Arzt-Patient-Ritual Familienplanungsberatung, Verhütungswissen, Sexualerziehung und Therapie sowie den ambulanten Schwangerschaftsabbruch anbieten. Verschiedene Berufsgruppen sollen in diesen Zentren gleichberechtigt – ohne die traditionellen Führungsansprüche von Ärzten – zusammenarbeiten. Dazu gehören Psychologen, Allgemeinmediziner, Krankenschwestern, Sozialarbeiter, Hebammen und Therapeuten. Ihre Arbeit wird nicht nur kostengünstiger sein, sie wird vor allem – und das ist entscheidend – frei von der angstproduzierenden Atmosphäre klinischer Apparate und Umgangsformen sein.

Von den befragten Universitätsprofessoren für Frauenheilkunde haben viele den Gedanken des Familienplanungszentrums als eine wichtige Ergänzung zu den bereits bestehenden Angeboten vor allem der frei praktizierenden Ärzte bezeichnet. Erstaunlich viele haben sogar empfohlen, das Familienplanungszentrum zur Standardeinrichtung für die genannten Leistungen zu erheben.

Ohne Zweifel haben viele Kliniker ein Interesse daran, daß Arbeitsbereiche der Gynäkologie neu organisiert werden, um so den öffentlichen Druck der Frauenbewegung und der alternativen Gesundheitsbewegung von der Gynäkologie zu nehmen. Denn die Kritik der Gynäkologie hat auch die klinischen Rituale erreicht und erschüttert nicht selten das Bewußtsein von Ärzten. Die Gynäkologie wird sich verändern, weil das Arzt-Patient-Verhältnis an einem Wendepunkt angelangt ist. Sie muß sich auch deshalb ändern, weil die Vorteile ihres Fortschritts von denen nicht mehr nachvollziehbar sind, die Heilung und Gesunderhaltung begehren. Eine krankmachende Gynäkologie produziert Widerstand.

Die Vergangenheit der Gynäkologie war durch Expansionismus charakterisiert. Die Zukunft wird ihre Begrenzung sehen. Welche der widerstreitenden Tendenzen sich letztlich durchsetzen wird, hängt allein davon ab, ob Frauen sich zurückerobern, was sie an Selbstkontrolle und Autonomie aufgegeben haben. Die Gynäkologie wird nur dann zur heilenden Medizin, wenn Frauen das wollen. Der männliche Gynäkologe wird nur dann zum heilenden Mediziner, wenn er die Kontrolle aufgibt, die mittlerweile auch Frauen von ihm erwarten.

In der Zwischenzeit ist die Gynäkologie Teil des mächtigen medizinisch-ideologischen Machtapparates. Aber die Gynäkologie hat eine Geschichte, zu der in der Zwischenzeit auch gehört, daß männliche Gynäkologen es besser wissen sollen, was für Frauen gut ist, als jene sich selber zu wissen zutrauen. Das dumpfe Beziehungsgeflecht zwischen Gynäkologen und Frau gibt die allgemeinen Herrschaftsbeziehungen zwischen den Geschlechtern in besonders krasser Weise wieder. Die Verknüpfung mit der Bevölkerungspolitik und dem offiziellen Frauenbild macht diese Beziehung aber zugleich zu mehr als nur zu einem Arzt-Patient-Verhältnis: Sie ist ein brisantes, unmittelbares, politisches Herrschaftsverhältnis.

Literaturverzeichnis

Zitierweise: z. B.: Lit. 12, S. 14 = Titel 12 des Literaturverzeichnisses, S. 14

1 Albrecht, Hans: Die Unfruchtbarmachung der Frau aus medizinischen Gründen, in: Richtlinien für Schwangerschaftsunterbrechung und Unfruchtbarmachung aus gesundheitlichen Gründen, Hans Stadtler (Hrsg.), München 1936, S. 170

2 Al-Issa, Ihsan: The Psychopathology of Women, Englewood Cliffs, N. J. 1980

3 Altes Testament, 1. Moses, Kap. 3, 16

4 Amendt, Gerhard: Zur Praxis der Ärzte und Berater unter den Bedingungen des reformierten § 218 StGB, Gutachten für den Landesverband Bremen der Pro Familia, 1977

5 Amendt, Gerhard: Schafft die Zwangsberatung ab! In: Psychologie heute, Nr. 6, Jg. 6, 1979

6 Amendt, Gerhard: Schwarz, M.: Sozialisation unerwünschter Kinder. Forschungsbericht; im Auftrage der Bundeszentrale für Gesundheitliche Aufklärung, Bremen 1980

7 Amendt, Gerhard: Definition of Family Planning in Selected Countries of the European Region, Report on a WHO-Study, 1982

8 Amendt, Gerhard: Vom Beicht- zum Gynäkologenstuhl, in: KONKRET, April 1982

9 Amendt, Gerhard: Kindesaussetzung als Lebensschutz? Was sind die heimlichen Motive der Adoptionsvertreter? in: extra sozialarbeit 4 / 84

10 Barker-Benfield, G. J.: The Horrors of the Half-Known-Life. Male Attitudes Towards Women & Sexuality in Nineteenth-Century America, New York 1976

11 Bell, Susan: Political Gynaecology, Gynaecological Imperialism and the Politics of Self-Help, in: Science for the People, September / Oktober 1979, S. 8 – 14

12 Bericht des Ausschusses über die Auswirkungen des Gesetzes über den Schwangerschaftsabbruch in England (Lane-Report), Schriftenreihe des Bundesministers für Jugend, Familie und Gesundheit, Bd. 32, Stuttgart / Berlin / Köln / Mainz 1975

13 Bericht des Bundesministers für Jugend, Familie und Gesundheit über die Handhabung der Vorschriften des 5. Strafrechtsreformgesetzes und des 15. Strafrechtsänderungsgesetzes – Strafrechtliche Neuregelung über Schwangerschaftsabbrüche, Bundesminister für Jugend, Familie und Gesundheit (Hrsg.): Information des Bundesministers für JFG, Pressereferat, Bonn 1977

14 Bericht der »Kommission zur Auswertung der Erfahrungen mit dem reformierten § 218 des Strafgesetzbuches«, Stellungnahme der Bundesregierung, Deutscher Bundestag, 8. Wahlperiode, Drucksache 8/3630, 31.1.80, Sachgebiet 450, Unterrichtung durch die Bundesregierung, Bonn

15 Bönitz, Dieter: Zur Psychologie der Abtreibung. Legale und illegale Schwangerschaftsabbrüche im Vergleich, Göttingen 1979

16 Bornträger, J.: Der Geburtenrückgang in Deutschland. Seine Bewertung und Bekämpfung, Würzburg 1913

17 Brigitte – Sonderdruck, Fragebogen-Aktion: Wie gut sind Frauenärzte? Heft 16/28.7.1977; Heft 17/11.8.1977, S. 102; Heft 18/25.8.1977; Heft 19/8.9.1977

18 Brigitte: Empfängnisverhütung. Die Not der Frauen mit Pille und Spirale. Ergebnisse einer Fragebogenaktion, Befragung: Februar 1981, Bericht Juli 1981, Hamburg

19 Bruce, Judith/Bruce Schearer, S.: Contraceptives and Common Sense. Conventional Methods Reconsidered, The Population Council, Public Issues Paper, 1979

20 Bundesminister für Arbeit und Sozialordnung, Referat: Presse- und Öffentlichkeitsarbeit (Hrsg.): Einkommens- und Vermögensverteilung 1979, hier: S. 34/35, Einkommen von freiberuflichen Ärzten, Bonn, Januar 1980

21 Clarke, Adele: Subtle Forms of Sterilization Abuse: A Reproductive Rights Analysis. In: Test-Tube Women. What Future for Motherhood? Rita Arditti, Renate Duelli Klein & Shelley Minden. (Hrg.) Pandora Press, 1984

22 Deutsche Bischofskonferenz, Sekretariat (Hrsg.): Dem Leben dienen. Die deutschen Bischöfe zur Situation nach der Änderung des § 218, Bonn/Würzburg, 27.8.1979

23 Deutscher Bundestag, zitiert in Plenarprotokoll 8/199 vom 24.1.80

24 Duret-Cosyns, S.: The Life of the Couple, Family Planning, Marriage Counselling, in: World Health Organization, International Children's Centre, Family Health and Family Planning; A Collection of Papers published under the sponsorship of the World Health Organization Regional Office for Europe and the International Children's Centre, International Children's Centre, Paris 1979

25 Emerson, Joan: Behavior in Private Places: Sustaining Definitions of Reality in Gynaecological Examinations, in: Hans Peter Dreitzel: Patterns of Communicative Behavior, Recent Sociology, No. 2, S. 73 ff.

26 Fischer-Homberger, Esther: Krankheit Frau – und andere Arbeiten zur Medizingeschichte der Frau, Bern/Stuttgart/Wien 1979

27 Frankenthal, Käte: § 218, streichen, nicht ändern, Berlin 1931

28 Frese, Irmtraut/Cubasch, Gundel: Wird zu leichtfertig hysterekto-
miert? Ein Operationsverfahren gerät ins Zwielicht, in: Selecta, 33,
18. 8. 1980

29 Friday, Nancy: Wie meine Mutter (My Mother Myself), Frankfurt/
Main 1979

30 Geijerstam, Gunnar Af: The Psychosomatic Approach in Gynaecological Practice, in: Acta Obstetricia et Gynaecologica Scandinavica,
Vol. XXXIX, 39, 346, 1960

31 Gesenius, Heinrich: Die Gefährlichkeit der Intrauterinpessare, in:
Zentralblatt für Gynäkologie, 59. Jg., Nr. 36–52, September–De-
zember 1935, S. 2168

32 Gordon, Linda: Woman's Body, Woman's Right. Birth Control in
America, USA 1977

33 Groddeck, Georg: Das Buch vom Es. Psychoanalytische Briefe an
eine Freundin, Frankfurt/Main 1979

34 Herlyn, Ulfert (Hrsg.): Großstadtstrukturen und ungleiche Lebensbedingungen in der Bundesrepublik – Verteilung und Nutzung sozialer Infrastrukturen, Frankfurt und New York 1980

35 Ilberg, G.: Über Schwangerschaftsunterbrechung, in: AZP, 102,
1934, 1–38

36 Kaiser, Barbara L./Kaiser, Irwin H.: The Challenge of the Women's
Movement to American Gynaecology, in: American Journal of Ob-
stetrics and Gynaecology, Vol. 120, No. 5, 1974

37 Kajankaya, Ilka: Türkische Frauen in der Bundesrepublik. Informa-
tionsdienst Bildungsarbeit mit ausländischen Arbeitern, Sonderheft
2/81, S. 33 ff.

38 Kindermann, G.: Hysterektomie. Trend zur Modeoperation?, in:
Medical Tribune, Nr. 22 a, 5. 6. 1979

39 Kirchhoff, H.: Immer öfter Uterus raus: Was spricht dagegen, was
dafür?, in: Medical Tribune, Jg. 15, Nr. 36, 5. 9. 1980

40 Kitzinger, Sheila/Rhiannon Walters: Some Women's Experiences of
Episiotomy. The National Childbirth Trust, London 1981

41 Kitzinger, Sheila: Episiotomy, Physical and Emotional Aspects, The
National Childbirth Trust, London 1981

42 Knieper, Barbara: Auf der Suche nach der weiblichen Schuld.
Schwangerschaftskonfliktberatung als moderne Hexenjagd, in:
Psychologie heute, 8, 1981, S. 66–75

43 Lane, Mary E./Arceo, Rosalinde/Sobrero, Aquiles J.: Successful
Use of the Diaphragm and Jelly by a Young Population: Report of a
Clinical Study, in: Family Planning Perspectives, Vol. 8, No. 2,
1976

44 Lehfeldt, Hans: Ernst Gräfenberg and His Ring, in: The Mount Sinai Journal of Medicine, Alan F. Guttmacher Memorial Issue, 42:5, 1975

45 Lippert, H.: Anatomie, 3. Aufl., München 1979

46 Mayer, A.: Deutsche Mütter und deutscher Aufstieg, Tübingen 1938, zit. nach Wuttke-Groneberg, Medizin im Nationalsozialismus, 1980, S. 271

47 Nathanson, Constance A. / Becker, Marshall H.: Physician Behavior as a Determinant of Utilization Patterns: The Case of Abortion, in: AJPH, November 1978, Vol. 68, Nr. 11, S. 1104–1114

48 Noonan, John T., Jr.: Empfängnisverhütung. Geschichte ihrer Beurteilung in der katholischen Theologie und im kanonischen Recht. Walberger Studien der Albertus-Magnus-Akademie, Theologische Reihe, Bd. 6, Empfängnisverhütung, Mainz 1969

49 Pare, Ambrois: Wund Artzeney, 1635

50 Pfeil, Sigurd Graf von: Das Kind als Objekt der Planung. Eine kulturhistorische Untersuchung über Abtreibung, Kindestötung und Aussetzung, Göttingen 1979

51 Pro Familia Bremen (Hrsg.): Wir wollen nicht mehr nach Holland fahren. Nach der Reform des § 218 – Betroffene Frauen ziehen Bilanz, Reinbek 1978

52 Pro Familia Bremen: Offener Brief an den Präsidenten des Deutschen Ärztetages, Dr. med. Carsten Vilmar, vom Vorstand der Pro Familia in Bremen, 4.7.1979, in: Pro Familia – Informationen, Nr. 4, Okt. 1979, siehe auch in: Deutsches Ärzteblatt, 2.8.1979, Jg. 76, S. 1986 ff.

53 Lugt, B. van der: Eerste trimester abortus provocatus. Een toetsend onderzoek naar werkwijze en verwikkelingen, Den Haag 1981

54 Prostaglandine Gruppe Hamburg: Prostaglandine beim Schwangerschaftsabbruch. Wem nützen sie?, Hamburg 1981

55 Report of the Committee on the Operation of the Abortion Law, Minister of Supply and Services Canada, 1977. Available by mail from: Printing and Publishing Supply and Services Canada, Ottawa, Canada K1A OS9, Catalogue-No. J2-30/1977, ISBN 0-660-00529-8

56 Rice Allgeier, E. / Allgeier, A. R. / Rywick, Th.: Abortion. Reward for Conscientious Contraceptive Use?, in: The Journal of Sex Research, Vol. 15, No. 1, S. 64–75, Februar 1979

57 Rudolphi: Strafrechtskommentar (SK StGB II), 2. Lfg., Juli 1976

58 Runte, Klaus-Peter: § 218 nach der Reform. Erfahrungsbericht eines Arztes, Köln 1978

59 Salyer, Stephen L. / Bausch, James J.: Toward Safe, Convenient, and Effective Contraceptives: A Policy Perspective. A public issues paper, The Population Council, New York 1978

60 Schneider, Gaby: Untersuchung zur Sexualmedizin in der Gynäkologie. Med. Dissertation, Göttingen 1982

61 Schultz, J. H.: Geschlecht, Liebe, Ehe. Die Grundursachen des Lie-
bes- und Geschlechtslebens in ihrer Bedeutung für Einzel- und
Volksdasein, München 1940

62 Schwarz, Michael: Psychohygienische Verhaltensgebote für schwangere Frauen in medizinischen Ratgeberbüchern, Dissertation, Bremen 1982

63 Scully, Diana/Bart, Pauline: A Funny Thing Happened on the Way
to the Orifice. Women in Gynaecology Textbooks, in: American
Journal of Sociology, Vol. 78, No. 4, S. 1045 ff.

64 Scully, Diana: Men Who Control Women's Health. The Miseduca-
tion of Obstetrician-Gynaecologists, Boston 1980

65 Selecta, 30, 27.7.1981, Hysterektomie: Ovar antwortet dezent.

66 Sigusch, Volkmar (Hrsg.): Sexualität und Medizin, siehe besonders
Pacharzina, Klaus: Der Arzt und die Sexualität seiner Patienten,
Frankfurt/M. 1979, S. 17 ff.

67 Sigusch, Volkmar (Hrsg.): Ergebnisse zur Sexualmedizin, Köln 1972

68 Smart, Carol/Smart, Barry (Hrsg.): Women, Sexuality and Social
Control, London 1978

69 Spiegel: Nutzloses Organ, Nr. 7, 1981, S. 196 f.

70 Tietze, Christopher: Intra-Uterine Contraceptive Rings: History
and Statistical Appraisal, in: Excerpta Medica International Congress
Series, No. 54, Intra-Uterine Contraceptive Devices

71 Tietze, Christopher: Induced Abortion, 1979. (A Population Council Fact Book). The Population Council, Inc., 1981

72 The Boston Women's Health Book Collective: Unser Körper, unser
Leben, Ein Handbuch für Frauen, Hamburg 1980

73 Verhandlungen der Deutschen Gesellschaft für Gynäkologie, 12.–
16.9.1978, München, Archiv für Gynäkologie, Bd. 228, S. 393–395

74 Virchow, Rudolf: Der puerperale Zustand. Das Weib und die Zelle,
1848, in: Gesammelte Abhandlungen zur wissenschaftlichen Medizin, Frankfurt/Main 1856, S. 735–779, s. S. 747

75 Wille, Reinhard: Nachuntersuchungen an sterilisierten Frauen. »Der
Fall Dr. Dohrn« zwölf Jahre danach, Stuttgart 1978

76 Wortman, Judith: The Diaphragm and Other Intravaginal Barriers –
A Review, in: Population Reports, Barrier Methods, Series H, No. 4,
Jan. 1976

Bitte umblättern:

auf den nächsten Seiten informieren
wir Sie über weitere interessante
Fischer Taschenbücher.

Die Frau in der Gesellschaft

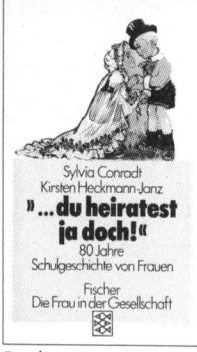

Band 3761

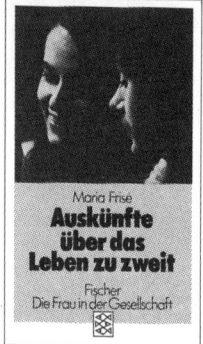

Band 3756

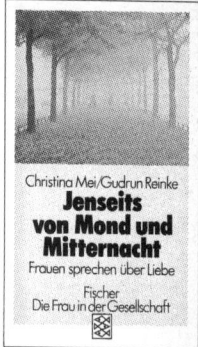

Band 3739

Sylvia Conradt/
Kirsten Heckmann-Janz
»… du heiratest
ja doch!«
80 Jahre Schulgeschichte
von Frauen
Band 3761

Gaby Franger
Wir haben es uns
anders vorgestellt
Türkische Frauen
in der Bundesrepublik
Band 3753

Imme de Haen
»Aber die Jüngste war
die Allerschönste«
Schwesternerfahrungen
und weibliche Rolle
Band 3744

Helga Häsing
Mutter hat
einen Freund
Alleinerziehende
Frauen berichten
Band 3742

Helena Klostermann
Alter als
Herausforderung
Frauen über
sechzig erzählen
Band 3751

Marianne Meinhold/
Andrea Kunsemüller
Von der Lust
am Älterwerden
Frauen nach der
midlife crisis
Band 3702

Jutta Menschik
Ein Stück von mir
Mütter erzählen
Band 3756

Erika Schilling
Manchmal hasse
ich meine Mutter
Gespräche mit Frauen
Band 3749

Inge Stolten (Hg.)
Der Hunger
nach Erfahrung
Frauen nach 1945
Band 3740

Irmgard Weyrather
»Ich bin noch aus dem
vorigen Jahrhundert«
Frauenleben zwischen
Kaiserreich und
Wirtschaftswunder
Band 3763

Fischer Taschenbuch Verlag

Die Frau in der Gesellschaft

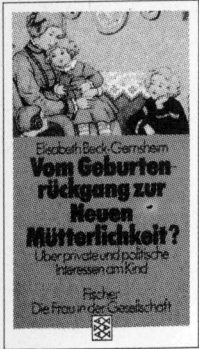

Band 3754

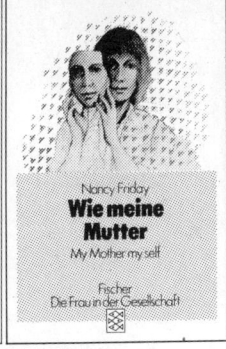

Band 3726

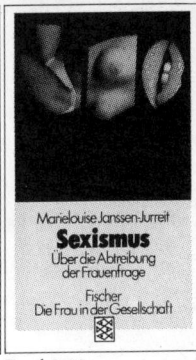

Band 3705

Elisabeth
Beck-Gernsheim
Das halbierte Leben
Männerwelt Beruf –
Frauenwelt Familie
Band 3713
Vom Geburtenrück-
gang zur Neuen
Mütterlichkeit?
Band 3754

Susan Brownmiller
Gegen unseren Willen
Vergewaltigung und
Männerherrschaft
Band 3712

Richard Fester/
Marie E.P. König/
Doris F. Jonas/
A. David Jonas
Weib und Macht
Fünf Millionen Jahre
Urgeschichte der Frau
Band 3716

Shulamith Firestone
Frauenbefreiung und
sexuelle Revolution
Band 1488

Frauengruppe
Faschismusforschung:
Mutterkreuz und
Arbeitsbuch
Zur Geschichte der
Frauen in der Weimarer
Republik und im
Nationalsozialismus
Band 3718

Signe Hammer
Töchter und Mütter
Über die Schwierig-
keiten einer Beziehung
Band 3705

Gerhard Kraiker
§ 218 – Zwei Schritte
vorwärts, einen
Schritt zurück
Band 3835

Jean Baker Miller
Die Stärke
weiblicher Schwäche
Band 3709

Erin Pizzey
Schrei leise
Mißhandlung
in der Familie
Band 3404

Penelope Shuttle/
Peter Redgrove
Die weise Wunde
Menstruation
Band 3728

Eva Weissweiler
Komponistinnen
aus 500 Jahren
Eine Kultur- und
Wirkungsgeschichte
mit Biographien und
Werkbeispielen
Band 3714

Fischer Taschenbuch Verlag

Die Frau in der Gesellschaft

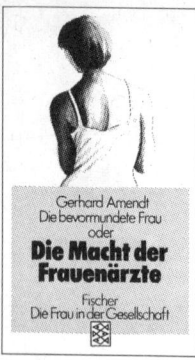

Band 3769

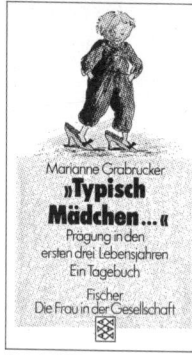

Band 3770

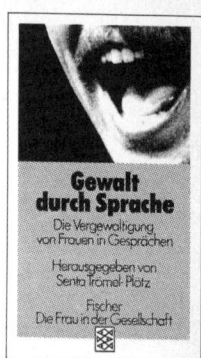

Band 3745

Gerhard Amendt
**Die bevormundete Frau
oder Die Macht der
Frauenärzte**
Band 3769

Hansjürgen Blinn (Hg.)
**Emanzipation und
Literatur**
Texte zur Diskussion –
Ein Frauen-Lesebuch
Band 3747

Colette Dowling
Der Cinderella-Komplex
Die heimliche Angst
der Frauen vor der
Unabhängigkeit
Band 3068

Marianne Grabrucker
»Typisch Mädchen...«
Prägung in den ersten
drei Lebensjahren
Band 3770

Astrid Matthiae
**Vom pfiffigen Peter
und der faden Anna**
Zum kleinen Unterschied
im Bilderbuch
Band 3768

Ursula Scheu
**Wir werden nicht als
Mädchen geboren – wir
werden dazu gemacht**
Zur frühkindlichen
Erziehung in unserer
Gesellschaft
Band 1857

Alice Schwarzer
**Der »kleine« Unter-
schied und seine
großen Folgen**
Frauen über sich –
Beginn einer Befreiung
Band 1805

Dale Spender
**Frauen kommen
nicht vor**
Sexismus im
Bildungswesen
Band 3764

Karin Spielhofer
Sanfte Ausbeutung
Lieben zwischen
Mutter und Kind
Band 3759

Senta Trömel-Plötz
**Frauensprache –
Sprache der
Veränderung**
Band 3725

Senta Trömel-
Plötz (Hg.)
Gewalt durch Sprache
Die Vergewaltigung von
Frauen in Gesprächen
Band 3745

Hedi Wyss
**Das rosarote
Mädchenbuch**
Ermutigung zu einem
neuen Bewußtsein
Band 1763

Fischer Taschenbuch Verlag

Die Frau in der Gesellschaft

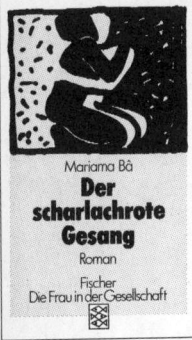

Mariama Bâ
Der scharlachrote Gesang
Roman
Fischer
Die Frau in der Gesellschaft

Band 3746

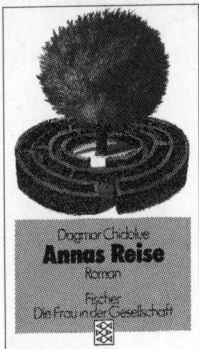

Dagmar Chidolue
Annas Reise
Roman
Fischer
Die Frau in der Gesellschaft

Band 3755

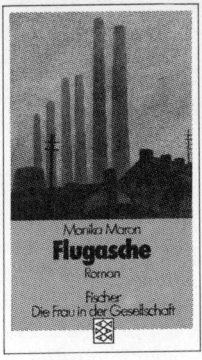

Monika Maron
Flugasche
Roman
Fischer
Die Frau in der Gesellschaft

Band 3784

Maya Angelou
Ich weiß, daß der
gefangene Vogel singt
Band 5751

Verity Bargate
Das Ende der Straße
Roman. Band 5764

Gisela
Brinker-Gabler (Hg.)
Deutsche Dichterinnen
vom 16. Jahrhundert
bis zur Gegenwart
Band 3701

Elfriede Brüning
Partnerinnen
Band 3734

Oriana Fallaci
Brief an ein nie
geborenes Kind
Band 3706

Gabriele M. Göbel
Amanda oder Der
Hunger nach
Verwandlung
Erzählungen
Band 3760

Franziska Greising
Kammerstille
Erzählung. Band 3765

Angelika Kopečný
Abschied vom
Wolkenkuckucksheim
Eine Liebesgeschichte
Band 3776

Christine Kraft
Schattenkind
Erzählung. Band 3750

Rosamond Lehmann
Der begrabene Tag
Roman. Band 3767

Dorothée Letessier
Eine kurze Reise
Aufzeichnungen
einer Frau.
Band 3775

Tillie Olsen
Yonnondio
Roman. Band 5243

Marlene Stenten
Puppe Else
Band 3752

Jutta Strippel
Kreide trocknet
die Haut aus
Roman. Band 3733

Monika Tantzscher (Hg.)
Die süße Frau
Erzählungen aus
der Sowjetunion
Band 3779

Sybil Wagener
Das kleinere Unglück
Roman. Band 3748

Hedi Wyss
Flügel im Kopf
Roman. Band 3719
Keine Hand frei
Roman. Band 3732

Yvette Z'Graggen
Zeit der Liebe, Zeit des
Zorns. Band 3757

Fischer Taschenbuch Verlag

fi 20/5

Gabriele M. Göbel
Amanda oder Der Hunger nach Verwandlung

Erzählungen. Band 3760

Die Veränderung als Be-
dürfnis, Herausforderung
und Prozeß ist Thema der
Erzählungen. Die Men-
schen haben eine Möglich-
keit zu leben gewählt –
nicht selten die für sie falsche – und tragen die
andere als Schatten mit sich
herum. Schatten, die Un-
behagen bereiten und aus
dem Unterbewußtsein
quälende Fragen stellen,
wie: Warum ertragen
wir so lange, was wir nicht
mehr aushalten? Woran
liegt es, daß unsere Glücks-
ansprüche in Wirklichkeit
so selten eingelöst werden?
Sind es die gesellschaft-
lichen Normen, die uns
lähmen, oder ist es mehr
noch die eigene Angst
vor der Grenzüberschrei-
tung, die wie in der Er-
zählung ›Die Sanduhr‹
sogar das Leben kosten
kann?

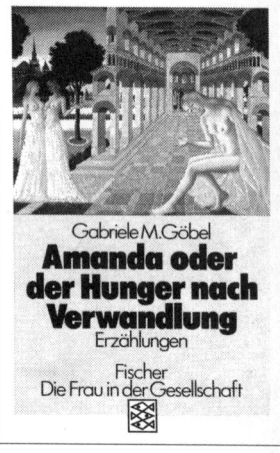

Andere Erzählungen zei-
gen positive Aspekte des
Themas. In der ›Zumu-
tung‹ und in ›Hinter den
Bergen‹ geht es um die Ver-
heißung, die bisher nicht
gelebtes Leben bedeuten
kann, und um den Mut,
sich aus allen bürgerlichen
Sicherheiten herauszube-
geben.

Fischer Taschenbuch Verlag

Emanzipation und Literatur

Texte zur Diskussion
Ein Frauen-Lesebuch

Herausgegeben von Hansjürgen Blinn

Die Diskussion über die Stellung der Frau und ihre Rolle in Gesellschaft und Familie, über ihre geistigen und sozialen Fähigkeiten wird in Deutschland seit der Frühaufklärung auch auf literarischem Feld geführt. Von der vehementen Verteidigung des weiblichen Zugangs zu den Künsten und Wissenschaften durch G. C. Lehms (1715) über die neuen Definitionen weiblichen Selbstverständnisses im Vormärz und in der Literatur der Jahrhundertwende bis zu den jüngsten literarischen Produktionen unserer Tage reicht die Bandbreite der hier vereinten Texte, die sich teils um ein neues Frauenbild und Geschlechterverhältnis bemühen, teils aber auch die tradierten Vorstellungen konservieren bzw. verteidigen. Daß die Diskussion über die Rolle der Frau zu

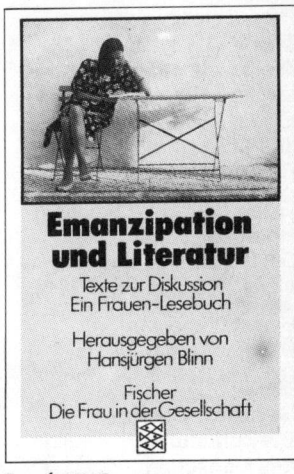

Band 3747

jeder Zeit heftig geführt wurde, wird durch die Aufnahme auch gegenteiliger Positionen verdeutlicht, die das konventionell-konservative Frauenbild vertreten. Deshalb wurden auch misogyne Autoren wie etwa Nietzsche, Möbius und Weininger aufgenommen.

Fischer Taschenbuch Verlag

Sozialwissenschaften

Howard S. Becker
Außenseiter
Zur Soziologie abweichen-
den Verhaltens. Band 6624

Peter Berger/
Thomas Luckmann
**Die gesellschaftliche Kon-
struktion der Wirklichkeit**
Eine Theorie der
Wissenssoziologie
Band 6623

Gisela Bleibtreu-Ehrenberg
Homosexualität
Die Geschichte
eines Vorurteils. Band 3814

Ernest Borneman
Das Patriachat
Band 3416

Stephan L. Chorover
**Die Zurichtung
des Menschen**
Von der Verhaltenssteuerung
durch die Wissenschaften
Band 3854

E. Heller
**Wie Werbung wirbt:
Theorien und Tatsachen**
Band 3839

Kurt Jürgen Huch
**Einübung in die
Klassengesellschaft**
Band 6276

Erna M. Johansen
Betrogene Kinder
Eine Sozialgeschichte der
Kindheit
Band 6622

Gerhard Kraiker
**§ 218 – Zwei Schritte vor-
wärts, einen Schritt zurück**
Eine Analyse der Reform des
§ 218 in der Bundesrepublik
Deutschland
Band 3835

Regine Lockot
**Erinnern und
Durcharbeiten**
Zur Geschichte der Psycho-
analyse und Psychotherapie
im Nationalsozialismus
Band 3852

Arno Plack
**Wie oft wird Hitler
noch besiegt?**
Neonazismus und Vergan-
genheitsbewältigung
Band 3851

Peter Watson
Psycho-Krieg
Möglichkeiten, Macht und
Mißbrauch der
Militärpsychologie
Band 3853

Fischer Taschenbuch Verlag

Tabus unserer Gesellschaft

A. Alvarez
Der grausame Gott
Eine Studie über
Selbstmord
Band 3807

Muriel Gardiner
Mörder ohne Schuld
Wenn Kinder töten
Band 3826

Berit Hedeby
Ja zur Sterbehilfe
Mit einem juristischen
Kommentar von
Rudolf Wassermann
Band 3815

Ilse van Heyst
**Das Schlimmste
war die Angst**
Geschichte einer
Krebserkrankung und
ihrer Heilung
Band 3902

Heide Nullmeyer
**Ich heiße Erika
und bin Alkoholikerin**
Betroffene und
Angehörige erzählen
Band 3808

Erin Pizzey
Schrei leise
Mißhandlungen in der
Familie
Band 3404

Jo Roman
Freiwillig aus dem Leben
Ein Dokument
Band 3836

Jürgen vom Scheidt
**Der falsche Weg
zum Selbst**
Studien zur Drogenkarriere
Band 3842

Valérie Valère
**Das Haus der
verrückten Kinder**
Ein Bericht. Band 3828

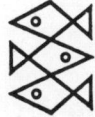

Fischer Taschenbuch Verlag

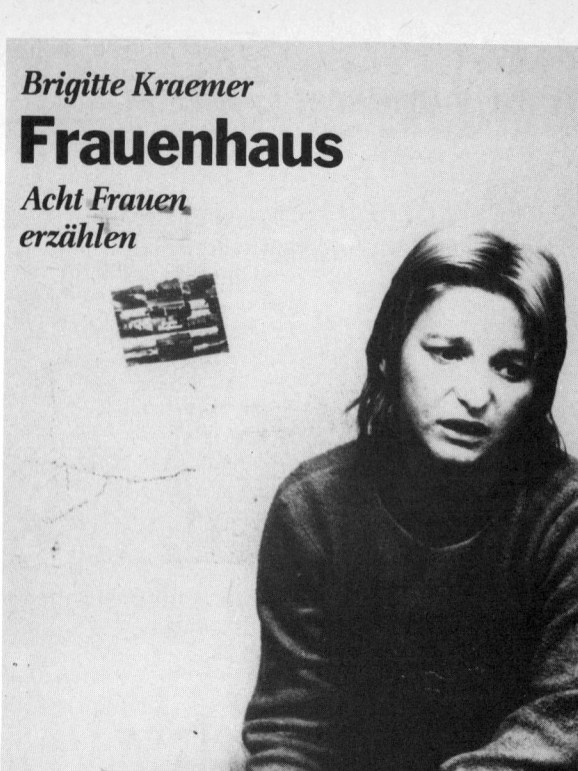

Brigitte Kraemer
Frauenhaus
*Acht Frauen
erzählen*

k
Reihe konkret

Brigitte Kraemer
Frauenhaus
Acht Frauen erzählen
136 Seiten, 24 Mark